Laura Krüger

IN BALANCE
MIT
Ayurveda

Bibliografische Information der Deutschen Nationalbibliothek
Die Deutsche Nationalbibliothek verzeichnet diese Publikation in der Deutschen Nationalbibliografie. Detaillierte bibliografische Daten sind im Internet über http://d-nb.de abrufbar.

Für Fragen und Anregungen
info@rivaverlag.de

Wichtiger Hinweis
Dieses Buch ist für Lernzwecke gedacht. Es stellt keinen Ersatz für eine individuelle medizinische Beratung dar und sollte auch nicht als solcher benutzt werden. Wenn Sie medizinischen Rat einholen wollen, konsultieren Sie bitte einen qualifizierten Arzt. Der Verlag und der Autor haften für keine nachteiligen Auswirkungen, die in einem direkten oder indirekten Zusammenhang mit den Informationen stehen, die in diesem Buch enthalten sind.

Originalausgabe
1. Auflage 2020
© 2020 by riva Verlag, ein Imprint der Münchner Verlagsgruppe GmbH
Nymphenburger Straße 86
D-80636 München
Tel.: 089 651285-0
Fax: 089 652096

Redaktion: Simone Fischer
Umschlaggestaltung: Manuela Amode
Umschlagabbildungen: © Ann Christin Weiß
Fotos: S. 205: Shutterstock/divainart; alle anderen Fotos: © Ann Christin Weiß
Foodstyling: Corinna Posny
Illustrationen: S. 20: Shutterstock/Voin_Sveta; S. 63: shutterstock/Mara Fribus, Afanasia, Bariskina, Veronika Kaminska; S. 131/138: shutterstock/Elena Pimonova, Marina Grau, Katya Bogina, Marusya Chaika, Megapixelina, alekseyk, Voin_Sveta, Anastasia Nio, Duda Vasilii, zabavina, Irina Vaneeva, anna42f, Helena-art, EkaterinaTasty, Stepalex, AVA Bitter, Eisfrei, Mona Monash, Nadezhda Shoshina, sibiranna.
Layout: Manuela Amode
Satz: Daniel Förster, Belgern
Druck: Florjancic Tisk d.o.o., Slowenien
Printed in the EU

ISBN Print 978-3-7423-1265-5
ISBN E-Book (PDF) 978-3-7453-0959-1
ISBN E-Book (EPUB, Mobi) 978-3-7453-0960-7

Weitere Informationen zum Verlag finden Sie unter

www.rivaverlag.de

Beachten Sie auch unsere weiteren Verlage unter www.m-vg.de

Laura Krüger

IN BALANCE MIT Ayurveda

Wie du deine Hormone
natürlich regulierst und dich
ins Gleichgewicht bringst

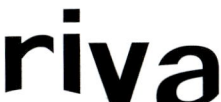

Inhalt

Vorwort

Lass dir eines gesagt sein: Du bist einzigartig. Deine Gesundheit ist einzigartig. Deine Hormonbalance ist einzigartig. Deine Gedanken sind einzigartig. Dein Leben ist einzigartig. Und genauso einzigartig sollte dein Lebensstil sein.

Viele Menschen leiten ihre Lebensstilgestaltung von kurzweiligen Diättrends aus Modezeitschriften ab und haben völlig verlernt, auf ihren Körper zu hören. Aber nur du weißt, was du brauchst, wie du auf Stress, Nahrung, Sport, Reisen oder das Wetter reagierst. »One size fits all« gibt es im Ayurveda schlichtweg nicht, und genau dieser Ansatz birgt die große Kraft dieses jahrtausendealten Medizinsystems.

Dieses Buch vermittelt dir, wie du die Einzigartigkeit deines Körper-Geist-Systems erforschen, dessen Signale verstehen und deine Alltagsgewohnheiten daran anpassen kannst.

Dieses Buch ist jedoch so viel mehr – denn es bietet eine fundierte und verständliche Einführung in die komplexe Welt der Hormone. Meine Lieblingshormone sind eindeutig die Glückshormone. Ich kann gar nicht genug davon bekommen. Durch Ayurveda habe ich gelernt, wie ich meinen Körper in einer gesunden Balance und meinen Darm rein halte, und das beeinflusst maßgeblich meine Hormone und auch, wie viele Glückshormone gebildet werden. Auch deine Gedanken üben großen Einfluss auf deine Hormonbalance aus. Es sind nämlich die Hormone, die dich körperlich in jeder Zelle spüren lassen, wenn du zum Beispiel Traurigkeit, Freude, Demut oder Liebe empfindest.

Laura vermittelt dir nicht nur ihr geballtes Wissen, sondern schenkt dir den Schlüssel zu deinem vollen körperlichen und geistigen Potenzial. Wenn du im Einklang mit deinem einzigartigen Naturell lebst, belohnen dich dein Körper und dein Geist mit Energie, Wohlbefinden, Gesundheit und Zufriedenheit.

Carina Preuß

Geschäftsführerin Ayurveda Parkschlösschen, Ayurveda Lifestyle Consultant, Yogalehrerin

Einleitung

Was war nur mit mir los? Ohne ersichtlichen Grund fing ich an zu weinen. Schon wieder. Die letzten drei Monate nach dem Absetzen der Pille waren mein persönlicher Horrortrip gewesen. Schlechte Laune, Gereiztheit, tiefe Traurigkeit. Und das alles trotz des Jobs, den ich eigentlich immer wollte, in Hamburg, der Stadt, die ich mir ausgesucht hatte, mit dem Partner, der mich bei allem unterstützte, Freunden, denen ich vertraute, einer Familie, die ich liebte. Es hätte alles perfekt sein können – und dann setzte ich die Pille ab, da ich meinen Körper nicht jeden Tag einem Medikament aussetzen wollte. Neben dem depressionsähnlichen Zustand spielte zudem meine Haut nach dem Absetzen verrückt. Ich bekam mehr Unreinheiten als in der Pubertät und meine Haut war sensibler denn je. Es fühlte sich an wie ein Schleier, der sich lichtete, als hätte ich die letzten Jahre wie in einem Nebel gelebt. Ich quälte mich mit der Frage, ob ich mir wirklich das Leben erschaffen hatte, das ich wollte, ob es das jetzt schon gewesen war oder ob es da noch mehr gab. Ich hinterfragte auf einmal vieles, auch ob mich mein Job wirklich so glücklich machte, wie ich dachte. Dass meine Periode ausblieb, war zu diesem Zeitpunkt erst einmal mein geringstes Problem.

Mit solchen Konsequenzen nach dem Absetzen hatte ich nicht gerechnet. Ich hatte immer geglaubt, dass ich meinem Körper alles gebe, was er braucht, um gut zu funktionieren. Dazu gehörte für mich auch eine intensive Auseinandersetzung mit meiner Ernährung. Doch erst nach Absetzen der Pille realisierte ich, dass dieses Medikament meine Symptome wie Hautprobleme, starke Stimmungsschwankungen und eine unregelmäßige Periode wohl nur kaschiert hatte. Doch alles, was ich nun unternahm, brachte keine Ergebnisse – weder weitere Anpassungen in der Ernährung noch Gespräche mit Ärzten und auch nicht das ständige Joggen, um den Kopf freizubekommen. Daher suchte ich nach weiteren Ansätzen und stieß dabei auf Ayurveda. Individuell, undogmatisch und ganzheitlich. Es dauerte nicht lange, bis mir das Wissen aus Büchern nicht mehr reichte, also machte ich eine Ausbildung zur Ayurveda-Therapeutin und integrierte das Gelernte Stück für Stück in mein eigenes Leben. Meine Haut reagierte schnell sehr positiv, meine Laune wurde besser, ich war ausgeglichener. Auch meine Periode, die anderthalb Jahre lang ausgeblieben war, setzte wieder ein. Ich hatte den Mut, meinen Job zu wechseln, eine Wohnung in Hamburg zu kaufen und meine Visionen zu verfolgen. Ich widmete mich einem Job in einem Ayurveda-Unternehmen, welcher perfekt zu mir passte, und machte mich parallel selbstständig. Es war, als wäre ich bis dahin auf »Sparflamme« gelaufen.

Ich wollte verstehen, warum dieses Chaos in meinem Körper entstanden war, zudem hatten zahlreiche Freundinnen und erste Coaching-Klientinnen ähnliche Probleme. So fing ich neben der Ayurveda-Ausbildung an, mich intensiv mit Hormonen zu beschäftigen. Welche Aufgaben haben sie? Wie beeinflussen sie unseren Körper? Wie reagieren sie auf Faktoren von außen? Und was passiert, wenn unser Hormonsystem aus der Balance geraten ist? Daraufhin habe ich Ayurveda nicht einfach nur blind für mich angewendet, sondern wirklich verstanden, warum es so hilfreich ist, was dem Hormonsystem besonders zugutekommt und worauf geachtet werden sollte. Diese Erkenntnisse findest du in diesem Buch.

Ein Ungleichgewicht im Körper kann viele Ursachen haben und muss nicht, wie bei mir, durch die Pille kommen. Durch einen ungünstigen Lebensstil, abträgliche Ernährungsweisen und Einflüsse von außen können deine Hormone auch ohne Zutun der Pille oder anderer Medikamente durcheinandergeraten. Nimmst du ohne ersichtlichen Grund schnell zu? Einschlaf- und Durchschlafprobleme gehören fast immer zu deiner Nacht? Du findest es unerklärlich, wie manche Frauen es anstellen, vor Energie und Motivation nur so zu strotzen? Du hast Verdauungsprobleme, PMS oder Angstzustände? Das sind nur einige Fragen, die du dir stellen kannst, um herauszufinden, ob deine Hormone vielleicht aus der Balance geraten sind. Sehr viele Frauen haben einige dieser Symptome und gehen davon aus, dass sie normal sind, dazugehören und wir daran nichts ändern können. Die gute Nachricht ist: Wir können!

Das Buch ist in vier Oberkapitel aufgeteilt. Das erste Kapitel beschäftigt sich mit den Grundlagen von Ayurveda. Auch wenn diese alte, erprobte Lehre zunächst komplex erscheinen kann, ist sie ganz einfach, wenn du die Basis verstehst. Daher lernst du Ayurveda im ersten Kapitel wirklich von Grund auf kennen und verstehen. Das erste Kapitel dient außerdem dazu, den Blick auf deine natürlichen Bedürfnisse zu richten und dein Verständnis dafür zu schulen, was dein Körper unter Berücksichtigung verschiedener Umstände braucht. Du wirst mithilfe dieses Wissens nach und nach wieder zurück zu deiner Intuition finden. Und du erlernst somit die erste Grundlage für deine Hormonbalance.

Für mich war es damals wichtig herauszufinden, was meine Hormone alles im Körper steuern und wovon sie beeinflusst werden. Daher stellen diese Fragen die Basis des zweiten Kapitels dar. Natürlich werden nicht alle Hormone vorgestellt und du musst auch nicht Medizin studiert haben, um das System zu verstehen. Ich habe die Welt der Hormone für dich so weit zusammengefasst, dass du einen guten Überblick bekommst und ein Gefühl dafür entwickeln kannst, was in deinem Körper passiert. Du wirst danach verstehen, warum dein Hormonsystem immer als Ganzes gesehen werden muss.

Das dritte Kapitel stellt einen Leitfaden dar. Die Schritte sind eine Mischung aus der ayurvedischen Lehre unter Berücksichtigung der Erläuterungen aus dem zweiten Kapitel – stets gepaart mit modernen Ansätzen. Dieses Kapitel wird dich Schritt für Schritt in die Umsetzung und hin zu mehr Hormonbalance und Lebensenergie bringen. Im vierten Kapitel widmen wir uns der Ernährung in der Praxis. Du wirst einige Rezepte kennenlernen und sehen, wie du sie ganz einfach individualisieren kannst.

Ich möchte dich einladen, mehr Verantwortung für deine Gesundheit zu übernehmen. Und das bedeutet so viel mehr als die Abwesenheit von Krankheit. Ich bin davon überzeugt, dass Gesundheit die Basis für ein erfülltes Leben auf allen Ebenen ist.

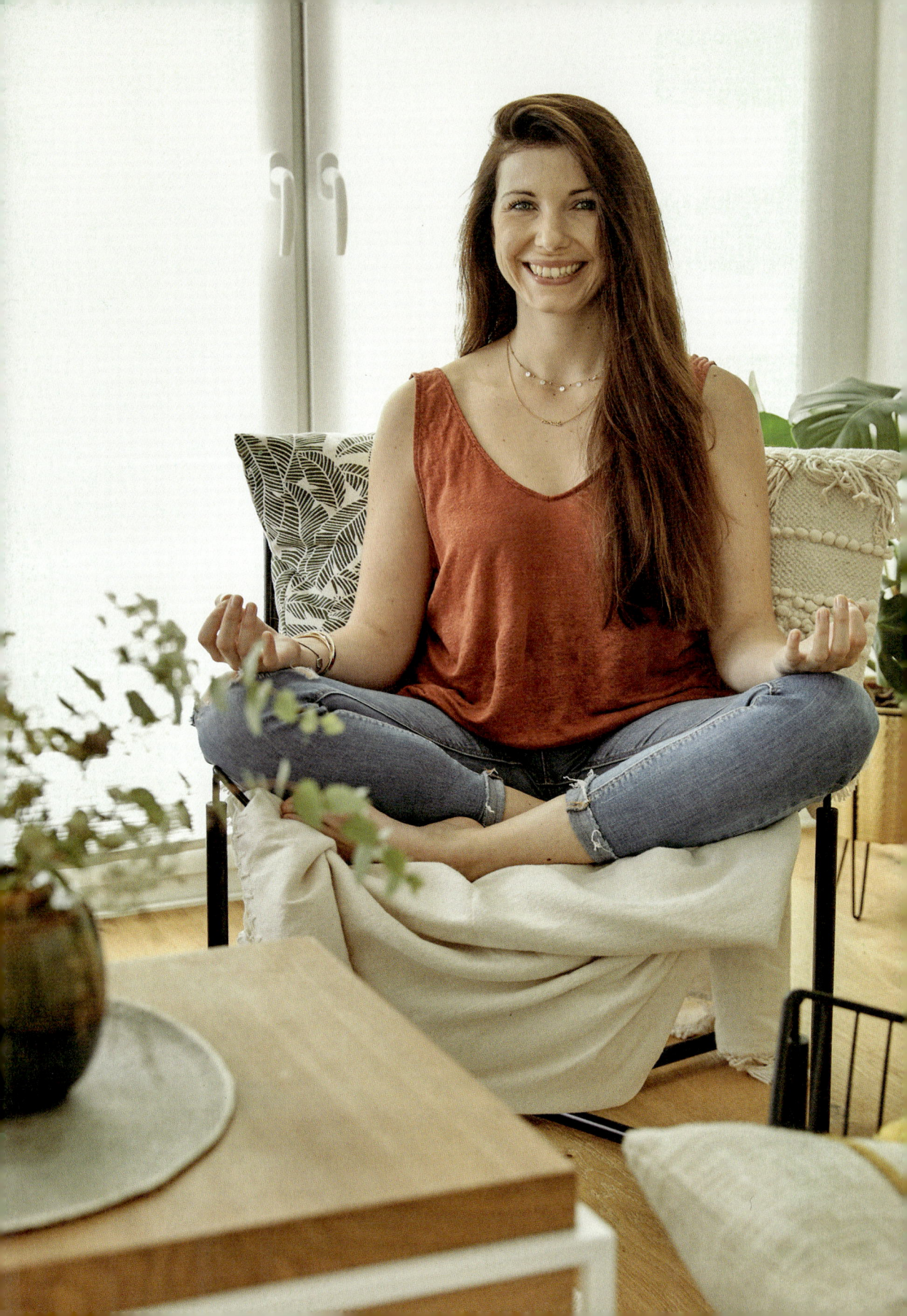

KAPITEL 1

Ayurveda verstehen

*D*ieses erste Kapitel soll dir helfen, zurück zu deiner Intuition zu finden, und das mit wohl dem bekanntesten Konzept aus dem Ayurveda – den Doshas. Du wirst von Grund auf lernen, worauf die Doshas basieren und wie sie wirken. Das wird dir eine große Hilfe beim Verstehen deiner Bedürfnisse sein, denn oft haben wir uns von diesem intuitiven Wissen entfernt. Auf dich zu hören, ist auch die Basis für deine Hormonbalance – und genau damit wollen wir beginnen.

Die ayurvedische Ernährungslehre war mein Einstieg in das ganzheitliche Gesundheitssystem Ayurveda. Die Herangehensweise der ayurvedischen Ernährung hat mich von Beginn an begeistert. Der individuelle Blick auf die Menschen und die leicht umzusetzenden Empfehlungen empfand ich sofort als unglaublich wertvoll. Ich habe die positiven Auswirkungen kleiner Veränderungen nicht nur an meiner Haut und meiner Stimmung gemerkt, auch meine Verdauung funktionierte ziemlich schnell deutlich besser. Probleme, die ich vorher als normal eingestuft und abgetan hatte, verschwanden einfach. Ich verinnerlichte immer mehr, dass wir nicht das sind, was wir essen, sondern das, was wir verstoffwechseln können. Mit der Zeit und während meiner Ausbildung habe ich verstanden, dass Ayurveda eine Lebensphilosophie darstellt und nicht einfach eine Art Diät oder einen Trend. Es hat Zeit gebraucht, bis ich mich auf Ayurveda eingestellt habe, und ich sage nicht, dass ich heute alles perfekt mache. Darum geht es auch überhaupt nicht. Ayurveda bietet eine große Bandbreite voller Möglichkeiten, aus denen du nach und nach schöpfen kannst. Diese beinhalten nicht nur die Ernährung, sondern umfassen deinen ganzen Lebensstil.

Ayurveda ist keine Diät, sondern eine Lebensphilosophie.

Es hat eine Weile gedauert, bis ich mich wieder in Balance gebracht habe, aber dafür habe ich nachhaltig etwas über meinen Körper und auch über mich selbst gelernt. Ayurveda ist keine Pille oder eine Crashdiät, die du heute einnehmen oder machen kannst, und morgen hast du dein Ziel erreicht. Es ist ein Prozess, den du genießen darfst. Du wirst eine viel tiefere Verbindung zu deinem Körper aufbauen, dich selbst besser kennenlernen und zahlreiche gesundheitliche Vorteile spüren. Deine wiederhergestellte Gesundheit kann noch so viel mehr in deinem Leben verändern, denn Gesundheit ist die Grundlage für alles, was du tust. Wenn du in deiner Kraft bist, kannst du deine Visionen verfolgen und das in der Welt bewegen, wozu du dich berufen fühlst.

Was ist Ayurveda?

Ayurveda bedeutet sinngemäß »Das Wissen vom Leben«. Allein diese Übersetzung zeigt einen fundamentalen Grundzug des Ayurveda – es ist ganzheitlich. Jeder Mensch wird auf mehreren Ebenen gesehen und es wird nicht nur auf ein einzelnes Symptom geschaut. Sowohl die körperlichen Gegebenheiten als auch der mentale Zustand werden in Betracht gezogen. Ayurveda wird so dem Menschen als komplexes Individuum gerecht.

Ayurveda ist ein Naturheilsystem, das besagt, dass durch natürliche Mittel und Methoden unser Gleichgewicht gestärkt wird. Es ist keine neue alternative Heilmethode, die schnelle Genesung verspricht. Ayurveda existiert seit 5000 Jahren, ist erprobt und vielmehr eine ganzheitliche Philosophie und keine kurzfristige Lösung. Dabei darf und soll Ayurveda modern interpretiert und an die eigenen Bedürfnisse angepasst werden.

Wir leben in ständiger Wechselwirkung mit unserer Umwelt. Es macht daher Sinn, nicht nur den Menschen isoliert zu betrachten, sondern auch auf die Einflussfaktoren um uns herum Rücksicht zu nehmen. Durch Methoden wie Ernährung, Lebensstil, Bewegung und Entspannung können wir nicht nur unsere innere Balance halten, sondern auch externe Einflüsse wie beispielsweise Tageszeiten, Jahreszeiten und unseren Menstruationszyklus ausgleichen.

Die ayurvedische Lehre vermittelt, dass jeder Mensch Verantwortung für sein Wohlbefinden übernehmen darf. Wir allein entscheiden, was wir essen, wann und wie wir uns bewegen und ob wir bewusste Pausen in unseren Alltag integrieren. Du kannst im Einklang mit den Tageszeiten und Jahreszeiten leben oder diese Einflüsse ignorieren. Und du kannst entscheiden, wie viel Stress du dich durch eine unglückliche Beziehung aussetzt oder wie viele Personen du in deinem Leben duldest, die dir Energie rauben, und wie lange du unglücklich in deinem Job verharrst. Du hast viele kraftvolle Instrumente für deine Gesundheit. Natürlich solltest du nicht alles auf einmal ändern, du kannst dich aber Schritt für Schritt für mehr Lebensqualität und Balance entscheiden.

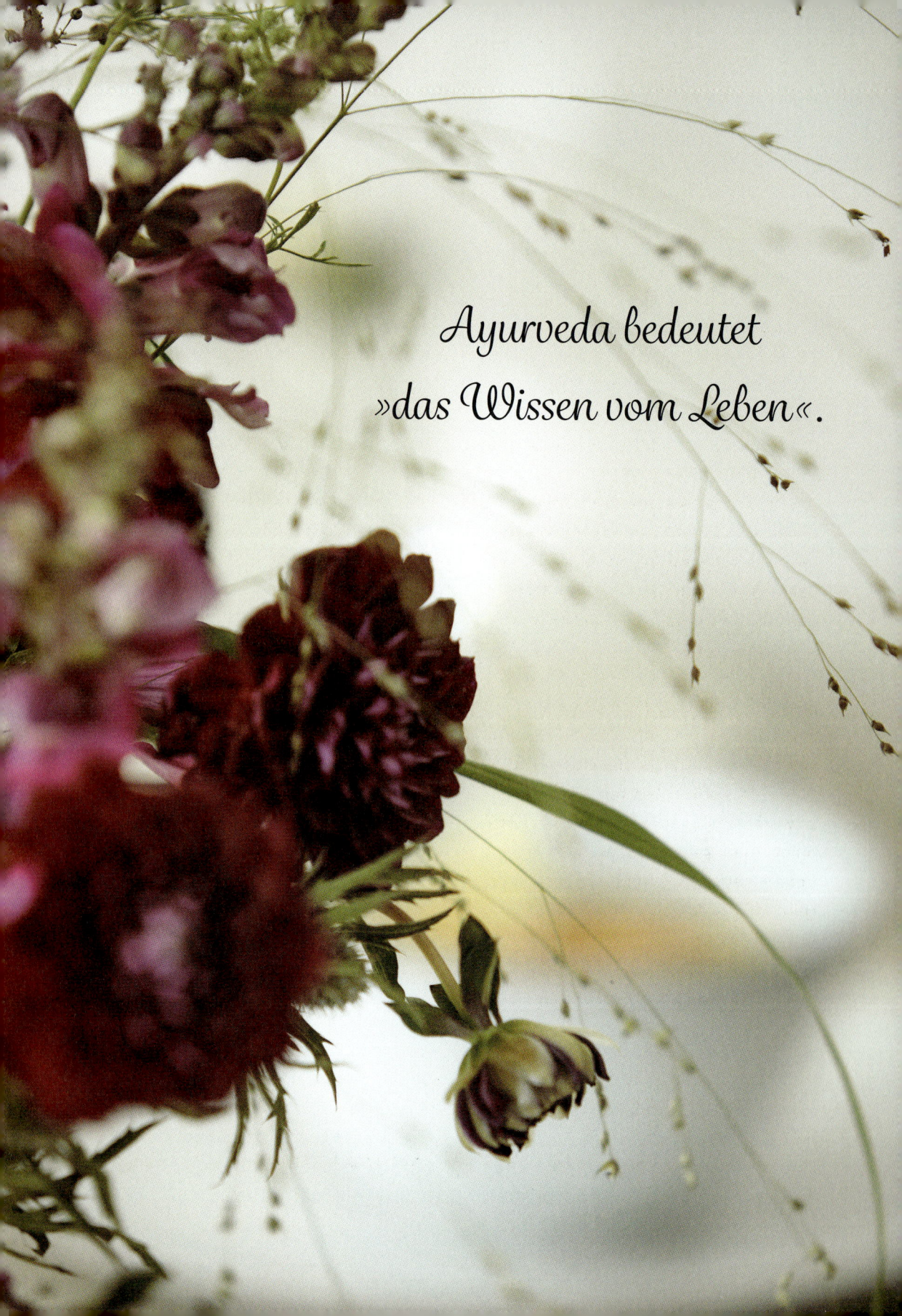

Ayurveda bedeutet
»das Wissen vom Leben«.

Ayurveda leicht gemacht – zwei elementare Leitsätze

Bevor wir uns ein paar Begrifflichkeiten und dem Aufbau von Ayurveda zuwenden, zeige ich dir, wie einfach Ayurveda wirklich zu verstehen ist. Die ganze Lehre baut auf zwei elementaren Leitsätzen auf. Wenn du diese zwei Sätze verstanden hast, hast du bereits das Grundprinzip von Ayurveda verstanden.

Stell dir eine Person vor, die ein hitziges Temperament hat, genau weiß, was sie will und für die eigenen Ziele viel investiert. Sie mag den Wettbewerb, aber verlieren ganz und gar nicht. Man könnte sagen, dass diese Person sehr viel Feuer in sich hat. Nun geht diese Person mit Freunden an einem heißen Sommertag in der prallen Sonne auf einen Tennisplatz und spielt ein schweißtreibendes Match. Wahrscheinlich wird das Feuer so nur weiter angeheizt und somit auch das Temperament und der zu starke Wettbewerbsgedanke. Hier greift der Leitsatz »Gleiches verstärkt Gleiches«. Eine Alternative wäre ein Besuch im Freibad. Ein Platz unter einem schattigen Baum und eine Abkühlung von dem heißen Tag im nahe gelegenen Pool wäre eine Wohltat. Es etwas ruhiger angehen zu lassen und sich gegebenenfalls im Pool abzukühlen, steht somit für »Gegensätze gleichen sich aus«.

Viele Frauen haben kurz vor oder während ihrer Menstruation sehr aufgewirbelte Gedanken, das klassische Gedankenkarussell. Die Konzentra-

Die Leitsätze des Ayurveda

Gleiches verstärkt Gleiches. Gegensätze gleichen sich aus.

tion fällt uns etwas schwerer, wir sind nervöser als sonst, vielleicht ist das Einschlafen schwieriger. Gerade wenn du ohnehin dazu tendierst, dir viele Sorgen zu machen, alles überdenkst und dein Fokus gelegentlich abschweift, verstärkt die Menstruation diese Tendenzen oft. Noch mehr Termine, exzessiver Sport, ein Übermaß an Kaffee und der Start neuer Projekte wird dir in dieser Situation wahrscheinlich nicht dabei helfen, besser abzuschalten. Denn wenn noch mehr Stress zu ohnehin schon viel Unruhe hinzukommt, verstärkt sich der Effekt »Gleiches stärkt Gleiches«. Gehst du stattdessen zu einer ruhigen Yin-Yoga-Stunde, nimmst dir Zeit für dich und isst nährende Speisen wie Wurzelgemüse, Eintöpfe oder Süßkartoffeln, wird das auch mehr Ruhe in deine Gedanken bringen, da Gegensätze sich ausgleichen.

Das nächste Szenario kennt sicherlich der eine oder andere aus eigener Erfahrung: Du kommst nach einem langen Arbeitstag nach Hause, bist völlig erschöpft, isst schnell noch eine Kleinigkeit, willst dich am liebsten fünf Minuten auf die Couch legen und bist so müde, dass du kaum die Energie aufbringen kannst, deine Augen offen zu halten. Statt den Abend für dich zu nutzen, ein angenehmes Bad zu nehmen, dir etwas richtig Leckeres zu

kochen oder dich mit einer Freundin auf eine Tasse Tee bei dir zu Hause zu treffen, entscheidest du dich für eine Aktivität, um den Abend auch wirklich zu nutzen und nicht »nur gearbeitet zu haben«. Du gehst ins Kino, um einen Actionthriller anzusehen, zum Bodypump oder einem anderen aufputschenden Sport oder leerst das eine oder andere Glas Wein. Die Müdigkeit ist verflogen – leider auch dann noch, wenn du eigentlich schlafen willst. Du greifst zum Smartphone statt zum Buch und weißt am nächsten Morgen wahrscheinlich gar nicht mehr, was du am Abend zuvor genau gelesen oder gesehen hast. Der Blick auf die Uhr sagt dir, dass es schon fast halb zwölf ist und es nun wirklich Zeit fürs Schlafen ist.

In diesem Beispiel hättest du dir »Gleiches stärkt Gleiches« wunderbar zunutze machen können. Die Ruhe des Abends hätte dir früh genug geholfen, nach einem entspannten Ausklang des Tages in den Schlaf zu gleiten und am nächsten Tag erfrischt und regeneriert aufzuwachen.

Allein mit diesen drei Beispielen haben wir bereits viele verschiedene Aspekte des Ayurveda in Betracht gezogen. Die individuelle Konstitution eines Menschen, die Jahreszeiten, unseren Menstruationszyklus und die

Tageszeiten. Dies sind alles Themen, auf die wir in diesem Kapitel näher eingehen werden.

Ayurveda ist denkbar einfach und logisch, denn das Einzige, was notwendig ist, ist Achtsamkeit. Im Hier und Jetzt sein, dich selbst und deine Umgebung reflektieren. Diese Dinge erfordern natürlich ein bisschen

Übung, wobei ich dir im Folgenden helfen werde. Du wirst lernen, auf deinen Körper im Tageszeitenverlauf zu hören. Du wirst dich und die Jahreszeiten anders wahrnehmen. Du wirst spüren, was dir während deines Zyklus guttut. Du sollst durch Ayurveda mehr Lebensqualität erfahren und zurück zu dem finden, was du eigentlich schon längst weißt.

Die Basis des Ayurveda – die Elemente und die Doshas

Ayurveda ist ein Naturheilsystem und baut auf den Elementen auf, sie sind die Grundlage der ayurvedischen Wissenschaft. Sie sind in allem um uns herum zu finden, so auch in uns. Jeder Gegenstand besitzt unterschiedliche Anteile der Elemente und auch in uns sind sie unterschiedlich präsent. Die Elemente sind Äther (Raum), Luft, Feuer, Wasser und Erde. Diesen werden wiederum verschiedene Eigenschaften, Prinzipien, Sinne und sogar unsere psychischen Tendenzen zugeschrieben. Genau das gehen wir im Folgenden einmal für jedes Element durch.

ÄTHER

Äther – auf Sanskrit *Akasha* –, auch mit Raum gleichzusetzen, beinhaltet unter anderem die Eigenschaften subtil, durchdringend, kühl, leicht und allgegenwärtig. Wir können Äther nicht sehen, und trotzdem ist er da. Der Einfluss auf unseren Organismus wirkt sich bei Äther durch Leichtigkeit und Flexibilität aus. Das wirst du noch besser verstehen, wenn wir zu den Doshas kommen. Äther transportiert Klang und wird daher unserem Gehörsinn zugeschrieben. Er manifestiert sich im Körper in all unseren Zwischenräumen oder Körperkanälen, zum Beispiel in unserem Atemtrakt oder auch den kleinen Hohlräumen in unseren Knochen. In der Natur findet sich Äther im Kosmos wieder. Auf psychischer Ebene wirkt er sich in Form von Spiritualität, Liebe und Mitgefühl aus. Er kann sich aber auch als Unsicherheit, Angst und Sorge zeigen.

LUFT

Luft – auf Sanskrit *Vayu* – besitzt die Eigenschaften trocken, leicht, kalt und beweglich. Luft liegt das Bewegungsprinzip zugrunde, wodurch dieses Element in allem wirkt, was sich in uns bewegt, wie unserem Herzschlag oder der Bewegung der Muskeln, aber auch in unserer Darmbewegung und in unserem Gedankenfluss. Das Luftelement wird unserem Tastsinn zugeschrieben, da wir Luft auf unserer Haut spüren. In der Natur finden wir Luft als Wind, als leichte Brise oder Sturm wieder. Sie wird auf der einen Seite mit Glück und freudiger Erregung assoziiert, auf der anderen Seite kann sie auch zu Nervosität, Unsicherheit und Angst führen.

FEUER

Feuer – auf Sanskrit *Agni* – ist unter anderem heiß, durchdringend, scharf und leicht. Es steht für das Prinzip der Umwandlung und erzeugt Hitze in unserem Organismus. Durch das Prinzip der Umwandlung hat Feuer großen Einfluss auf unseren Stoffwechsel, insbesondere auf die Verdauung und die Nährstoffaufnahme. Das Licht des Feuers wird mit unserem Sehsinn in Verbindung gebracht. Feuer kann in der Natur unberechenbar sein, uns aber auch Wärme schenken. Auf psychologischer Ebene steht Feuer für Intelligenz, Aufmerksamkeit und Verstehen, kann aber auf der negativen Seite auch mit Wut, Perfektionismus und Eifersucht assoziiert werden.

WASSER

Wasser – auf Sanskrit *Jala* – weist Eigenschaften wie fließend, schwer, weich, zäh und kalt auf. Es folgt dem Prinzip der Feuchtigkeit. Wasser steht für unseren Geschmackssinn, da wir mit dem Speichel unsere Nahrung erschmecken. Es findet sich in unserem Körper als Körperflüssigkeiten wie Urin, Schweiß oder Blut- und Zellplasma wieder. In der Natur fließt das Wasser in Bächen, Flüssen oder dem Meer. Wasser steht im Positiven für Zufriedenheit und Liebe. Auf der anderen Seite wird Wasser aber auch Schwere zugeschrieben.

ERDE

Erde – auf Sanskrit *Prithvi* – hat die Eigenschaften schwer, langsam und fest, steht für Stabilität, Kraft, Stärke und Wachstum. Sie steht daher für alles Feste in unserem Körper, wie die festen Teile der Knochen, Nägel oder Zähne. Unser Geruchssinn wird dem Erdelement zugeschrieben, da wir die Düfte der Erde durch Riechen aufnehmen. Erde ist die Basis unseres Planeten. Psychologisch wirkt sich Erde durch ihre Stabilität als Zufriedenheit und Gelassenheit aus. Das Element erdet uns im wahrsten Sinne des Wortes und ist demnach in unserer heutigen Schnelllebigkeit sehr wichtig. Im Negativen wird Erde mit Gier und Lethargie in Verbindung gebracht. Gier hat mit Anhaftung zu tun, mit dem Festhalten an materiellen Dingen, von denen man sich nur schwer lösen kann. Diese Schwere des Erdelementes sorgt eben nicht nur für Erdung, sondern kann bei einem Übermaß zu Lethargie und Trägheit führen.

EINFÜHRUNG IN DIE DOSHAS

Wenn du dich vor diesem Buch bereits ein wenig mit Ayurveda auseinandergesetzt hast, wirst du vielleicht schon einmal über die Begriffe »Vata«, »Pitta« und »Kapha« gestolpert sein. Das sind die Doshas, sicherlich die bekanntesten Begriffe der ayurvedischen Lehre. Sie leiten sich aus den Elementen ab und sind die zentrale Theorie im Ayurveda.

Den jeweiligen Doshas werden verschiedene körperliche Merkmale sowie Körperfunktionen, Tendenzen zu Krankheiten, Emotionen, mentale Merkmale und Veranlagungen zugeschrieben. All dies bezieht sich auf den Menschen. Da jedoch alles aus den Elementen besteht, finden wir die Doshas nicht nur in uns selbst wieder. Sie sind ebenso in unserer Umgebung präsent. Die Einflüsse der Tageszeiten, Jahreszeiten und unseres Menstruationszyklus werden mithilfe der Doshas kategorisiert. Wir geben bestimmten Einflüssen sozusagen Namen (Vata, Pitta, Kapha) und ordnen die Eigenschaften der Elemente dementsprechend ein. Durch das ayurvedische Wissen können wir dann angemessen und zum Wohle unserer Gesundheit auf die äußeren Einflüsse reagieren, indem wir sie gemäß unseres Leitsatzes »Gegensätze gleichen sich aus« ausbalancieren.

Bei den Doshas handelt es sich um ein praxisnahes Konzept, das dich bei Ernährungsfragen und Lebensstilentscheidungen unterstützen kann. Es schafft eine Verbindung zwischen deiner Innenwelt und deiner äußeren Umgebung und berücksichtigt dabei sowohl psychische als auch körperliche Merkmale, Balancen und Disbalancen. Es ist ein ganzheitliches Konzept, dem du mit einem ganzheitlich angepassten Lebensstil begegnen darfst.

Durch die Doshas ist eine individuelle Betrachtung und Einschätzung des Menschen und seiner Beschwerden möglich. Ebenso bieten die Doshas einen verständlichen Rahmen für natürliche Therapieansätze an. Sie lassen so auf der einen Seite Individualität zu, nehmen auf der anderen Seite aber die Komplexität verschiedener Behandlungsmethoden heraus, indem mit unseren beiden Leitsätzen gearbeitet wird.

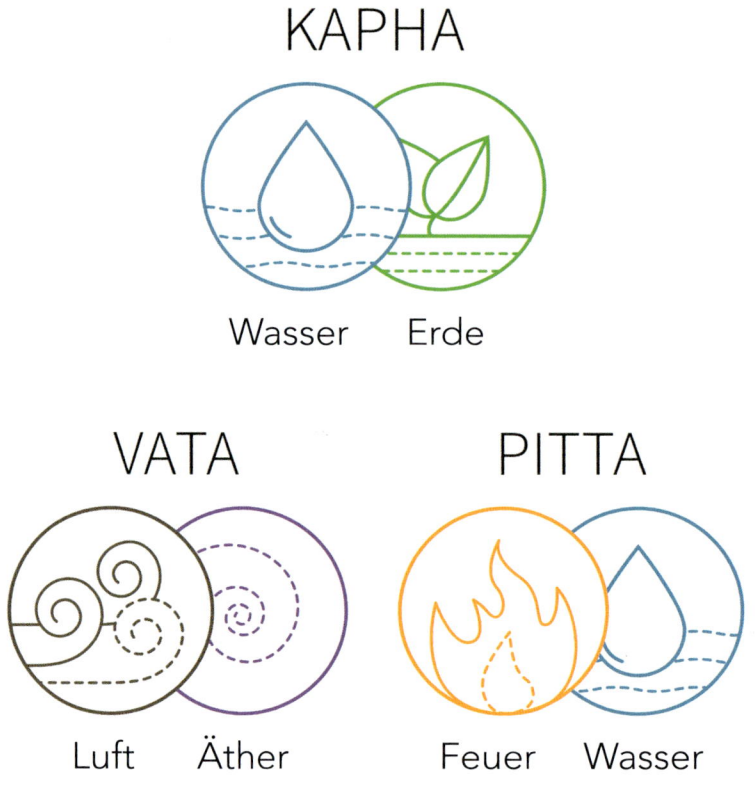

Die Doshas auf einen Blick

Welches Dosha steckt in mir?

Wir arbeiten uns nun sozusagen von innen nach außen. Um es für den Anfang leichter zu machen, beginnen wir zunächst bei dir als Person, ohne die Doshas und ihre Wirkung im Außen zu berücksichtigen. Dazu gehen wir auf die verschiedenen Konstitutionen ein. Jeder Mensch hat eine Grundkonstitution, die sich niemals ändert und die von Geburt an feststeht – diese nennt man Prakriti. Auf deine Konstitution haben die Konstitutionen deiner Eltern Einfluss, denn dies sind deine genetischen Voraussetzungen. Hinzu kommen Faktoren wie die Emotionen deiner Eltern zum Zeitpunkt der Empfängnis, deren Lebensstil und ihre Ernährung. Die Prakriti ist eine individuelle Kombination aus körperlichen, mentalen und emotionalen Merkmalen sowie Veranlagungen. Um diese sich nie verändernde Grundkonstitution festzustellen, ist eine umfassende Konstitutionsanalyse durch einen Ayurveda-Therapeuten nötig. Er kann dich mit einer Puls- oder Zungendiagnose sowie detaillierten Fragen sehr gut unterstützen. Wir versuchen, uns der Prakriti in diesem Buch mithilfe eines Fragebogens zu den körperlichen Merkmalen zu nähern. Für die gründliche Prakriti-Bestimmung der Körperfunktionen sowie der Bestimmung der mentalen und emotionalen Faktoren und Veranlagungen bedarf es aber eines persönlichen Gespräches.

Diese Faktoren unterstützen uns allerdings bei der Erforschung deines Istzustandes, der als Vikriti bezeichnet wird. Dazu kannst du im Folgenden zwei Fragebögen ausfüllen, zum einen zur groben Bestimmung deiner Prakriti und zum anderen zur Feststellung deines Istzustandes. Beantworte die Fragen beim Prakriti-Test bitte so, wie dein Urzustand ist – also wie deine Zähne vor der Zahnspange aussahen, was deine Naturhaarfarbe ist und so weiter. Beim zweiten Test, der auf Vikriti bezogen ist, beantworte die Fragen bitte gemäß deinem aktuellen Zustand. Geh den Test mit Leichtigkeit an. Verkrampfe nicht bei den Antworten und kreuze immer das an, was am ehesten auf dich zutrifft. Sei ehrlich, aber überschätze das Ergebnis nicht. Ayurveda bietet eine breite Masse an Möglichkeiten, die für alle Konstitutionen in jeder Istsituation sehr gut umzusetzen sind, darauf bauen wir im Leitfaden auf.

Prakriti-Test

Körperliche Merkmale

KÖRPERBAU
- A Du hast einen schlanken, zarten Körperbau.
- B Du bist eher sportlich gebaut, dein Körperbau ist weder zart noch sehr kräftig.
- C Du hast einen kräftigen Körperbau.

GRÖSSE
- A Du bist sehr groß (dabei aber zierlich) oder sehr klein.
- B Du bist mittelgroß.
- C Du bist ziemlich groß (und eher stabil gebaut).

KOPFFORM
- A Du hast eine längliche Gesichtsform.
- B Deine Gesichtsform ist oval bis rund.
- C Deine Gesichtsform ist sehr rund bis breit.

AUGENGRÖSSE
- A Deine Augen sind eher klein.
- B Deine Augen sind mittelgroß.
- C Du hast große, glänzende Augen mit dichten, langen Wimpern.

AUGENBEWEGUNG
- A Deine Augen bewegen sich schnell und tendieren zu Trockenheit.
- B Du hast einen durchdringenden Blick.
- C Deine Augen sind eher ruhig und ruhend.

NASE
- A Du hast eine Charakternase, sie ist etwas schief, sehr groß oder sehr klein.
- B Du hast eine gerade Nase, vorne etwas spitz. Eventuell tendiert deine Nasenspitze zu Rötungen.
- C Du hast eine breite, gerade Nase.

LIPPENFORM
- A Deine Lippen sind eher schmal.
- B Deine Lippen sind mittelgroß und das Lippenherz ist gut sichtbar.
- C Deine Lippen sind füllig und glatt.

KINN

- A Dein Kinn ist eher eckig und schmal.
- B Dein Kinn ist recht spitz.
- C Dein Kinn ist eher rund.

HAARSTRUKTUR

- A Deine Haare sind eher dünn und trocken, sie tendieren zu einer Krause und dazu, brüchig zu sein.
- B Deine Haare sind glatt und seidig.
- C Du hast dicke und viele Haare, die etwas wellig bis lockig sind.

HAARANSATZ

- A An deinem Haaransatz sind Unregelmäßigkeiten zu erkennen.
- B Du hast Geheimratsecken und eventuell eine hohe Stirn.
- C Du hast eine normale bis hin zu einer niedrigen Stirn, dein Haaransatz ist gleichmäßig.

HALS

- A Du hast einen langen, dünnen Hals.
- B Dein Hals ist durchschnittlich, eventuell tendierst du zu Muttermalen.
- C Du hast einen eher breiten Hals, vielleicht ein Doppelkinn.

BRUST

- A Deine Brust ist eher flach, eventuell eingefallen.
- B Deine Brust ist mittelgroß.
- C Deine Brust ist breit und üppig.

BAUCH

- A Dein Bauch ist dünn, sehr flach, eventuell eingefallen.
- B Dein Bauch ist weder besonders flach noch besonders dick.
- C Dein Bauch tendiert dazu, etwas dicklich zu sein.

HÜFTE

- A Deine Hüften sind sehr schmal, eventuell etwas knochig.
- B Deine Hüften sind mittelbreit.
- C Deine Hüften sind weiblich geformt.

HÄNDE

- A Deine Hände sind sehr schlank und zart. Deine Finger sind lang und fein.
- B Deine Hände sind mittelgroß, deine Finger weder sehr schlank noch sehr dick.
- C Deine Hände sind groß und kräftig.

GELENKE

A Deine Gelenke sind schmal beziehungsweise dünn, sie tendieren zum Knacken.

B Deine Gelenke sind nicht auffällig dünn und nicht besonders breit.

C Deine Gelenke sind eher breit und groß.

NAGELFORM (FINGER)

A Deine Nägel sind länglich.

B Deine Nägel sind lang wie breit.

C Deine Nägel sind eher breiter als lang.

NAGELBESCHAFFENHEIT

A Deine Nägel sind eher dünn, haben Rillen und sind brüchig.

B Deine Nägel sind rosa und glänzend.

C Deine Nägel sind glatt und weißlich.

ZÄHNE UND ZAHNFLEISCH

A Du hast sehr große oder sehr kleine Zähne.

B Du hast weder auffällig große noch kleine Zähne, eventuell hast du empfindliches Zahnfleisch.

C Du hast recht große Zähne und ein robustes Zahnfleisch.

GEBISS

A Du hast ein unregelmäßiges Gebiss, eher schiefe Zähne.

B Du hast ein regelmäßiges Gebiss und eine Tendenz zu gelblicher Verfärbung.

C Du hast ein regelmäßiges Gebiss mit sehr weißen Zähnen.

Zähle nun alle A-Antworten, alle B-Antworten und alle C-Antworten zusammen:

A: _____

B: _____

C: _____

Vikriti-Test

Körperfunktionen

LIPPENZUSTAND
A Deine Lippen tendieren dazu, trocken und spröde sein.
B Deine Lippen sind rosa bis hin zu einer roten Farbe und eher glatt.
C Deine Lippen sind eher blässlich und sehr glatt.

HAUT
A Deine Haut ist eher dünn und trocken.
B Deine Haut ist meist warm und etwas ölig.
C Deine Haut ist eher kühl, weich, etwas ölig und sehr robust.

GEWICHT
A Dein Gewicht ist im unteren Bereich.
B Dein Gewicht ist im Normalbereich.
C Du hast aktuell etwas mehr Gewicht.

SCHWEISS
A Du schwitzt in der Regel wenig.
B Du schwitzt viel und schnell.
C Du schwitzt wenig und wenn, ist es eher kühler Schweiß.

APPETIT
A Dein Appetit ist wechselhaft, manchmal vergisst du zu essen.
B Dein Appetit ist meist sehr groß.
C Du isst gerne, hast aber wenig Appetit, dafür stetig.

ZUNGENBELAG
A Dein Zungenbelag am Morgen ist gräulich.
B Dein Zungenbelag am Morgen ist gelblich, grünlich oder bräunlich.
C Dein Zungenbelag am Morgen ist weißlich.

VERDAUUNG
A Du hast eine unregelmäßige Verdauung, tendierst zu Verstopfung und Luft im Bauch.
B Du hast eine schnelle und gute Verdauung.
C Du hast eine eher langsame Verdauung.

AUSSCHEIDUNG

- A Dein Stuhl ist eher trocken, hart und du tendierst zu Verstopfung.
- B Dein Stuhl ist meist wohlgeformt, du hast aber eine Tendenz zu Durchfall oder losem Stuhl.
- C Dein Stuhl ist meist voluminös und kann schleimig sein.

SCHLAF

- A Du hast insbesondere Probleme beim Einschlafen.
- B Du schläfst in der Regel gut, wachst nachts aber öfter auf.
- C Du schläfst tief und fest, meist sehr lange.

SPRECHWEISE

- A Du sprichst sehr schnell und viel, teils undeutlich.
- B Du sprichst klar und bewusst.
- C Du sprichst eher moderat und langsam.

KÖRPERLICHE MERKMALE KURZ VOR ODER WÄHREND DER MENSTRUATION (WENN ZUTREFFEND)

- A Du hast eine unregelmäßige, schmerzhafte Menstruation und tendierst zu Krämpfen. Dein Blut ist dunkel.
- B Dein Menstruationsblut riecht stark, du tendierst während der Menstruation zu Hitze und Durchfall.
- C Deine Menstruation ist stark, du tendierst zu Wassereinlagerungen sowie zu Gewichtszunahme und Müdigkeit.

PSYCHISCHE MERKMALE KURZ VOR ODER WÄHREND DER MENSTRUATION (WENN ZUTREFFEND)

- A Du hast vor und während der Menstruation Angstzustände, Stimmungsschwankungen oder bist nervös.
- B Du bist vor und während der Menstruation leicht gereizt und tendierst zu Wut.
- C Du bist während und vor deiner Menstruation lethargisch und lustlos.

SEXUALITÄT

- A Deine Lust ist sehr schwankend.
- B Du hast regelmäßig Lust.
- C Du verspürst regelmäßige und starke Lust.

KÖRPERTEMPERATUR

- A Dir ist eher kalt als warm, du hast oft kalte Hände und Füße.
- B Dir ist meist warm, du tendierst dazu, viel zu schwitzen.
- C Du tendierst dazu, kühl zu sein, ohne dass dir kalt ist. Du hast oft kalte und feuchte Hände.

Psychologie und Verhalten

AUFNAHMEFÄHIGKEIT
- A Du verstehst Sachverhalte in der Regel recht schnell.
- B Du verstehst Sachverhalte oft schneller als andere.
- C Du brauchst etwas länger, um Sachverhalte zu durchdringen, dann verinnerlichst du sie aber sehr gut.

KURZZEITGEDÄCHTNIS
- A Dein Kurzzeitgedächtnis ist sehr gut, du merkst dir Ereignisse der letzten Wochen einfach und besser als andere.
- B Dein Kurzzeitgedächtnis ist gut.
- C Dein Kurzzeitgedächtnis ist eher nicht so gut ausgeprägt.

LANGZEITGEDÄCHTNIS
- A Dein Langzeitgedächtnis ist nicht sehr gut.
- B Dein Langzeitgedächtnis ist gut, aber nicht außergewöhnlich.
- C Dein Langzeitgedächtnis ist enorm gut ausgeprägt und du merkst dir Ereignisse noch Jahre später.

VERLÄSSLICHKEIT
- A Du bist eher sprunghaft, kommst öfter zu spät und sagst Termine auch mal kurzfristig ab.
- B Du bist sehr verlässlich, gerade im Arbeitsalltag.
- C Du bist eine der verlässlichsten Personen in deinem Freundeskreis.

UMGANG MIT GELD
- A Für dich ist Geld eine Banalität.
- B Geld ist dir wichtig und du liebst Luxusgüter.
- C Du gehst mit Geld sehr bewusst um und bist sparsam.

LÖSUNGSVERHALTEN IN STRESSSITUATIONEN
- A Du kannst dich in Notsituationen nicht fokussieren, bist verzweifelt und möchtest am liebsten wegrennen.
- B Du organisierst dich in Notsituationen erst einmal, machst einen Plan, delegierst oder arbeitest diesen ab.
- C Auf dich kann man sich in Notsituationen immer verlassen, du willst das Problem durchdringen und unterstützt, wo es geht.

STRESSVERHALTEN ALLGEMEIN
- A Unter Stress wirst du sehr nervös und bist schnell überfordert.
- B Unter Stress tendierst du zu Wutausbrüchen und kannst persönlich werden.
- C Wenn du unter Stress bist, bleibst du meist recht ruhig.

GUTE CHARAKTEREIGENSCHAFTEN

- A Du bist sehr kreativ und emotional, begeisterungsfähig, sensibel und kommunikativ.
- B Du bist sehr leidenschaftlich und andere bezeichnen dich als intelligent. Du bist abenteuerlustig, fokussiert und ehrgeizig.
- C Du bist ruhig und ausgeglichen, beständig, geduldig und in der Regel zufrieden mit dir und der Welt.

TENDENZ ZU NEGATIVEN CHARAKTEREIGENSCHAFTEN

- A Du kannst sprunghaft und unkonzentriert sein.
- B Du kannst ungerecht, ungeduldig sowie machtsüchtig und aggressiv sein.
- C Du kannst sehr festgefahren, lethargisch, geizig und bequem sein.

Emotionen

ANGST

- A Du hast oft Angst und machst dir über alles Sorgen.
- B Du hast selten Angst, machst dir nur in Maßen Sorgen.
- C Du hast gelegentlich Angst, aber eher selten.

ZORN

- A Du wirst selten wütend.
- B Du wirst oft wütend.
- C Du wirst gelegentlich wütend, bleibst aber trotzdem meist ruhig.

NERVOSITÄT

- A Du bist oft und schnell nervös.
- B Du wirst gelegentlich nervös.
- C Du wirst selten nervös und wirst schnell wieder gelassen.

SELBSTBEWUSSTSEIN

- A Du hast mal viel und mal ganz wenig Selbstbewusstsein.
- B Du hast ein gutes bis sehr gutes Selbstbewusstsein.
- C Du bist zufrieden mit dir und dein Selbstbewusstsein ist gut.

LIEBE

- A Wenn du dich verliebst, dann richtig und mit allem, was du hast. Manchmal allerdings auch nur für eine sehr kurze Zeit.
- B Du liebst für eine längere Zeit sehr intensiv, die Gefühle bleiben zwar vorhanden, nehmen aber mit der Zeit etwas ab.
- C Deine Liebe ist stetig und verlässlich.

Zähle nun alle A-Antworten, alle B-Antworten und alle C-Antworten zusammen:

A: _____

B: _____

C: _____

Auswertung der Fragebögen

A steht bei beiden Ergebnissen für Vata, B für Pitta und C für Kapha. Beim ersten Test hast du deine Prakriti herausgefunden, also deine Grundkonstitution, die sich ein Leben lang nicht verändert. Wenn die Punktzahl bei einem Buchstaben deutlich höher ist als bei den anderen, ist dies deine primäre Konstitution. Sollten zwei Buchstaben eine ähnliche Punktzahl haben, hast du wahrscheinlich eine Mischkonstitution. Dann kannst du dich grundsätzlich an den Empfehlungen für beide Doshas orientieren. Ayurveda erfordert bei Mischkonstitutionen etwas mehr Achtsamkeit. Denn es ist deine Aufgabe zu bemerken, was dein Körper gerade mehr braucht, und die Empfehlungen demnach anzupassen. Es kann auch der Fall vorliegen, dass alle drei Buchstaben eine ähnliche Punktzahl haben, das spricht für eine Tridosha-Konstitution, die allerdings recht selten ist. Nichtsdestotrotz manifestieren sich in jedem von uns alle drei Doshas, nur in unterschiedlicher Ausprägung.

Beim zweiten Test hast du deine Vikriti festgestellt. Das ist dein aktueller Zustand, der sich je nach Lebensweise, Ernährung, Jahreszeit oder im Verlauf deines Zyklus ändern kann. Du kannst den zweiten Test also immer wieder machen, um deinen aktuellen Zustand einzuschätzen. Wenn bei beiden Tests der gleiche Buchstabe »gewonnen« hat, ist das ein gutes Zeichen. Dann kannst du die Empfehlungen gemäß des Gewinners in dein Leben integrieren. Sollte also sowohl bei Prakriti als auch bei Vikriti beispielsweise Vata die meisten Punkte erreicht haben, integrierst du die Empfehlungen für die Vata-Konstitution. Denn nach der eigenen Konstitution zu leben, heißt, nach der eigenen Intuition zu leben. Oft haben wir verlernt, auf unsere Intuition zu hören, oder natürliche Bedürfnisse ignoriert. Ayurveda hilft uns durch das Dosha-Konzept, wieder zu unserer Intuition zurückzufinden.

Sollte allerdings ein anderer Buchstabe beim zweiten Test stärker gewichtet sein als beim ersten Test, spricht das für eine Disbalance. Das Ergebnis gibt dir einfach nur die Chance, diese Disbalance mithilfe von Gegensätzen auszugleichen. In der Praxis bedeutet das, dass du die Empfehlungen gemäß deines aktuellen Zustands befolgst. Wenn beispielsweise deine Grundkonstitution Vata ist, bei deinem Istzustand allerdings Pitta dominant ist, so setzt du die Empfehlungen für die Pitta-Konstitution um, bis die entsprechenden Anzeigen für die Disbalance verschwunden sind. Dann kannst du den Vikriti-Test noch einmal durchführen und feststellen, ob sich Prakriti und Vikriti angeglichen haben. In der Tabelle findest du einige Beispiele dazu.

Beispiele zur Vorgehensweise bei Balance oder Disbalance		
Prakriti	**Vikriti**	**To-do**
Pitta	Vata	gleiche Vata aus
Kapha	Pitta	gleiche Pitta aus
Vata	Kapha	gleiche Kapha aus
Vata-Pitta	Vata	gleiche Vata aus
Vata-Kapha	Pitta	gleiche Pitta aus
Pitta	Pitta (keine Disbalance)	gleiche Pitta aus

Jetzt bist du sicher schon gespannt, was die einzelnen Doshas überhaupt ausmacht. Ich habe die Beschreibungen ganz bewusst hinter den Test gesetzt, da wir oft dazu tendieren, eine bestimmte Konstitution besonders ansprechend zu finden. Dann kann es viel leichter passieren, dass wir bewusst oder unbewusst den Fragebogen so ausfüllen, dass diese Konstitution vorherrschen wird. Dabei ist keine Konstitution besser oder schlechter als die andere.

DIE VATA-KONSTITUTION

Vata setzt sich aus Äther und Luft zusammen. Dieses Dosha steht für das Prinzip der Bewegung, wie es auch bei den Elementen schon eine Rolle gespielt hat. So ist es im Körper für alles verantwortlich, was sich bewegt – unseren Herzschlag, die Nahrung, die sich im Darm bewegt, die Übertragung von Sinnesreizen über unsere Nervenbahnen oder auch unsere kreisenden Gedanken. Das Prinzip der Bewegung spiegelt sich somit stark im Vata-Typen wider. Vata-Typen lieben es, aktiv zu sein, und sind nur selten still. Ebenso sind sie prädestiniert für das Gedankenkarussell, also viel Bewegung im Kopf, und leiden daher nicht selten unter Schlafproblemen.

Vata-Typen haben oft einen zierlichen Körperbau mit wenig Fett. Diese elfenhafte Figur ist in ihrem ganzen Körper erkennbar – schlanke Finger, dünne Handgelenke, ein flacher Bauch, schmales Becken – all das sind typische Vata-Merkmale. Sie können sowohl groß als auch klein sein. Oft zeigen sich körperlich kleinere Unregelmäßigkeiten wie schiefe Zähne oder ein schiefer Nasenrücken. Der Mund ist recht schmal und der Hals dünn und lang. Haut und Haare sind oft trocken und die Nägel tendieren dazu, schneller zu brechen oder Rillen zu haben. Die Augen sind eher klein und können etwas eingefallen sein.

Auf charakterlicher Ebene sind Vata-Menschen sehr kreativ, lieben die Kommunikation mit anderen und reden schnell und viel. Sie sind geistig sehr flexibel, offen für Neues und lernen gerne. Sie sind neugierig und begeisterungsfähig – Eigenschaften, denen sie auf Reisen nachgehen können. Sie probieren oft Neues aus, halten aber nicht zwangsläufig lange daran fest und sind recht sprunghaft. Vata-Personen sind sehr sensibel, haben ein gutes Gespür für andere, fühlen sich allerdings auch schnell verletzt und sind recht dünnhäutig. Sie sind außerdem quirlige Personen, die das Nichtstun nicht besonders schätzen. Sie sind oft in Eile und manchmal etwas zerstreut.

Nun kommen wir zu der Frage, warum die Elemente und die Eigenschaften so wichtig sind. Wir wissen schon, dass Vata sich aus Luft und Äther zusammensetzt, und wir kennen die Eigenschaften ebendieser. In der folgenden Tabelle sind in der linken Spalte einige Eigenschaften der Elemente aufgelistet. Die rechte Spalte zeigt dir, wie du die Eigenschaften in deinem Körper erkennen kannst. Die Eigenschaften der Elemente wie auch die körperlichen und mentalen Manifestationen sind nicht allumfassend, vielmehr handelt es sich dabei um einen Auszug, damit du das Grundprinzip besser verstehst. Für den Alltag reichen sie jedoch aus.

Anzeichen bei einer Vata-Konstitution bzw. bei Vata-Überschuss	
Eigenschaften, hergeleitet aus den Elementen	Körperliche/psychische Anzeichen
kühl/kalt	schlechte Durchblutung, kalte Hände und Füße, friert schnell
leicht	leichtes Gewicht, schneller Gewichtsverlust, leichter Schlaf bis hin zu Schlafstörungen, Unsicherheit, Zyklus wird leicht unregelmäßig
subtil	Ängste, Nervosität, Gedankenkarussell, daraus resultierend Erschöpfungszustände, Spannungskopfschmerzen
trocken	trockene Haut, Nägel und Haare, trockener Darm (Verstopfung)
beweglich	schnelles Reden, schnelle Bewegungen/schnelles Gehen, unruhige Augen, flexibel/anpassungsfähig

DIE PITTA-KONSTITUTION

Pitta besteht vorrangig aus Feuer, wobei ein wenig Wasser dazukommt. Dieses Dosha steht für das Transformationsprinzip. Im Körper ist Pitta somit für eine gute Verdauung und den Stoffwechsel zuständig. Dieses Prinzip ist bei Pitta-Typen unter anderem an einem guten Stoffwechsel erkennbar, aber auch daran, dass sie gerne Dinge umsetzen und Macher sind.

Typen dieser Konstitution sind mittelgroß und mittelkräftig, haben oft eine sportliche Figur, ohne zu dick oder zu dünn zu sein. Sie nehmen in der Regel nicht schnell zu oder ab, sie halten ihr Gewicht recht leicht. Pitta-Typen haben mittelgroße Lippen, bei denen das Lippenherz oft gut erkennbar ist. Die Augen sind grau, grün oder grünblau, manchmal auch braun mit einem Rotstich. Der Blick ist durchdringend und charismatisch. Die Haare sind meist glatt und seidig. Pitta-Typen ergrauen recht früh und tendieren zu Haarausfall. Die Haut ist gespickt mit Sommersprossen oder Muttermalen und wirkt rosig. Die Zähne tendieren zu einem leichten Gelbstich und es können Probleme mit dem Zahnfleisch vorliegen.

Pitta-Menschen sind geprägt von Hitze. Das bedeutet, sie haben ein hitziges Gemüt. Sie können ihre Leidenschaft sowohl im positiven wie im negativen Sinne nutzen. Personen mit einer starken Pitta-Konstitution sind starke Umsetzer und schaffen das, was sie sich vorgenommen haben.

Anzeichen bei einer Pitta-Konstitution bzw. Pitta-Überschuss	
Eigenschaften, hergeleitet aus den Elementen	Körperliche/psychische Anzeichen
heiß	sehr gute Verdauung (eventuell zu gut = Durchfall), frühes Ergrauen (brennen schnell aus), Akne, Hautausschläge, Entzündungen (zum Beispiel Arthritis), hitziges Gemüt
scharf	schnelles Auffassungsvermögen, durchdringender Blick
sauer	launisch, reizbar, Sodbrennen, Übersäuerung
leicht	strahlende Augen, leichtes bis mittleres Körpergewicht
fließend	Durchfall, viel Schweißbildung, großer Durst
durchdringend	brennende Gefühle im Körper, charismatisch

Sie tendieren allerdings auch zu Wutausbrüchen, werden in Streitgesprächen schnell persönlich und kritisieren andere. Sie können launisch sein und zu Neid tendieren. Pitta-Menschen lernen sehr schnell, sind intelligent und charismatisch.

Darüber hinaus sind sie gute Organisatoren und übernehmen gerne Führungsaufgaben. Sie neigen allerdings auch dazu, in Konkurrenz mit anderen zu treten und zu perfektionistisch zu werden.

DIE KAPHA-KONSTITUTION

Die Kapha-Konstitution setzt sich aus Erde und Wasser zusammen. Dieses Dosha steht für das Stabilitätsprinzip. Es spielt eine große Rolle dabei, wie

geerdet wir uns fühlen, wie unser Immunsystem funktioniert und welche körperliche Stärke wir besitzen.

Kapha-Menschen sind in der Regel groß, stattlich und stabil gebaut. Alles an einem Kapha-Typen ist gut ausgeprägt, so haben sie große Augen mit langen, dichten Wimpern, volle Lippen, große Hände, volles Haar und ein breites Becken sowie breite Schultern. Die Kapha-Haut ist, ebenso wie die Haare, weich.

Kapha-Menschen haben ein ruhiges Gemüt, sie sind geduldig und sehr ausdauernd. Manchmal dauert es etwas, bis sie Sachverhalte verstanden haben, dann aber sehr nachhaltig. Diese Ruhe spiegelt sich auch in ihrem Stoffwechsel wider, der eher langsam ist.

Anzeichen bei einer Kapha-Konstitution bzw. Kapha-Überschuss	
Eigenschaften, hergeleitet aus den Elementen	Körperliche/psychische Anzeichen
schwer/stabil	schwere Knochen und Muskeln, Tendenz zu erhöhtem Gewicht (Bluthochdruck, Diabetes, Herzinfarkt), dicke Nägel, Haut, Stabilität, Gelassenheit
weich	weiche Haut und Haare, weiches Wesen, weicher Blick, zufrieden mit sich
kalt	kalte Haut
langsam	langsame Verdauung, langsamer Stoffwechsel, redet langsam, mag keine sportliche Aktivität
fließend/feucht/schleimig	Wasseransammlung, Schleimbildung

Dadurch brennen sie auch nicht so schnell aus wie Vata- oder Pitta-Typen. Sie tendieren durch den langsamen Stoffwechsel allerdings zu Übergewicht mit all seinen Folgen. Sie sind nicht unbedingt Fans von körperlicher Aktivität und lieben das Schlafen.

PRAKRITI UND VIKRITI VERSTEHEN

Du hast nun gelernt, dass Ayurveda auf den Elementen aufbaut, dass die Elemente die Grundlage der Doshas sind und dass die Eigenschaften der Elemente sich somit auch in den Doshas wiederfinden. Dadurch weißt du nun, warum die Konstitutionstypen zu bestimmten körperlichen und mentalen Merkmalen sowie bestimmten Störungsbildern neigen. Durch den Blick auf die Prakriti, also deine Konstitution, und die Erklärungen zu Vata, Pitta und Kapha konntest du dich selbst ein wenig reflektieren und kannst deine Stärken und Schwächen nun vielleicht ein wenig besser einschätzen und deine körperlichen und psychischen Tendenzen tiefgehender verstehen. Mit diesem Wissen ist es dir möglich, mehr auf deine individuelle Konstitution einzugehen und auch Tendenzen zu bestimmten Krankheitsbildern mit frühzeitigen Gegenmaßnahmen wie Ernährung und Lebensstil zu begegnen. Lass uns an dieser Stelle nochmals auf die Vikriti zurückkommen. Vikriti ist dein aktueller Zustand. Dabei kann eine Abweichung zur Prakriti vorkommen, falls du aus der Balance sein solltest.

Ein Vata-Typ tendiert beispielsweise zu einer schlechten Verdauung und Luft im Bauch. Wer also viel Vata in seinem System hat, kann beispielsweise schon bei kleineren Mengen Salat einen Blähbauch bekommen, was auf Dauer die Verdauung belastet. Ein Pitta-Typ, der eine starke Verdauung hat, kann mittags gegebenenfalls mit einer größeren Portion Salat gut zurechtkommen.

Wichtig ist nun allerdings zu wissen, dass jeder Dosha-Typ auch Symptome eines anderen Typen bekommen kann, so kann beispielsweise ein Pitta-Mensch typische Vata-Symptome zeigen. Das passiert, wenn dieser Mensch enorm vielen Vata fördernden Gewohnheiten nachgeht. Wenn ein Pitta-Typ nur kalte Nahrung wie Salate isst, dazu noch trockene Lebensmittel wie Reiswaffeln, sich nur in der Kälte aufhält und jeden Tag anders und ohne Routinen gestaltet, dann wird dieser Pitta-Typ auch Vata-Symptome entwickeln. Genauso verhält es sich mit allen anderen Konstitutionen. Wenn der Pitta-Typ eine Zeit lang nur auf der faulen Haut liegt, keinen Sport treibt, viele Milchprodukte, zu viele zucker-, fett- und ölhaltige Nahrung zu sich nimmt, ist ein Kapha-Überschuss wahrscheinlich. Jemand mit einer Vata-Konstitution entwickelt einfach nur schneller als die anderen Konstitutionen ein Vata-Ungleichgewicht.

Einfluss auf deine Doshas haben neben der Ernährung und dem Lebensstil dein Alter, deine äußere Umgebung, die Jahreszeiten, die Tageszeiten, dein Zyklus, dein Stresslevel und Entspannung sowie Sport und Bewegung. Natürlich wirst du von einer Mahlzeit oder einem stressigen Tag, an dem du deine Routinen nicht wahrnehmen kannst, keinen Überschuss eines Dosha hervorrufen. Das geschieht nur dann, wenn du ständig entgegen deiner Konstitution lebst, denn dann geraten die Doshas aus dem Gleichgewicht. Ayurveda gibt uns aber die Werkzeuge an die Hand, mit denen wir auf die Einflüsse um uns herum angemessen reagieren können. Wenn wir ausgeglichen sind, passiert ganz viel schon intuitiv und automatisch.

In der Tabelle auf Seite 36 findest du erste Ansätze, wie du gemäß deines Doshas leben kannst oder deinen aktuellen Istzustand ausgleichst. Alle Empfehlungen basieren auf den zwei Leitsätzen »Gleiches stärkt Gleiches« und »Gegensätze gleichen sich aus«. Praktisch gesehen wird die kühle Eigenschaft von Vata weiter erhöht, wenn Kälte durch kalte Nahrung oder eine kalte Umgebung gestärkt wird. Mit erwärmenden Gewürzen, einer Wärmflasche oder dicker Kleidung kannst du dafür sorgen, dass die Kälte der Vata-Konstitution ausgeglichen wird. Hier greift dann der Satz »Gegensätze gleichen sich aus«. Dir werden sicher mit der Zeit immer mehr Eigenschaften auffallen, die du ganz einfach ausgleichen kannst, sodass Ayurveda für dich selbstverständlicher wird. Wenn du dich danach richtest, spielen die Doshas letztendlich eine sekundäre Rolle und dienen dir nur als Stütze.

WIE GERATE ICH AUS DER BALANCE?

Immer mehr Menschen messen ihrer Ernährung steigende Bedeutung bei, Restaurants mit starkem Gesundheitsfokus vermehren sich gerade in den Großstädten rasant und einige Superfoods sind inzwischen schon im Discounter erhältlich. Dies sind alles Anzeichen dafür, dass wir zunehmend verstehen, wie wichtig unsere Ernährung für unsere Gesundheit ist. Im Ayurveda wurde der Nahrung schon immer eine große Tragweite zugestanden, was ich dir im Folgenden näher erläutern möchte.

Empfehlungen zum Ausgleich der Doshas	
Vata ausgleichende Maßnahmen	<ul><li>Meide rohe Mahlzeiten.</li><li>Meide kalte Mahlzeiten.</li><li>Iss warme und feuchte Gerichte, wie zum Beispiel Eintöpfe.</li><li>Iss verdauungsfördernde Gewürze wie Kreuzkümmel, Anis oder Rosmarin.</li><li>Meide zu trockene und zu leichte, knusprige Nahrung wie Reiswaffeln, Knäckebrot oder Cracker.</li><li>Behalte einen regelmäßigen Tagesrhythmus bei.</li><li>Achte darauf, nicht auszukühlen, zieh dich warm an, benutze eine Wärmflasche, trinke warmes Wasser.</li><li>Reserviere die erste Stunde des Tages für dich in einer ruhigen Umgebung.</li><li>Besonders wichtig sind Entspannungspausen im Alltag.</li><li>Generell ausgleichende Eigenschaften: schwer, stabil, heiß, feucht, flüssig, schleimig.</li></ul>
Pitta ausgleichende Maßnahmen	<ul><li>Meide übermäßige Hitze.</li><li>Halte deinen Salzkonsum gering.</li><li>Meide scharfe Speisen.</li><li>Iss nicht zu ölig.</li><li>Iss ausreichend bittere Lebensmittel.</li><li>Treibe Sport an der frischen Luft, wenn es nicht zu warm ist.</li><li>Halte dich so oft wie möglich in der Natur auf.</li><li>Iss kühlende Nahrungsmittel wie Kokos, Grünkohl oder Melone.</li><li>Iss regelmäßig und lass keine Mahlzeiten aus.</li><li>Generell ausgleichende Eigenschaften: kalt, schwer, stabil, schleimig.</li></ul>
Kapha ausgleichende Maßnahmen	<ul><li>Bewege dich ausreichend und bleib aktiv.</li><li>Schweißtreibende Sportarten sind gut für dich.</li><li>Variiere deine Routine gerne öfters.</li><li>Meide Milchprodukte.</li><li>Iss leichtere Speisen mit vielen Gewürzen.</li><li>Halte deine Nahrungsportionen kleiner.</li><li>Achte darauf, dass du nicht zu lange schläfst.</li><li>Vermeide das Schlafen am Tag.</li><li>Iss warme Speisen.</li><li>Generell ausgleichende Eigenschaften: leicht, beweglich, scharf, trocken.</li></ul>

DHATUS – DIE KÖRPERGEWEBE

Wir unterscheiden in der ayurvedischen Lehre sieben grundlegende Körpergewebe, genannt Dhatus. Jedes dieser Gewebe hat bestimmte Aufgaben. Diese sind allerdings nicht isoliert zu betrachten, da eine gewisse Abhängigkeit untereinander besteht. Die Körpergewebe werden in einer bestimmten Reihenfolge genährt. Jedes Dhatu gibt quasi die Essenz des »Rohmaterials« (unserer Nahrung) an das nachfolgende Dhatu weiter.

Zu Beginn der sieben Dhatus steht das Nährgewebe, das Rasa Dhatu. Es ist für den Nährstofftransport verantwortlich und versorgt somit alle Gewebe und Organe. Dieses erste Dhatu produziert aus dem Rohmaterial das Material zur Weitergabe an das zweite Dhatu, unser Blutgewebe (rote Blutkörperchen), Rakta Dhatu. Dieses ist unter anderem dafür verantwortlich, uns mit Sauerstoff zu versorgen. Das dritte Gewebe sind die Muskeln, auf Sanskrit das sogenannte Mamsa Dhatu. Sie sind für unsere Bewegungsabläufe unerlässlich. Das vierte Dhatu ist das Fettgewebe, Medas Dhatu. Es ist für die Ölung und Schmierung unseres Körpers verantwortlich und verleiht uns so Geschmeidigkeit. An fünfter Stelle stehen feste Strukturen wie Knochen und Knorpel, Asthi Dhatu. Sie verleihen uns Stabilität und Struktur. Knochenmark und Nerven machen das sechste Dhatu aus, Majja Dhatu. Sie sind für Informationsabläufe zuständig und somit für den Austausch von Kommunikation zwischen unseren Organen und den Zellen. An letzter Stelle steht unser Fortpflanzungsgewebe. Shukra Dhatu ist das männliche und Artava das weibliche Fortpflanzungsgewebe. Dieses letzte Dhatu erhält von allen vorangegangenen Geweben die reinsten, wertvollsten Nährstoffe, da es für die Fortpflanzung zuständig ist.

Durch unsere tägliche Nahrung und unseren Lebensstil können wir die verschiedenen Gewebe mit dem versorgen, was sie brauchen, um unseren Stoffwechsel zu pflegen und unsere Zellerneuerung zu unterstützen. Gelingt uns das gut, wird die Essenz der Körpergewebe gebildet, die man Ojas nennt. Im Ayurveda wird Ojas als essenzielle Lebensenergie gesehen. Ojas muss ausreichend vorhanden sein, damit unser Hormongleichgewicht ausbalanciert ist und unsere Immunabwehr gut funktioniert. Essen wir zu viel, zu wenig oder das Falsche, können die Dhatus unterversorgt sein, Ojas wird nicht gebildet und Hormondisbalancen und anderen Krankheiten wird ein Nährboden geliefert. Daher ist Ayurveda so sehr darauf ausgerichtet, jedem Individuum die passende Ernährung zu bieten. Im Ayurveda sind unsere Emotionen und Gedanken sehr eng mit unserer körperlichen Gesundheit verknüpft und werden immer als Ganzes gesehen. Daher sind auch Routinen, die dich entspannen und deine Selbstliebe stärken, für Ojas wichtig.

Ojas, die essenzielle Lebensenergie, muss ausreichend in uns vorhanden sein, damit unser Hormongleichgewicht ausbalanciert ist.

Bis die Nährstoffe alle Dhatus, insbesondere das siebte Dhatu, unser Fortpflanzungsgewebe, erreichen und wir ausreichend Ojas produzieren, müssen wir ziemlich viel richtig gemacht haben, was Ernährung und auch Lebensstil angeht. Stress ist dabei ein Störfaktor, den du nicht unterschätzen solltest. Im zweiten Kapitel wirst du noch lernen, was Stress mit deinem Körper macht, an dieser Stelle sei aber schon einmal gesagt, dass Ayurveda schon vor Tausenden von Jahren Erklärungsansätze zu diesem Thema hatte, die heute nach und nach wissenschaftlich belegt werden können. Zwar heißen die Ansätze dann oft anders, die Kernaussage ist aber meist die gleiche. Unser Körper reagiert bei Stress damit, dass alles in uns auf Überleben ausgerichtet wird. Stress bedeutet dabei nicht nur der Stress auf der Arbeit, sondern auch der Stress durch zu viel Kaffeekonsum oder ein Übermaß an chemischen Zusatzstoffen zahlreicher Fertiggerichte. Dadurch leiden mit als Erstes unsere Fortpflanzungsorgane und mit ihnen auch unsere Hormone. Die Reaktion unseres Körpers auf Stress ist schon immer die gleiche, auch wenn sich die Faktoren, die Stress hervorrufen, mit den Jahren geändert haben. In beiden Fällen wird alles, was mit Fortpflanzung zu tun hat, zurückgestellt, um unser Überleben zu sichern, und Ojas nimmt ab. Du hast jeden Tag während jeder Mahlzeit die Möglichkeit, deine Körpergewebe bei ihrer Arbeit zu unterstützen. Dies ist immer wieder deine Entscheidung.

AGNI UND VERDAUUNG AUS AYURVEDISCHER SICHT

Die Verdauung spielt im Ayurveda eine tragende Rolle und geht sogar so weit, dass wir nicht sagen: »Du bist, was du isst«, sondern: »Du bist, was du verdaust.« Deinem Körper muss es möglich sein, die Nährstoffe aus der Nahrung aufzunehmen. Was bringt es dir, wenn du täglich einen großen Salat isst, danach unter Luft im Bauch leidest und er schneller wieder deinen Körper verlassen hat, als die Nährstoffe von deinem Körper absorbiert werden konnten? Erst wenn du dich ausgewogen ernährst und deine Verdauung die Nahrung gut aufnehmen kann, werden deine Organe, deine Hormondrüsen, deine Gewebe und dein ganzer Körper genährt und so bei ihren Aufgaben unterstützt. Nur wenn das der Fall ist, wird Ojas gebildet und du bist vollkommen in deiner Energie. Die Verdauung hat somit einen ganz entscheidenden Einfluss auf unsere Hormone, sie ist sozusagen der Schlüssel zur hormonellen Balance.

In der Verdauung findest du die Eigenschaften der Elemente beziehungsweise Doshas wieder. Die Nahrung gelangt über den Mund in die Speiseröhre und in den Magen. Im Ayurveda ist der Magen der Hauptsitz von Kapha. Kapha ist für die Verflüssigung der Nahrung zuständig, da eine seiner Eigenschaften flüssig ist. Denn Kapha besteht neben Erde aus Wasser. Der Speisebrei wird dann in den Dünndarm geleitet, wo der Hauptsitz von Pitta ist. Hier findet die Umwandlung statt, das Pitta-Prinzip. Die Nahrung wird aufgespalten und die Nährstoffe werden durch das Blut dorthin transportiert, wo sie benötigt werden. Der Dickdarm ist der Hauptsitz von Vata. Das Bewegungsprinzip findet sich hier

durch die Bewegung des Speisebreis im Körper wieder. Alle nach unten gerichteten Bewegungen werden von einem Subdosha von Vata gesteuert – Apana Vayu. Das gilt nicht nur für Stuhl und Urin, sondern auch für unser Menstruationsblut.

Zusätzlich zu den drei Doshas ist unser Agni für unsere Verdauungsvorgänge unverzichtbar. Agni ist unser Verdauungsfeuer, es reguliert unsere Stoffwechselprozesse. Anders ausgedrückt ist es die Energie, die für all unsere Verdauungsvorgänge zuständig ist, also dafür, dass unsere Nahrung verdaut wird und die Nährstoffe absorbiert werden. Es ist für die optimale Versorgung unserer Dhatus und somit indirekt für die Bildung von neuem, gesundem Gewebe und letztendlich auch Ojas verantwortlich.

Wenn du dich an die Beschreibung von Pitta zurückerinnerst, wirst du merken, dass Pitta und Agni teils ähnliche Funktionen im Körper haben, sie sind sozusagen miteinander verwandt. Es gibt ein primäres Agni und weitere Agni-Arten, die unterschiedliche Aufgaben im Körper übernehmen, aber alle etwas mit Umwandlung zu tun haben. Dabei ist neben der körperlichen Verdauung auch die emotionale Verdauung gemeint, also wie wir Gefühle und Erfahrungen verarbeiten.

Wenn unser primäreres Agni, welches für die Verdauung der Nahrung und die Trennung zwischen Nährstoffen und Gift- beziehungsweise Abfallprodukten zuständig ist, nicht richtig funktioniert, wird auch unsere emotionale Verdauung nicht einwandfrei arbeiten können. Die Verdauung ist also nicht nur für unsere körperliche Gesundheit von Bedeutung, sondern auch für unser seelisches und emotionales Wohlbefinden. Du wirst im zweiten Kapitel sehen, dass diese Denkweise keinesfalls überholt, sondern sehr aktuell ist. Daher zielt dieses Buch darauf ab, deine Verdauung in Topform zu bringen.

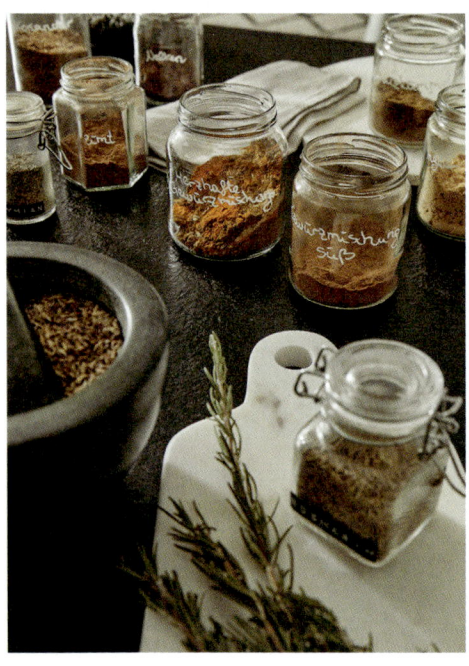

Mit Gewürzen lässt sich unsere Verdauung sanft unterstützen.

MALAS UND AMA

Malas sind Abfallprodukte unseres Körpers, wie beispielweise Stuhl, Urin, Schweiß und Ohrenschmalz. Diese Abfallprodukte entstehen unter anderem, wenn die Dhatus sich ihre Nährstoffe aus der Nahrung gezogen haben und nur noch die Reste übrig bleiben, die unser Körper nicht mehr benötigt. Wenn die Malas regelmäßig ausgeschieden werden, wenn also unser Agni gut funktioniert, bekommen wir in der Regel keine Probleme. Kritisch wird es erst, wenn keine regelmäßige Ausscheidung mehr stattfindet. Denn dann kann Ama entstehen.

Ama ist alles, was sich in unserem Körper als Stoffwechselrückstände ablagert, weil etwas nicht ausreichend verdaut und ausgeschieden werden konnte. Das können Rückstände aus der Nahrung sein, aber auch Umwelttoxine, Pestizide, Konservierungsmittel oder andere Stoffe in Fertiggerichten – und auch psychischer, emotionaler Stress kann Ama bilden.

Idealerweise sammeln wir durch richtige Ernährung, eine auf uns abgestimmte Lebensstilroutine und stetige kleinere Entgiftungsmaßnahmen Ama gar nicht erst an. Prävention ist immer besser, als Störungen ausgleichen zu müssen. Zwar ist eine stetige und leichte Unterstützung wünschenswert, das bedeutet aber nicht, dass du ständig große Entschlackungskuren wie Saftfasten oder eine Woche ausschließlich Brühe trinken durchführen musst. Wir können unseren Körper ganz leicht mithilfe von Ayurveda bei der Balancierung unterstützen und so unsere Gesundheit fördern. Ich werde dir zeigen, wie du ganz wunderbar präventiv arbeiten oder Ama sanft ausleiten kannst.

Der Ansammlung von Ama geht immer auch eine Störung mindestens eines Doshas voraus, welches sich dann negativ auf das Agni auswirkt. Wenn dieser Zustand zu lange anhält, kann es zu Ama kommen. Das heißt auch, dass eines oder mehrere deiner Doshas gestört sein können, ohne dass du bereits Ama angesammelt hast. Wenn du die Doshas in der Balance hältst, wirst du kein Ama ansammeln.

Wie erkennst du nun, ob du Ama in deinem Körper angesammelt hast? Beobachte deinen Körper nach den folgenden Gesichtspunkten, um dies herauszufinden. Ama ist eine klebrige Substanz. Das merkst du unter anderem an deinem Stuhl: Ama kann beispielsweise zu Verstopfung führen, da dein Stuhl zu sehr an der Darmwand hängen bleibt. Ein weiteres Anzeichen ist, dass der Stuhl in der Toilette kleben bleibt und unangenehm riecht.

Die Klebrigkeit findet sich auch auf der Haut wieder, da Ama die Poren verstopft und es so zu unreiner Haut kommen kann. Ama riecht immer unangenehm, also nicht nur nach dem Toilettengang, sondern auch der Schweiß ist bei Vorhandensein von Ama sehr beißend und der Geruch ist nur schwer zu bändigen. Auch dein Essverhalten kann auf Ama hindeuten. Wenn du nie richtig Hunger verspürst

Wie beeinflussen die Doshas mein Agni?		
Gestörtes Dosha	Agni-Anzeigen	Beschwerde-Beispiele
Vata	Agni arbeitet unregelmäßig.	Blähungen, Verstopfung, Darmkrämpfe
Pitta	Agni ist zu sehr entfacht.	Durchfall
Kapha	Agni arbeitet zu langsam.	seltener Toilettengang, Schweregefühl, Appetitlosigkeit

und eigentlich nur isst, weil du denkst, dass es Zeit ist, kann sich Ama in deinem Körper abgelagert haben. Du leidest also unter Appetitlosigkeit. Wenn du nach dem Essen ständig müde und grundsätzlich energielos bist, kann das ebenfalls ein Anzeichen für Ama sein.

Im Ayurveda spielt die Zungendiagnose eine wichtige Rolle. Du kannst an der Zunge selbst ablesen, wie es um deine Gesundheit bestellt ist, da dein Körper dir ein sogenanntes Biofeedback gibt. Besonders gut lässt sich das direkt nach dem Aufstehen beurteilen. Analysiere morgen früh deine Zunge einmal etwas genauer. Wenn du einen schon fast pelzigen, dicken Belag auf der Zunge hast, deutet das auf Schlacken in deinem Körper hin. Auf der Zunge zeigt sich allerdings relativ schnell, wie du dich ernährst. Das heißt, du kannst auch einen dickeren Belag haben, wenn du am Abend vorher ein Käsebrot oder einfach zu viel gegessen hast. Dann kannst du am nächsten Tag beispielsweise mit etwas Ingwerwasser schnell gegensteuern. Du solltest deine Zunge also idealerweise täglich morgens betrachten, um eine bessere Vorstellung von deinem Zustand zu bekommen.

Zu viele toxische Stoffe können trotz individuell angepasster Kalorienaufnahme zu einer Gewichtszunahme führen.

Wenn der Körper nicht mehr weiß, wohin mit den ganzen Giftstoffen, und die Ausscheidung nicht einwandfrei funktioniert, lagert er sie in unseren Fettzellen ab. Der Körper versucht so, uns vor den Giftstoffen zu schützen, indem er sie dort isoliert, wo sie am wenigsten Schaden anrichten können. Daher kann ein Grund für zu viel Gewicht, gerade im Bauchbereich, unter anderem an der Belastung mit Ama liegen.

Ama macht außerdem müde und lethargisch, obwohl du eigentlich ausreichend Schlaf bekommst. Viele Menschen berichten davon, in den ersten Tagen einer Entgiftungskur enorm müde zu sein. Das liegt daran, dass zusätzliches Ama aus den Fettzellen freigegeben wird, was den Körper anstrengt und uns besonders müde macht.

Ama muss nicht immer eine Rolle bei hormonellen Disbalancen spielen. Letztendlich ist es aber immer ein guter Ansatz, deinen Körper bei der täglichen Verdauungsarbeit zu unterstützen, entweder zur Prävention oder zur Bekämpfung deiner Symptome.

Nun kennst du die Zusammenhänge zwischen deiner Konstitution, deinem Gewebe (den Dhatus), deiner Verdauung (Agni), Abfallprodukten (Malas) und eventuellen Stoffwechselrückständen (Ama) in deinem Körper.

Faktoren, die für Ama sprechen

Wenn du mehr als fünf der folgenden Symptome hast, ist es wahrscheinlich, dass du Ama in deinem Körper angesammelt hast. Befolge dann die Empfehlungen im dritten Kapitel zum Thema Entgiftung besonders sorgfältig.

- Verstopfung
- Klebriger Stuhl
- Akne
- Stark riechender Stuhl
- Übermäßig riechender Schweiß
- Appetitlosigkeit
- Energielos nach dem Essen
- Juckreiz ohne ersichtlichen Grund
- Morgens dicker Belag auf der Zunge
- Gewichtszunahme, trotz gutem Kalorienmanagement
- Müdigkeit und Lethargie
- Schweregefühl
- Steifigkeit in den Gliedern

Da es sich hier um ein komplexes System handelt, lass uns das Konzept gerne noch einmal zusammenfassen. Um hormonelle Balance und gesundes Zellwachstum zu gewährleisten, müssen unsere Gewebe gut genährt werden, damit die Dhatus Ojas produzieren können. Damit die Gewebe optimal versorgt werden, müssen die Doshas in der Balance sein, Agni muss einwandfrei arbeiten, sodass die Gewebe dann aus der Nahrung oder aus gesunden Routinen ihre Nährstoffe erhalten. Was von den Geweben nicht gebraucht wird, bleibt als Abfallstoff zurück. Diese Stoffe werden idealerweise ausgeschieden. Gibt es allerdings Probleme mit Agni und somit mit deiner Verdauung, kann es sein, dass sich Stoffwechselrückstände, Ama, in deinem Körper ablagern. Ama entsteht dabei nicht nur aus der Nahrung, sondern auch aus unserer Umwelt und auch aus unverdauten Emotionen. Für einen gesunden Darm und eine starke Verdauung kannst du nicht einfach ein Medikament einnehmen, damit einwandfrei alles funktioniert. Es ist eine lebenslange Aufgabe, sich gut um deinen Körper zu kümmern.

Die Doshas und der Tageszyklus

Wir entfernen uns immer weiter von unserem gesunden Tag-Nacht-Rhythmus. Wir gehen nicht mehr ins Bett, wenn es dunkel wird, und stehen nicht auf, sobald uns die Sonne weckt. Wir leben durch elektrisches Licht, aufkratzende Thriller und Displays, von denen wir uns abends nicht losreißen können, nicht mehr im Einklang mit der Natur. Die Folge ist ein Ungleichgewicht unserer Doshas, was sich durch verschiedenste Symptome zeigt – Schlafprobleme, Müdigkeit nach dem Mittagessen und wenig Energie sind nur einige Beispiele. Dadurch brauchen wir unsere Dosis Koffein, setzen unseren Körper damit noch weiterem Stress aus und beeinflussen unseren Cortisolspiegel negativ (mehr zu Cortisol erfährst du ab Seite 106).

Unausgeschlafen, müde und energielos steigt auch die Lust auf ungesunde Kohlenhydrate, weil unser Körper nach Zucker verlangt, um wieder mehr Energie zu bekommen – und das ständig. Wir essen also nicht nur zu unseren Hauptmahlzeiten, sondern naschen unentwegt. Ein Weg, um wieder ins Gleichgewicht zu kommen, ist eine Orientierung an unserem natürlichen Rhythmus.

Du wirst beim Weiterlesen konkrete Zeiten kennenlernen, wann welches Dosha an jedem neuen Tag und in jeder neuen Nacht wirkt.

DOSHA-UHR

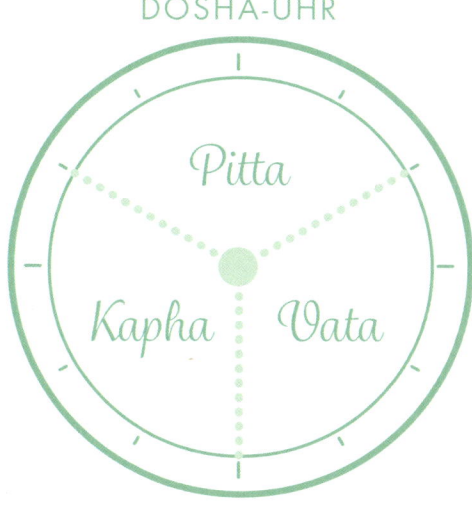

Die Dosha-Uhr – Tageszeiten im Überblick

Diese machen den Ansatz etwas greifbarer und leichter in den Alltag integrierbar. Trotzdem solltest du die Angaben nur als Richtwert zur Orientierung sehen. Warum, wirst du gleich erfahren.

Jedes Dosha hat zwei Phasen, in denen es wirkt, und demnach ist auch das Prinzip des jeweiligen Doshas präsent. Vata ist von 2 bis 6 Uhr und von 14 bis 18 Uhr am präsentesten. Von 6 Uhr morgens bis 10 Uhr wirkt Kapha in unserem Tag, ebenso wie von 18 bis 22 Uhr. Von 10 Uhr morgens bis 14 Uhr mittags und von 22 bis 2 Uhr ist Pitta an der Reihe. Lass uns einmal einen Tag im Sinne des Dosha Tageszyklus anschauen.

VATA IN DER NACHT

Die Vata-Energie ist von 2 bis 6 Uhr nachts beziehungsweise am frühen Morgen aktiv. Unser Schlaf ist dann nicht mehr so tief, wir wachen leichter auf und merken vielleicht, dass wir zur Toilette müssen. Bei zu viel Vata kann dies das Ende der Nachtruhe bedeuten, denn auch hier findet sich das Bewegungsprinzip wieder. Die Gedanken beginnen dann schnell zu kreisen. Solltest du damit Probleme haben, kannst du versuchen, dir Worte wie »Ruhe«, »Gelassenheit« oder »Entspannung« wie ein kleines Mantra aufzusagen, auch wenn du zur Toilette gehst. Dann kannst du deine Gedanken besser steuern und schneller wieder in den Schlaf finden.

Unsere Träume werden zu dieser Zeit lebendiger und meist ist das die einzige Zeit, zu der wir uns, wenn überhaupt, an unsere Träume erinnern können. Wenn du zu den Frühaufstehern gehörst, fällt es dir wahrscheinlich leicht, vor 6 Uhr aufzustehen, was im Ayurveda empfohlen wird. Denn ab 6 Uhr setzt die Kapha-Zeit ein und wirkt mit ihrer Schwere und Ruhe eher als Dämpfer für das Aufstehen.

Ich habe früher, besonders während des Studiums, geglaubt, dass ich eine Nachteule bin. Ich war meist nach 22 Uhr am produktivsten und habe dafür gerne morgens etwas länger geschlafen. Ich habe mich mit der Zeit umgestellt und mich wieder mehr an den Rhythmus der Natur angepasst.

Ich persönlich möchte nun sogar im Winter nicht mehr darauf verzichten, in den früheren Morgenstunden aufzustehen. Zum einen, weil es mir gar nicht mehr schwerfällt, und zum anderen liebe ich diese Ruhe morgens für mich. Ich habe Zeit für meine Routinen, die Welt ist noch ganz still und ich bekomme morgens unglaublich viel umgesetzt.

Umsetzungstipps für die Vata-Zeit von 2 bis 6 Uhr

- Führe ein kleines Entspannungsmantra durch, solltest du in der Nacht aufwachen.
- Stehe früh auf und plane erst einmal etwas Zeit für dich ein.

KAPHA AM MORGEN

Erinnern wir uns an die Prinzipien von Kapha zurück. Dieses Dosha steht für Schwere, Ruhe, Wachstum und Gelassenheit. Durch die Schwere und Ruhe ist es sinnvoll, vor der Kapha-Zeit aufzustehen. Wenn wir die Zeiten streng nehmen, so wäre das vor 6 Uhr morgens.

Diese Zeiten können gut als Orientierung dienen, sollten aber nicht als starre Regeln gesehen werden. Die Idee, vor 6 Uhr morgens aufzustehen, macht im Sommer, bei längeren Tagen und mehr Sonnenstunden, Sinn. Wir stehen dann kurz vor oder mit dem Sonnenaufgang auf. Die Uhr der Natur leitet uns. Übertragen wir die Zeiten nun aber in den Winter, wirst du sicher einwenden, dass die Sonne im Winter deutlich später aufgeht. Und genau das ist der Punkt. Im Winter kann es uns guttun, etwas länger zu schlafen und aufzustehen, wenn die Sonne uns weckt. Dann leben wir viel mehr im Einklang mit der Natur als abermals nach strengen Regeln.

Während Workshops oder Vorträgen sind meistens einige Personen dabei, die sagen, dass sie absolute Langschläfer sind und morgens einfach nicht aus dem Bett kommen. Ich möchte gar nicht abstreiten, dass es verschiedene Menschentypen gibt, die unterschiedliche Rhythmen haben. Und es muss dir mit deiner Aufstehzeit gut gehen. Das zeigt die Chronobiologie und der Ansatz von Eulen und Lerchen. Allerdings vergessen viele Menschen ihre Einschlafzeiten bei dieser Aussage. Wenn du es gewohnt bist, spät ins Bett zu gehen, wird es dir natürlich morgens auch schwerer fallen aufzustehen. Wenn du versuchen möchtest, dich mehr am Rhythmus der Natur zu orientieren, gestalte den Übergang fließend, indem du dich langsam an die neuen Schlafgewohnheiten herantastest. Wenn du nach einigen Wochen merkst, dass es dir damit gut geht, behalte die Veränderung bei. Wenn du abends allerdings wach im Bett liegst, nicht einschlafen kannst und morgens daher nicht gut aus dem Bett kommst, bist du vielleicht einfach eher eine Nachteule und dein Körper kommt damit deutlich besser zurecht. Respektiere das und zwinge dich nicht zu etwas, womit es dir nicht gut geht.

Damit dir das frühe Aufstehen leichter fällt, gibt es kleine Hilfsmittel. Zum Beispiel kannst du einen Tageslichtwecker testen, der dich langsam aus dem Schlaf erwachen lässt. Vielen hilft es auch, aufzuwachen und erst einmal zehn Minuten im warmen Bett zu schlummern. Eine schöne Methode ist außerdem, direkt nach dem Aufwachen etwas Orangenöl in den Händen zu verreiben, diese vor das Gesicht zu halten und den Duft einzuatmen. Orange ist ein anregender Duft, der dir so das Wachwerden erleichtert, außerdem wirkt er stimmungsaufhellend. Zu weiteren Routinen, die deinen Morgen prägen können, kommen wir später ausführlich im Rahmen des Leitfadens.

Morgens ist natürlich auch die Zeit fürs Frühstück. Für Vata- und Pitta-Typen ist ein regelmäßiges Frühstück wichtig. Als Kapha-Person kannst du eventuell darauf verzichten, wenn du morgens ohnehin keinen Hunger hast. Ideal ist ein leicht verdauliches und warmes Frühstück, da dein Agni morgens noch nicht so stark ist und man es nicht direkt überfordern sollte. Beliebt sind hierzulande diverse Porridge-Variationen. Ein Rezept findest du auf Seite 211. Pitta-Typen mit ihrer starken Verdauung brauchen allerdings manchmal

Umsetzungstipps für die Kapha-Zeit von 6 bis 10 Uhr

- Teste Tageslichtwecker oder Organgendüfte, um besser aufstehen zu können.
- Nutze den Morgen für Routinen.
- Frühstücke warm und leicht verdaulich.
- Verzichte als Kapha-Konstitution gegebenenfalls auf dein Frühstück, wenn du keinen Hunger hast.
- Erledige Aufgaben, die Geduld und Fokus erfordern.

etwas mehr zu kauen. Das kannst du bewerkstelligen, indem du beispielsweise ein paar mehr Nüsse oder selbst gemachtes Granola auf das Porridge gibst. Wenn du dich als Pitta-Typ gar nicht mit Porridge anfreunden kannst und dich nicht von deinem morgendlichen Brot trennen möchtest, toaste dein Brot morgens. Dann ist es leicht warm und bekömmlicher. Statt Wurst und Käse zu essen, denk über Hummus, Avocado oder selbst gemachte Marmeladen nach. Im Sommer eignen sich auch einige Rezepte, die du bei Zimmertemperatur verspeisen kannst, wie zum Beispiel die Overnight Oats von Seite 217 oder der Chia-Pudding auf Seite 215.

Kapha steht für Geduld und Durchhaltevermögen. Nimm dir also morgens Zeit für Aufgaben, die diese Eigenschaften erfordern. Strukturiere deinen Tag in dieser Zeit, schreibe To-do-Listen und beginne beispielswiese nicht damit, E-Mails zu beantworten.

PITTA ZUR MITTAGSZEIT

Pitta steht für das Umwandlungsprinzip und somit für den Stoffwechsel, für Aktivität und für Hitze. Pitta bietet eine unglaubliche Energie. Demnach können Aufgaben, die zur Kapha-Zeit geplant wurden, hier gut umgesetzt werden. Solltest du auf der Arbeit Meetings leiten müssen, kann sich hier auch die Pitta-Energie eignen, da Pitta für gute Organisation steht, und es kann dir zu dieser Zeit leichter fallen, vor anderen zu sprechen. Achte nur darauf, dass es keine Meetings sind, die zu hitzigen Diskussionen einladen. Dann ist die Pitta-Zeit nicht so gut geeignet.

Pitta ist eng mit unserem Agni verbunden. Unser Verdauungsfeuer hat zur Mittagszeit demnach seinen Höhepunkt und kann Nahrungsmittel hier am besten verstoffwechseln. Die Mittagszeit orientiert sich an der Sonne. Wenn sie am höchsten steht, ist auch

Umsetzungstipps für die Pitta-Zeit von 10 bis 14 Uhr

- Erledige Aufgaben, die Umsetzungskraft erfordern.
- Erledige organisatorische Aufgaben.
- Iss deine Hauptmahlzeit zur Pitta-Zeit.

unser Agni am stärksten. Das ist je nach Sommer- beziehungsweise Winterzeit zwischen 12 und 13 Uhr.

In vielen Familien wurde früher um Punkt 12 Uhr zu Mittag gegessen. Das zeigt, dass vieles von dem alten Wissen auch hierzulande früher aktiv und automatisch praktiziert wurde. Viele Dinge sind nach und nach verloren gegangen, weil sich unser Alltag so stark verändert hat und wir einfachen Hilfsmitteln nicht mehr die Wirkung zugestehen, die sie haben können. Du kennst inzwischen die Bedeutung einer guten Verdauung und die Auswirkungen auf unseren Körper. Ein gutes Argument, um unsere Hauptmahlzeit zur Mittagszeit einzunehmen, oder?

VATA AM NACHMITTAG

Vata hat das Prinzip der Bewegung inne und liebt die Kommunikation. Vata wirkt nachmittags circa von 14 bis 18 Uhr. Oft haben wir hier eine Art Tiefpunkt, insbesondere wenn wir in den Phasen zuvor nicht im Einklang mit den anderen Doshas gehandelt haben, beispielsweise weil wir zu viel oder zu schwer gegessen haben oder wenn unser Schlafrhythmus nicht ideal ist. Weder für Vata noch für deine Hormone oder deinen Schlaf ist es gut, wenn du nun zum Kaffee oder zu Süßigkeiten greifst, um dich wach zu halten. Das sind recht kurzfristige Maßnahmen. Sinnvoller und nachhaltiger ist es, wenn du deinen Lebensstil und deine Ernährung so anpasst, dass du mittags gar nicht mehr in dieses Tief kommst. Ich weiß, es ist schwierig zu glauben, aber das geht – ich habe die Umstellung selbst erlebt.

In der Vata-Zeit kannst du wunderbar kreative Aufgaben erledigen oder Meetings abhalten, in denen Kreativität gefragt ist. Achte dabei aber auf eine gute Organisation, ansonsten kann es zu einem wenig produktiven Meeting

Umsetzungstipps für die Vata-Zeit von 14 bis 18 Uhr

- Erledige kreative Aufgaben.
- Nutze die Zeit für Sport und Bewegung.
- Schaffe einen bewussten Raum zwischen Arbeit und Freizeit.

kommen. Gerade zu dieser Zeit können Vata-Konstitutionen eventuell etwas über das Ziel hinausschießen.

Diese Phase eignet sich auch, um Aktivität in deinen Alltag zu bringen. Finde Zeit für Bewegung oder Sport und integriere dadurch Raum zwischen Arbeit und Privatem. Du bereitest dich so optimal auf die nächste Kapha-Phase vor.

KAPHA AM ABEND

Um 18 Uhr sind wir wieder bei der Wirkung von Kapha angekommen. Es ist Zeit, das Stabilitätsprinzip durch die Ruhe von Kapha für uns zu nutzen. Versuche, den Abend für die bewusste Entspannung einzuplanen. Leg das Handy beiseite und lies stattdessen ein gutes Buch, eine Zeitschrift oder genieß die Zeit mit deinem Partner zu Hause. Solltest du es vorher nicht zum Sport geschafft haben, nutze die Zeit für leichtere Bewegungseinheiten. Yin

Yoga ist eine schöne Alternative, auch leichtes Joggen kann dich entspannen, wenn du es nicht übertreibst. Unsere Verdauung wird in dieser Phase wieder etwas schwächer. Daher bietet es sich an, ähnlich wie morgens, abends etwas Leichtes, Bekömmliches zu essen. Eine Suppe wie auf Seite 221, Ratatouille auf Seite 231 können gute Varianten sein oder auch das Ofengemüse von Seite 239, saisonal angepasst, ist eine gute Option.

Die Ruhe von Kapha kann dich dabei unterstützen, früh genug in den Schlaf zu gleiten. Kennst du es, dass du um 19 oder 20 Uhr plötzlich todmüde bist und dich am liebsten direkt ins Bett legen würdest? Vielleicht machst du sogar ein Nickerchen auf der Couch? Das ist die Kapha-Energie. Zwing dich nicht, bis Mitternacht wach zu bleiben, weil du denkst, du musst den Abend ideal ausnutzen. Gönn deinem Körper die Pause, wenn er danach verlangt.

Umsetzungstipps für die Kapha-Zeit von 18 bis 22 Uhr

- Schaffe Raum für Entspannung.
- Nutze diese Zeit für entspannende Bewegungseinheiten, wenn du vorher nicht dazu gekommen bist, dich zu bewegen.
- Iss ein leichtes Abendessen.
- Nutze die Ruhe, um früh ins Bett zu gehen.

PITTA IN DER NACHT

Am späteren Abend und in der beginnenden Nacht ist Pitta wieder am präsentesten. Das ist auch der Grund, warum viele Ayurveda-Therapeuten und die Literatur oft empfehlen, vor 22 Uhr schlafen zu gehen. Das ist sicherlich ein guter Richtwert, es kommt aber auch ein wenig auf deine Konstitution und die individuelle Chronobiologie an. Denn jede Konstitution braucht eine unterschiedliche Stundenanzahl an Schlaf. Vata benötigt am meisten Schlaf und sollte mindestens acht oder neun Stunden schlafen. Pitta kommt mit etwas weniger zurecht und am wenigsten Schlaf benötigt Kapha, auch wenn diese Konstitution dazu tendiert, gerne am längsten zu schlafen.

Weniger als sechs Stunden sollte allerdings keine Konstitution schlafen. Es hat sich gezeigt, dass bei circa fünfeinhalb Stunden Schlaf die Empfindlichkeit der Zellen auf Insulin sinkt. Dadurch muss mehr Insulin produziert werden, damit der Blutzuckerspiegel ausgeglichen bleibt.

Unsere Schlafenszeiten sind nicht nur von der Konstitution, sondern auch von den Jahreszeiten abhängig. Das Hormon Melatonin bringt uns in den Schlaf. Wie viel Melatonin gebildet wird, hängt allerdings auch von dem Licht um uns herum ab. Wenn es dunkel wird, steigt die Melatoninproduktion an. Das ist auch der Grund, warum wir uns im Winter oft müder fühlen als zu helleren Jahreszeiten. Unabhängig davon, welcher Typ du bist, kannst du in der dunkleren Jahreszeit ruhig eine Stunde mehr Schlaf einplanen.

Es gibt aus ayurvedischer Sicht gute Gründe dafür, nicht zu spät ins Bett zu gehen. Du weißt schon, dass Pitta mittags für einen guten Stoffwechsel verantwortlich ist. Auch nachts ist dieses Dosha für die Umwandlung zuständig. Wir verarbeiten in der Nacht Emotionen, und das vornehmlich in der nächtlichen Pitta-Zeit. Dein Körper nimmt

Umsetzungstipps für die Pitta-Zeit von 22 bis 2 Uhr

- Gib deinem Körper Zeit für Regeneration und Entgiftung.
- Vertraue darauf, Emotionen in der Nacht noch einmal zu verdauen.

hier also eine mentale Entgiftung vor. Daher kommt sicher auch die Aufforderung, »noch einmal eine Nacht drüber zu schlafen«.

In der Nacht gibst du deinem Körper außerdem noch Zeit für die körperliche Entgiftung und Zellregeneration. Wenn du zu lange wach bist, kann es passieren, dass die Energie, die dein Körper eigentlich für die Entgiftung und Regenerierung nutzen möchte, dir

wieder zu geistiger Aktivität »verhilft«. Hast du deinen toten Punkt schon einmal erfolgreich überwunden und bist spät am Abend wieder vollkommen fit geworden? Oder hast du während des Studiums oder der Ausbildung besonders gerne nachts gelernt oder dann zumindest noch einmal einen richtigen Energieschub bekommen? Optimal nutzt du diese umwandelnde Energie in der Nacht, wenn du deinem Körper eine Pause gönnst.

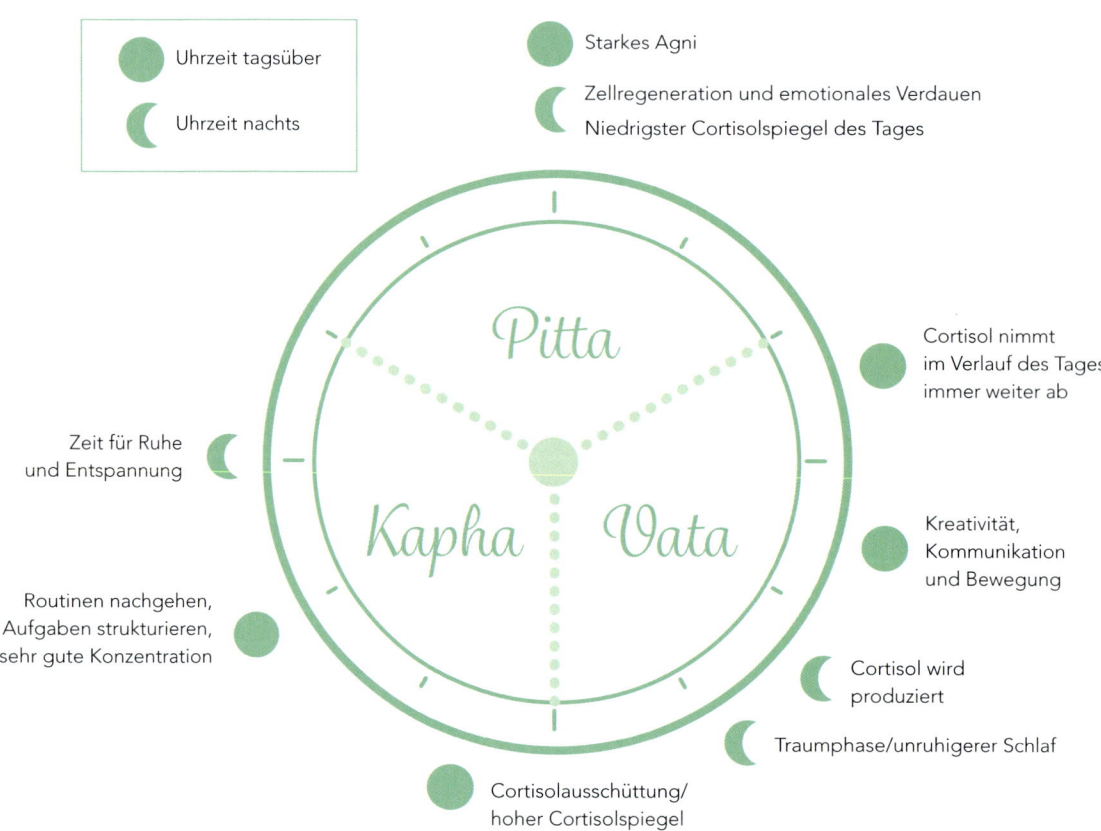

Doshas, Cortisol und Handlungsempfehlungen

Die Doshas und der Jahreszeitenzyklus

Ein etwas größerer Zyklus findet sich in den Jahreszeiten. Denn auch hier kann eine Zuordnung der Doshas auf der Basis der Eigenschaften der Elemente stattfinden. Wenn du diesen Zyklus kennst, kannst du dich viel einfacher auf die sich verändernden Gegebenheiten einstellen und dich anpassen. So gerätst du nicht aus dem Gleichgewicht, deine Doshas bleiben im Einklang und du kannst zu jeder Jahreszeit von deiner Gesundheit profitieren.

Dafür solltest du dich allerdings abermals in Achtsamkeit üben. Klimaanlagen, künstliches Licht und Heizungen lassen uns die Jahreszeiten nicht mehr so spüren, wie es früher der Fall war. Vielleicht fallen dir daher die Veränderungen in der Natur gar nicht so stark auf, genauso wenig, wie diese auf dich wirken. Bei den Jahreszeiten verhält es sich zudem ähnlich wie bei den Tageszeiten. Du findest in der Literatur oft eine klare Einteilung nach Monaten, aber auch hier kann nicht immer eindeutig getrennt werden. Wir müssen uns einfach jeden Tag aufs Neue die

Eigenschaften bewusst machen und so immer wieder unsere eigene Einteilung treffen. Das ist zu Beginn nicht immer leicht, doch um dir den Einstieg so einfach wie möglich zu machen, findest du für die Jahreszeiten wie vorhin bei den Tageszeiten die entsprechende Zuteilung.

Zusätzlich zu den äußeren Umständen beeinflussen natürlich auch unsere eigenen Handlungen unsere Gesundheit, beispielsweise, wenn wir im Sommer bei Temperaturen über 30 Grad joggen gehen und den Körper so noch mehr erhitzen, statt uns im Schatten aufzuhalten oder mit einer Dusche abzukühlen. Oder wenn wir im Winter statt nährender Lebensmittel wie Wurzelgemüse oder Süßkartoffeln Tomaten und Paprika essen.

Wir leben heute mehr und mehr entgegen unserer eigentlichen Natur, was uns häufig gar nicht so bewusst ist. Dann wundern wir uns, warum unsere Hormone aus dem Gleichgewicht geraten und unsere Gesundheit unter unserem modernen Lebensstil leidet. Versteh mich nicht falsch. Wir leben in einer wundervollen Welt mit unzähligen Möglichkeiten, die unglaubliche Erfahrungen für uns bereithält, die allerdings auch eine Rückbesinnung auf einen natürlichen Lebensstil fordert.

Der Jahreszeitenzyklus sieht wie folgt aus: Ab Oktober stellt sich bis Ende Februar die Vata-Zeit ein. Die Kapha-Zeit ist im Frühjahr von Anfang März bis zum Mai. Die Sommerzeit ist die Pitta-Zeit und umfasst grob gesagt Juni bis September. Wie du vielleicht schon vermutet hast, liegt die Erklärung für diese Einteilung in den Elementen, die sich auf die Doshas übertragen lassen.

DIE DOSHAS IN DEN JAHRESZEITEN

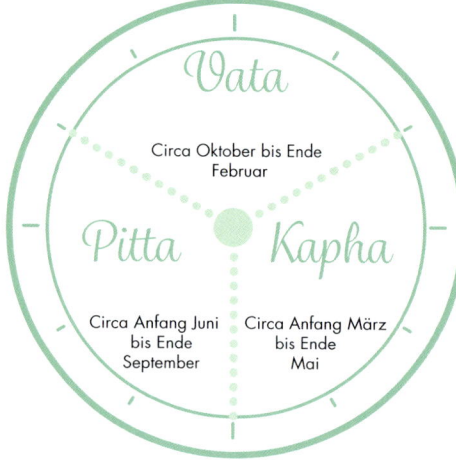

Die Doshas und die Jahreszeiten

WINDIGES VATA

Vata hat Eigenschaften wie beweglich, kalt und trocken. Diese Eigenschaften finden wir sehr oft auch im Herbst wieder, daher ist Vata auch primär dieser Jahreszeit zugeordnet. Stell dir nur mal einen kalten Herbsttag vor, bei welchem die letzten Blätter vom Wind nur so von den Bäumen gefegt werden, die Luft ganz klar ist und die Sonne scheint. Das ist Vata in Form der Jahreszeiten. Wenn du schon viel Vata in deiner Konstitution hast, dann wird dieses Wetter dein Vata zusätzlich erhöhen. Anzeichen von zu viel Vata können trockene Haut, spröde Lippen oder trockene Schleimhäute sein. Auch wenn deine Hände und Füße ständig kalt sind, ist dies ein Anzeichen für zu viel Vata. Ein unruhiger Schlaf beziehungsweise Schlaflosigkeit und Aufwachen während der Nacht sind weitere Anzeichen, genauso wie ein nicht enden wollendes Gedankenkarussell. Achte daher im Herbst bei diesem Wetter ganz besonders darauf, das Vata durch ausgleichende Maßnahmen zu balancieren. Entgegengesetzte Eigenschaften von Vata sind beispielsweise warm, erdend und feucht beziehungsweise nährend.

Was es etwas komplizierter macht, ist der Faktor, dass im Sommer Pitta vorherrscht und sich in dieser Jahreszeit ansammelt. Daher ist die Verdauung zu Beginn des Herbstes durch die Pitta-Energie meist noch recht gut und wir können in der Regel schwerere Kost ganz gut verdauen, die uns nun erdet. Je nach deiner individuellen Konstitution kannst du dennoch unter einer schlechteren Verdauung leiden, wenn vor dem Herbst oder zu Beginn des Herbstes schon zu viel Vata in deinem System war. Auch wenn das Pitta des Sommers ganz abgebaut ist und sich mehr und mehr Vata im Verlauf des Herbstes und des frühen Winters angesammelt hat, kann es zu Verdauungsproblemen kommen. Du merkst, alles geht ineinander über und hat Einflüsse auf dich und deine Gesundheit.

Vata im Herbst und frühen Winter ausgleichen

- Trinke alle Getränke möglichst warm – Ingwer eignet sich in dieser Zeit gut als Ergänzung im Wasser.
- Trinke abends eine goldene Milch, auch Kurkuma Latte genannt (Seite 243), mit wärmenden Gewürzen wie Kardamom, Muskat und Nelkenpulver.
- Greife zu nährenden und erdenden Gemüsesorten, die Saison haben, wie Rote Bete, Pastinaken, Karotten, Kürbis, Süßkartoffeln.
- Versuche, Alternativen zum Brot zu finden, da dieses die Eigenschaften von Vata wie trocken und kalt erhöht.
- Das Süßkartoffelsuppen-Rezept von Seite 233 wirkt süß, nährend, verdauungsanregend und befeuchtend und gleicht Vata somit aus.
- Salze deine Speisen in einem angemessenen Maße. Der salzige Geschmack gleicht Vata aus – dazu später mehr.
- Nimm deine Mahlzeiten nie im Gehen oder unter Stress ein, sondern nimm dir die Zeit, um sie zu genießen.
- Integriere frischen Ingwer, etwas langen Pfeffer (Pippali), Kreuzkümmel und Kurkuma in deine Mahlzeiten, sie unterstützen Agni und somit die Verdauung.
- Betreibe eher gemäßigte Sportarten.
- Achte auf warme Kleidung, je kälter es wird.
- Gerade jetzt ist die Selbstmassage von Seite 178 gut für dich.
- Gönn dir ruhig etwas mehr Schlaf als im Sommer oder im Frühling, wenn dein Körper danach verlangt.

Nicht jeder Tag einer bestimmten Jahreszeit ist gleich. So kennen wir alle auch Herbsttage, die zwar kühl sind, dazu aber ganz und gar nicht trocken, sondern feucht und verregnet. Kannst du dir schon denken, welches Dosha hier eine Rolle spielt? Ganz genau, Kapha. Ayurveda ist kein starres System, sondern logisch aufgebaut. Im Herbst und Winter kann es also durchaus auch zu einer Mischung aus Vata und Kapha kommen. Wichtig zu wissen ist in diesem Hinblick, dass Vata am leichtesten aus dem Gleichgewicht gerät und wir somit oft mit Vata-Symptomen zu kämpfen haben, weil unser Alltag Vata einfach stark erhöht. Sei also besonders mit diesem Dosha immer sehr achtsam, gerade wenn du eine Vata-Konstitution oder eine Mischkonstitution bist, in der viel Vata vorhanden ist. Insbesondere während des Wechsels jeder Jahreszeit kannst du immer Vata ausgleichende Maßnahmen vornehmen, um deine Balance zu wahren. Grundsätzlich kannst du alle bereits genannten Empfehlungen für den Vata-Ausgleich auch im Herbst nutzen. Einige ergänzende Empfehlungen findest du auf Seite 55.

FEUCHTES KAPHA

Im späten Winter und am Anfang des Frühlings haben wir meist noch immer sehr kühle und feuchte Tage. Hier herrscht also das Kapha-Dosha vor. Die feuchten, öligen Eigenschaften von Kapha können sich in dieser Zeit in unserem Körper im Rahmen einer Frühjahrsgrippe oder einer Erklärung zeigen. Neben den Eigenschaften feucht und kühl erinnerst du dich vielleicht noch daran, dass Kapha durch die Stabilität und Ruhe auch dazu tendieren kann, lethargisch zu werden. Kennst du den Begriff »Frühjahrsmüdigkeit«? Mit Sicherheit! Wenn du damit selbst schon Erfahrung gemacht hast, dann hast du das Kapha-Prinzip im eher negativen Sinne schon zu spüren bekommen. Um Kapha auszugleichen, sollten wir also auf Wärme, Trockenheit und Leichtigkeit zum Ausgleich achten. Nehme daher warme, leichte Speisen zu dir, verzichte auf Süßigkeiten und reduziere deinen Milchkonsum. Jetzt ist außerdem die Zeit für schweißtreibende Sportarten.

Es ist nicht nur hierzulande allseits bekannt, dass der Frühling sich sehr gut zum Entschlacken eignet. Auch das Ayurveda empfiehlt, der Schwere von Kapha mit ausleitenden Maßnahmen zu begegnen. Daher sind die im Ayurveda bekannten Reinigungskuren namens Panchakarma zu dieser Zeit sehr beliebt. Diese sollten stationär von Experten durchgeführt werden, außerdem solltest du dir idealerweise dafür ausreichend Zeit nehmen. Der Körper wird das angesammelte Ama während der Panchakarma-Kur los, die Doshas werden ins Gleichgewicht gebracht und deine Gesundheit wird nachhaltig gestärkt. Diese Kuren sind aber recht zeitintensiv. Kleine Maßnahmen, die trotzdem sehr wirkungsvoll sind, kannst du auch zu Hause realisieren. Solltest du eine Kapha-Mischkonstitution sein oder aktuell einen Kapha-Überschuss haben, kannst du die folgenden Empfehlungen gerne grundsätzlich integrieren. Wenn Vata und oder Pitta in deiner Konstitution vorherrschen, kannst du die Empfehlungen zur Kapha-Zeit ausprobieren, musst dabei aber besonders auf die Wirkung achten und die Empfehlungen demnach anpassen.

Detox nach den Doshas

Für alle Doshas heißt es, auf sehr leichte, warme und gut verdauliche Nahrung umzusteigen. Besonders gut ist dazu Kitchari geeignet, das klassische Fastenrezept im Ayurveda aus Basmatireis und Mung Dal. Ich mag es gerne, den Reis oder den Dal ab und zu durch Linsen oder andere Hülsenfrüchte auszutauschen, gerade wenn die kleine Kur länger als zwei bis drei Tage andauert. Inspiration für Kitchari-Variationen findest du auf Seite 229 und 235.

Für alle Doshas ist es zudem sinnvoll, auf alle für unseren Organismus sehr belastend wirkende Nahrungsmittel, wie Kaffee, Alkohol, Zucker und Fertiggerichte, zu verzichten. Auch Tabak sollte gemieden werden. Einfache Kohlenhydrate solltest du in dieser Zeit ebenfalls nicht zu dir nehmen und tierische Produkte können deutlich minimiert werden.

Für Vata und Pitta bietet es sich an, drei Mahlzeiten täglich zu sich zu nehmen: morgens einen leichten Getreidebrei, mittags dann Kitchari-Variationen und abends leichte Suppen. Zwischendurch sollte nichts gegessen werden. Sollte das Agni morgens noch schwach sein (wenig Hunger oder träge Verdauung), können auch Vata und Pitta vom Frühstücksfasten profitieren. Kapha kann gut auf ein oder zwei Mahlzeiten verzichten und nur mittags Nahrung zu sich nehmen. Abends ist eine leichte Suppe aber auch in Ordnung.

Kapha im späten Winter und Frühling ausgleichen

- Ersetze den frischen Ingwer in deinem Wasser durch Ingwerpulver und gib eine Prise Pippali dazu.
- Plane eine Entschlackungsphase mit Kitchari und leichten Suppen ein.
- Erwecke deinen Körper aus dem Winterschlaf und treibe anregende Sportarten.
- Iss leichtere Speisen und verzichte auf Süßigkeiten, reduziere den Fleischkonsum und Milchprodukte.
- Reduziere deine Schlafdauer etwas, solltest du sie im Herbst ausgedehnt haben.
- Iss viel grünes Gemüse und integriere viele Kräuter in deine Mahlzeiten.
- Nutze anregende, scharfe Gewürze wie Pfeffer, Senfsaat oder etwas Chili.

HEISSES PITTA

Du weißt, dass Pitta von der Hitze des Feuers geprägt ist. Daher steht Pitta auch für die warme Jahreszeit, den Sommer. Berücksichtige auch hier die verschiedenen Gegebenheiten. Ein heißer, trockener Sommer in Südeuropa erhöht Pitta deutlich mehr als ein angenehm warmer Sommer mit gelegentlichen Schauern in Deutschland oder Nordeuropa.

Der Körper benötigt durch die äußere Wärme sowie unsere durch Pitta ansteigende innere Wärme weniger Energie, um uns warm zu halten. Unser Agni wird daher heruntergeregelt. So-

mit haben wir im Sommer oft weniger Hunger. Zu viel Hitze und zu wenig Ausgleich kann unser Agni allerdings auch zu sehr schwächen, wodurch wir Verdauungsprobleme bekommen.

Vielleicht kennst du solche Probleme aus Sommerurlauben. Das sind meist Symptome von zu viel Pitta, einem geschwächten Agni durch die Hitze, zu viel Vata durch das Reisen, die unterbrochene Routine und die Trockenheit des Sommers. Bei starker Hitze solltest du also auf einen kühlenden Ausgleich achten. Gib beispielsweise Koriander in dein lauwarmes Wasser, iss weniger Gewürze und reduziere deinen Alkoholkonsum.

Pitta-Konstitutionen stehen in enger Verbindung mit der Haut und tendieren zu Problemen wie Reizungen, Entzündungen und Unreinheiten. Im Sommer ist ein guter Sonnenschutz demnach wichtig, um vor Hyperpigmentierung und Rötungen zu schützen. Die Haut ist maßgeblich von unserer Ernährung beeinflusst, vermeide also gerade im Sommer Lebensmittel mit saurem Geschmack, einfache Kohlenhydrate, scharfe Gewürze und frittierte Speisen.

Diese Tipps helfen auch, ein ruhiges Gemüt zu bewahren. Pitta steht für Leidenschaft, die gerade bei Überhitzung schnell in Gereiztheit umschlagen kann. Um einen kühlen Kopf zu bewahren, kannst du beispielsweise dein Porridge mit Kokosöl zubereiten oder eine kleine Selbstmassage mit Kokosöl durchführen und danach nur lauwarm und nicht heiß duschen.

Du hast beim Lesen sicher gemerkt, dass im Ayurveda nicht alles so schnittklar getrennt ist. Die Natur ist einfach viel zu komplex. Trotzdem ergibt diese Einteilung Sinn, da sie das System von Ayurveda erst einmal verständlich darstellt und für Menschen ohne Erfahrung leichter umsetzbar macht. Ich wollte dir daher beide Seiten vorstellen. Wenn du dich noch nicht bereit fühlst, deine Nahrung oder bestimmte Routinen je nach Wetterlage der Jahreszeit anzupassen, gehe erst einmal nach dem in der Jahreszeit vorherrschenden Dosha. Im Herbst und frühen Winter also Vata, im späten Winter und Frühling Kapha und im Sommer Pitta.

Pitta im Sommer ausgleichen

- Achte auf dein Sättigungsgefühl, um dein Agni nicht zu überfordern.
- Iss weniger Gewürze und reduziere deinen Alkoholkonsum.
- Meide Nachtschattengewächse.
- Treibe Sport idealerweise in den frühen Morgenstunden, wenn es noch nicht so warm ist.
- Trinke deine Getränke bei Zimmertemperatur.
- Füge deinem Wasser Koriander hinzu, er hat kühlende Eigenschaften.

Der Menstruationszyklus ayurvedisch betrachtet

Ein weiterer Zyklus, von dem wir Frauen beeinflusst werden, ist unser Menstruationszyklus. Auch hier können wir die Doshas wieder den einzelnen Phasen zuordnen. Die hormonellen Hintergründe lernst du im zweiten Kapitel noch etwas besser kennen.

VATA – ZEIT DES RÜCKZUGS

Dein Zyklus beginnt immer wieder neu am ersten Tag deiner Blutung. In dieser Phase und kurz vor der Menstruation ist vor allem das Vata-Dosha präsent. Vata hat das Bewegungsprinzip inne und Apana Vayu, ein Subdosha von Vata, zieht zudem nach unten. So hilft uns dieses Dosha, die Gebärmutterschleimhaut loszulassen und auszuscheiden.

Erinnere dich an die Jahreszeiten. Vata steht dabei vor allem für den Herbst und den frühen Winter. Die Natur zieht sich im Herbst zurück, die Bäume verlieren ihre Blätter, Blumen blühen nicht mehr und die Tage werden immer kür-

zer. Auch für dich ist in dieser Phase der Menstruation der Rückzug und die Ruhe optimal. Gönn dir Pausen, mach nicht einfach so weiter wie immer, sondern höre auf deinen Körper und deine natürlichen Bedürfnisse.

Offenheit deinerseits gegenüber dieser Phase deines Zyklus ist sehr wichtig, um das Beste aus ihr herauszuholen. Sei offen für deine Kreativität, die in dieser Phase besonders stark ausgeprägt ist und von Vata geleitet wird. Schreibe deine Ideen auf, verfalle in Tagträume und male dir aus, wie es wäre, die Idee umzusetzen, komm allerdings noch nicht in die Umsetzung. Das heben wir uns für eine andere Phase auf, die sich dafür besser eignet. Sieh auch deine Menstruation als wertvolle Zeit und blicke ihr nicht abfällig entgegen.

Im Ayurveda sagen wir, dass die Menstruation und die Zeit vor der Menstruation so beschwerdefrei ablaufen sollte, dass sie dich nicht in deinem Alltag beeinflusst. Alles andere sind

Anzeichen für Disbalancen, die du ausgleichen kannst. Kleinere Stimmungsschwankungen sind normal, da Östrogen eng mit Serotonin verbunden ist. Östrogene sind wichtige weibliche Sexualhormone, die während des Zyklus natürlichen Schwankungen unterliegen. Serotonin sorgt für eine gute Stimmung und sinkt zusammen mit Östrogen ab. Mehr dazu erfährst du im zweiten Kapitel.

Solltest du unter PMS leiden, kannst du durch die damit verbundenen Probleme erkennen, welches Dosha erhöht ist. Bei Vata zeigen sich Beschwerden wie Schlaflosigkeit, Stimmungsschwankungen, Nervosität, Angst, Verstopfung oder Luft im Bauch. Auch deine Blutung selbst kann ein Anzeichen für die Überhöhung eines Doshas sein. Ausbleibende oder unregelmäßige Menstruation beziehungsweise lange Abstände, wenig Blut, sehr kurze Menstruation oder sehr dunkles Blut sind einige Anzeichen von erhöhtem Vata. Schmerzen im Unterleib oder im unteren Rücken sind ebenfalls typische Vata-Symptome.

Wenn du deine natürlichen Bedürfnisse, wie beispielsweise das nach Ruhe, ignorierst, wirst du mehr Vata ansammeln und das Ungleichgewicht wird sich verschlimmern. Neben der Ruhe können dir nun auch nährende Lebensmittel wie Süßkartoffeln oder Rote Bete und ein ausgewogenes Maß an salzigen Speisen sehr guttun, warme Nahrung, süße Früchte und Süßholztee sind ebenfalls sinnvolle Ergänzungen. Achte darauf, leicht verdauliche Speisen zu kochen, und reichere deine Gerichte gerne mit verdauungsfördernden Gewürzen wie Kreuzkümmel, Fenchel oder frischem Ingwer an. Du kannst zu dieser Zeit auch einen Esslöffel hochwertiges Öl, wie Sesam und Walnuss, über deine Gerichte geben. Generell sind gesunde Fette, beispielsweise aus Nüssen, Samen oder Avocado, gerade sehr gut geeignet. In dieser Phase kannst du alle Vata ausgleichenden Empfehlungen integrieren, die du bisher gelernt hast.

KAPHA – ZEIT FÜR STRUKTUR

Die Tage nach der Menstruation bis hin zur Ovulation, dem Eisprung, sind vor allem von Kapha geprägt. Wenn der Winter vorbei ist, kommt der Frühling. Blumen beginnen zu sprießen, Bäume entfalten neue Blätter, die Tage werden länger. Die Natur bereitet sich auf neues Leben vor, und so tut es auch unser Körper. Die Gebärmutterschleimhaut wird immer weiter aufgebaut, um sich für die befruchtete Eizelle bereit zu machen. Kapha wirkt während der Follikelphase nährend und aufbauend, dieses Dosha gibt Struktur. Wir fühlen uns in dieser Phase, nach der Menstruation und vor dem Eisprung beziehungsweise während des Eisprungs, sehr gut, wir haben viel Energie und sind meistens zufrieden mit uns. Durch die Kapha-Energie ist diese Zeit ideal, um den kreativen Ideen aus der Vata-Phase Struktur zu verleihen und zu planen.

Eine Erhöhung des Kapha-Doshas kann sich, wie bei jedem Dosha, auch in der Zeit kurz vor der Menstruation zeigen. Typische PMS-Anzeichen eines erhöhten Kapha-Doshas sind Lethargie, Wasseransammlungen, depressive Stimmung, Müdigkeit und auch ein etwas langsamerer Stoffwechsel. Eine Kapha-Blutung ist daran zu erkennen, dass das Blut recht dickflüssig ist. Wenn Kapha im Ungleichgewicht ist, kann es auch zu Klumpen im Blut kommen.

Um Kapha in der Phase nach der Menstruation auszugleichen, ist es perfekt, deinen aktivierenden Lieblingssport einzuplanen und etwas weniger schwere Nahrung zu dir zu nehmen. Der Verzicht auf Milchprodukte ist ratsam, dafür kannst du mehr bitteres und leichtes Gemüse wie Mangold oder Spinat in deinen Speiseplan integrieren. Bittere Blattsalate können eine Option sein, wenn deine Verdau-

ung gut funktioniert beziehungsweise du viel Pitta in deiner Konstitution hast. Nutze die Kraft von Kapha aus und verzichte in dieser Zeit auf Power Naps, solltest du sonst dazu tendieren.

PITTA – ZEIT DES UMSETZENS

Nach dem Frühling kommt der Sommer, unser Pitta-Dosha wird nun demnach aktiv. Pitta kommt in der Zeit des Eisprungs ins Spiel, es ist ein fließender Übergang zwischen Kapha und Pitta, sodass hier beide Doshas wirken. Kapha steht für die Fruchtbarkeit sowie Durchhaltevermögen und Pitta schenkt uns umsetzende Kraft. Pitta geht in der Lutealphase, der Zeit nach dem Eisprung und vor der Menstruation, langsam in Vata über, bis die Menstruation wieder stark von Vata geprägt ist.

Vielleicht merkst du deinen Eisprung sogar körperlich? Bei manchen Frauen ist dies der Fall. Andere spüren mehr Lust auf Sex, was von der Natur auch so gewollt und mit allen Mitteln unterstützt wird. Östrogen, welches auch unsere Stimmung positiv beeinflusst, hat hier seinen Höhepunkt. Wir fühlen uns um den Eisprung herum anziehend, unsere Haut ist rein, wir sind gut gelaunt und voller Energie. Es ist daher kein Wunder, dass wir durch die umsetzende Pitta-Energie hoch motiviert

Menstruation

Vorherrschende Konstitution	Vata
Jahreszeit	Herbst
Geprägt von	Reflexion, Kreativität
Aktivität	Ruhe, Rückzug
Empfehlungen	Verdauungsfördernde Speisen, gesunde Fette (Nüsse, Öle …) und alle Vata ausgleichenden Maßnahmen

Follikelphase

Vorherrschende Konstitution	Kapha
Jahreszeit	Frühling
Geprägt von	Wachstum, Struktur
Aktivität	Planung/Aufgaben, die eine hohe Konzentration erfordern, erledigen
Empfehlungen	Sport, Verzicht auf Milchprodukte, leichtes Gemüse, kein Tagesschlaf, Kapha ausgleichende Maßnahmen

Lutealphase

Vorherrschende Konstitution	Pitta, Übergang zu Vata
Jahreszeit	Spätsommer, beginnender Herbst
Geprägt von	Umsetzung (wenn keine Disbalance vorherrscht)
Aktivität	Projekte umsetzten, langsam mehr zur Ruhe kommen
Empfehlungen	Verzicht auf Kaffee und Alkohol, süße Früchte, kühlende Nahrungsmittel, Ausgleich des Doshas gemäß PMS-Symptomen

Ovulation/Eisprung

Vorherrschende Konstitution	Kapha, Pitta
Jahreszeit	Sommer
Geprägt von	Umsetzung
Aktivität	Projekte/kreative Ideen umsetzen
Empfehlungen	Bittere und herbe Geschmäcker integrieren, wenig Salz, kühlende Nahrungsmittel und Salate, wenn Pitta hoch ist

Die Phasen deines Menstruationszyklus ayurvedisch betrachtet

sind und Aufgaben schnell sowie ausgesprochen gut erledigen können. Die Ideen aus der Vata-Phase, die in der Kapha-Phase vorbereitet wurden, können während und in der Phase nach der Ovulation gut umgesetzt werden. Sollte Pitta aus dem Gleichgewicht sein, kann es kurz vor der Menstruation zu Pitta-typischen PMS-Symptomen kommen. Gereiztheit, Hitzewallungen,

Nachtschweiß und Hautunreinheiten sind einige Zeichen für zu viel Pitta. Ist die Blutung selbst von Pitta geprägt, bei einer Pitta-Konstitution beispielsweise, kann es zu einer sehr starken Blutung kommen. Durchfall und Kopfschmerzen zeugen wiederum von einem Pitta-Überschuss.

Versuche, dein System durch den Verzehr von süßen Früchten und wenig Salz zu beruhigen. Da Pitta hier hoch ist, kannst du Rohkost jetzt am besten verstoffwechseln. Achte aber hier auch auf deinen individuellen Zustand. Koche dein Essen gerne mit kühlendem Kokosöl, nutze mehr Kurkuma zum Würzen und verzichte auf Kaffee oder Alkohol. Jetzt ist es besonders wichtig, deine Leber nicht noch mehr zu be-

lasten, da sie mit dem Abbau der Hormone des Zyklus beschäftigt ist. Verzichte auf zu anstrengenden Sport und beginne, mehr Ruhephasen in deinen Alltag einzubauen.

Beachte in der Phase vor deiner Menstruation, dass sich hier Disbalancen aller drei Doshas zeigen können. Die häufigsten Symptome hast du nun kennengelernt. Solltest du keine Symptome haben, dann kannst du dich an die Pitta-Empfehlungen halten und dann langsam zu den Vata-Empfehlungen übergehen, immer unter Berücksichtigung deiner Konstitution. Solltest du allerdings Vata- oder Kapha-typische PMS-Symptome aufweisen, ist es sinnvoll, sich an den Empfehlungen für diese Doshas zu orientieren.

Ayurveda – leben gemäß deiner Natur

Ayurveda und somit die Elemente, deren Eingenschaften und die daraus hervorgehenden Doshas sind ein wunderbares Konzept, um Selbstverständliches hervorzuheben. Wir wissen, dass wir im Winter warme Schuhe tragen

sollten, trotzdem greifen wir manchmal zu Turnschuhen und haben vielleicht sogar freie Fußgelenke an kalten Herbsttagen. Sieh die Doshas als deine Unterstützung im Alltag, die dich einfach etwas bewusster werden lässt –

sowohl was deine Bedürfnisse als auch die wechselnden Einflüsse auf dich anbelangt. Versteife dich dabei gar nicht zu sehr auf deine Konstitution. Viel wichtiger ist es, dich immer wieder auf die Eigenschaften zurückzubesinnen und mit dem Leitsatz »Gegensätze gleichen sich aus« zu arbeiten. Genau darauf haben wir deine Achtsamkeit in diesem Kapitel geschult. Achtsamer werden heißt auch, wieder mehr in die Intuition zu kommen. Es ist immer alles schon in dir, deine Aufgabe ist es nun, nur zuzuhören.

Damit die Doshas im Gleichgewicht bleiben, dein Agni gut funktioniert, die Dhatus genährt werden und du letztendlich ausreichend Ojas hast, sind nährende Lebensmittel und ein für dich passender Lebensstil sowie gesunder Schlaf notwendig. Das alles ist die Basis für deine hormonelle Balance und somit auch die Grundlage für den Leitfaden.

Im Folgenden wirst du viel über Einflüsse auf unser Hormonsystem und die einzelnen Hormone erfahren. Dabei geht es im Text weniger um Ayurveda, was aber nicht bedeutet, dass dieses hier nicht zum Tragen kommt, ganz im Gegenteil. Denn sowohl dem Ayurveda als auch dem Hormonsystem liegt eine ganzheitliche Betrachtungsweise zugrunde. Daher ist die ayurvedische Philosophie so hilfreich, um unsere Hormone in Balance zu bringen.

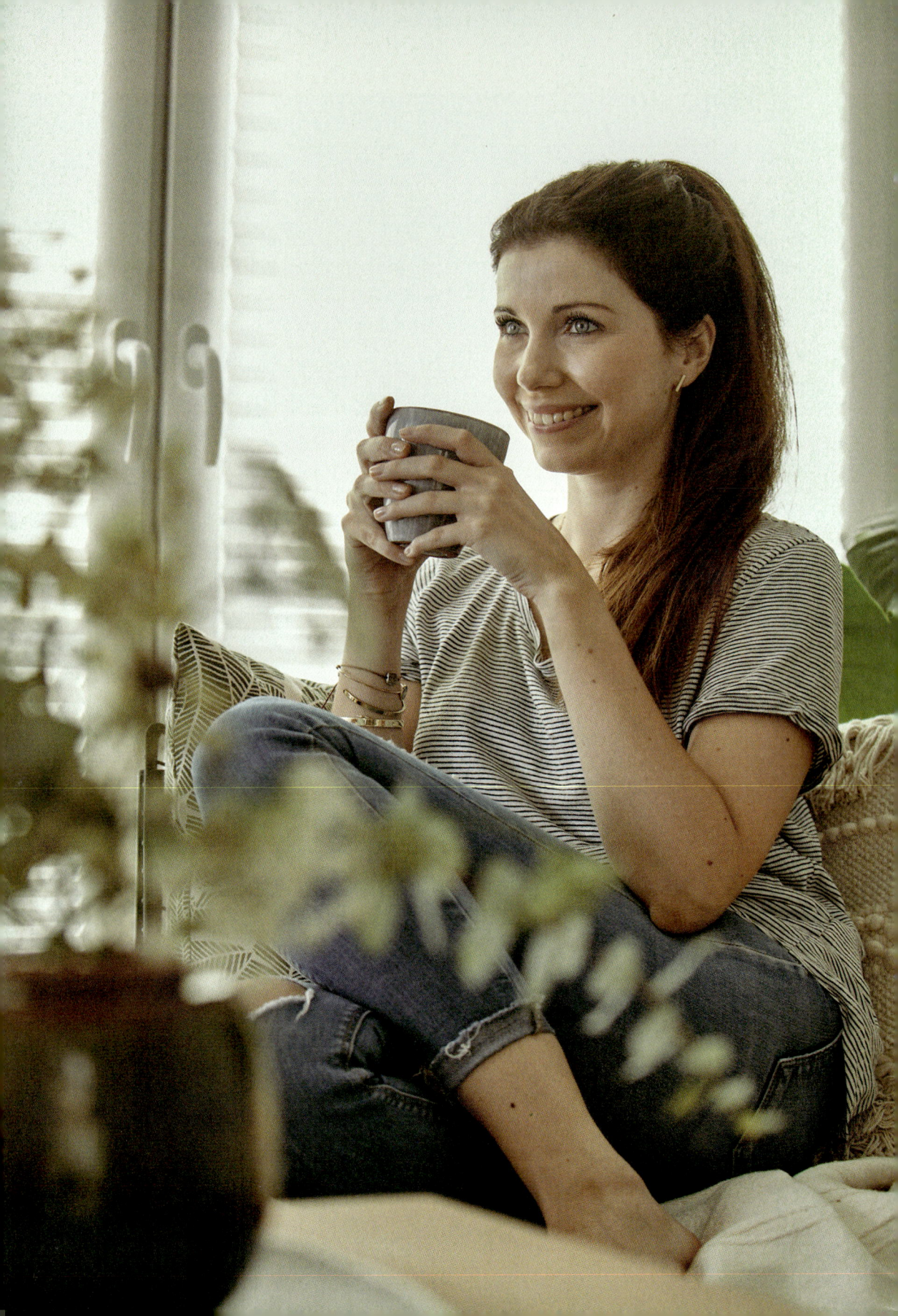

KAPITEL 2

Das Hormonsystem

Es gibt so gut wie nichts, was unsere Hormone in unserem Leben nicht beeinflusst. Durch ihre wichtige Rolle in unzähligen körperlichen Funktionen können schon kleine Disbalancen große negative Effekte auf unseren Körper und unser Gemüt haben.

Aber was sind Hormone eigentlich? Es handelt sich dabei um chemische Botenstoffe, die von unseren Hormondrüsen im Körper produziert werden. Der Hypothalamus, eine Region am unteren Ende des Zwischenhirns, ist dabei sozusagen der Geschäftsführer unseres Hormonsystems. Er gibt den anderen Hormondrüsen mithilfe der Hypophyse, einer weiteren Hormondrüse in unmittelbarer Nähe des Hypothalamus, maßgeblich vor, wie viel von welchem Hormon wann wo produziert werden muss. Er stellt unter anderem sicher, dass wir uns auf äußere Gegebenheiten optimal einstellen, dass unsere Körperzellen funktionieren, unser Blutdruck hoch genug ist, Vitalstoffe aus der Nahrung zu den Geweben gelangen, dass wir in den Schlaf finden und noch sehr viel mehr. Die produzierten Hormone wandern mithilfe unseres Blutkreislaufes zu unseren Zellen und Organen, wo sie bestimmte Informationen und Anweisungen weitergeben. Durch diese Nachrichten weiß unser Körper, wann er was zu tun hat. Ist unser Hormonsystem durch einen falschen Lebensstil, unpassende Ernährung oder verschiedene äußere Einflüsse gestört, kann es zu diversen Symptomen kommen.

Symptome für hormonelle Disbalancen

Oft denken wir in Zusammenhang mit unseren Hormonen an unseren Zyklus und vielleicht noch an unsere Libido. Aber hast du auch schon einmal deine Haut, deine Verdauung, eventuell Erschöpfungszustände oder Schlafprobleme mit deinen Hormonen in Bezug gesetzt? Nimmst du vielleicht sehr schnell zu, obwohl du dich ausreichend bewegst und nicht mehr isst als sonst? Auch Angstzustände und Depressionen sind nicht unbedingt Symptome, die wir mit unserem Hormonsystem in Verbindung bringen. Ebenso wenig kennen viele Frauen PCOS (polyzystisches Ovarsyndrom) und wissen daher auch nicht, dass dies der Grund für die ausbleibende Regel, erschwerte Empfängnis oder fast unmögliche Gewichtskontrolle sein kann. Immer öfter hören wir von Schilddrüsenunterfunktionen und Autoimmunerkrankungen der Schilddrüse, wobei Hormone eine maßgebliche Rolle spielen.

Sind auch deine Probleme aufgelistet?

- Akne
- Trockene Haut
- Fettiges Haar und Schuppen
- Haarausfall
- Kopfschmerzen
- Rückenschmerzen
- Reizbarkeit
- Erschöpfungszustände
- Unregelmäßiger Zyklus beziehungsweise ausbleibende oder sehr starke Menstruation
- Schmerzhafte Menstruation
- Gewichtszunahme
- Angstzustände
- Schlafprobleme
- Geringe Libido
- Essensgelüste
- Fruchtbarkeitsprobleme
- Unregelmäßige Verdauung
- Starkes Schwitzen
- Schilddrüsenprobleme

- Schwache Knochen/Osteoporose
- Verstärktes Haarwachstum im Gesicht, auf der Brust oder dem Rücken
- Empfindliche Brüste

Wenn du aktuell mit einigen dieser oder mit weiteren Symptomen durch eine hormonelle Disbalance zu kämpfen hast, verstehe ich gut, dass du dazu tendierst, deine Hormone zu verfluchen. Wie sollst du deiner Menstruation entspannt gegenübertreten, wenn dich vorher PMS (prämenstruelles Syndrom) quält, deine Laune ständig im Keller ist und du während deiner Periode Krämpfe hast, die deinen ganzen Alltag auf den Kopf stellen?

Die Liste der Symptome ist lang und sicher nicht einmal vollständig. Aber ich möchte dich ermutigen, dass du den Blickwinkel auf deine Hormone änderst. Wir können beim richtigen Hinhören einen enorm positiven Einfluss auf unseren Körper nehmen. Versuche doch einmal, deine Symptome und deine Hormone als Botschafter deines Körpers zu sehen. Sie wollen dir mitteilen, dass gerade etwas nicht so gut läuft, dass dein volles Potenzial noch auf dich wartet. Die Disbalancen machen aktuell nichts anderes, als dich davor zu schützen, langfristig noch viel größere gesundheitliche Probleme zu bekommen. Sie geben dir die Möglichkeit zu lernen, wie du deinen Körper ideal nähren kannst und wie du mentale Ausgeglichenheit erreichst.

Sie zeigen dir, dass du es dir wert sein solltest, Zeit für deine Gesundheit zu investieren – und das ist doch eigentlich ziemlich wundervoll, oder?

Gründe für hormonelles Ungleichgewicht

Um deine Hormone wieder ins Gleichgewicht zu bringen, musst du erst einmal wissen, welche Einflussfaktoren auf dein Hormonsystem wirken. Das sind in der heutigen Zeit mehr denn je. Manche negativen Einflüsse kannst du ganz einfach vermeiden, vor einigen anderen kann man sich aber gar nicht so leicht vollkommen schützen. Wichtig ist, dass du weißt, worauf du achten kannst und was du selbst in der Hand hast.

ZU WENIG INFORMATIONEN ÜBER DEN EIGENEN HORMONHAUSHALT

Die wenigsten Frauen würden ihre Symptome unmittelbar den Hormonen zuordnen. Das Problem dabei ist folgendes: Wenn du die Ursache für

deine Symptome nicht kennst, wirst du nicht an dem ursprünglichen Problem arbeiten können. Wenn du nicht weißt, welche Hormone welche Arbeiten in deinem Körper übernehmen und wie du deine Hormone als ganzes System beeinflussen kannst, wie soll es dir dann möglich sein, an deinem eigenen Hormongleichgewicht zu arbeiten?

Daher tendieren viele Frauen durch Unwissenheit dazu, voreilige Schlüsse zu ziehen und nur das eine Symptom zu betrachten. Im Zweifel wird der Körper aus lauter Verzweiflung sogar einfach mit einer Pille ruhiggestellt. An deiner Gesundheit als ganzheitlichem Konzept hast du dann allerdings nicht gearbeitet. Dabei ist das mit dem richtigen Know-how gar nicht so schwierig. Könntest du deinen Zyklus aufmalen und erklären, was in welcher Phase mit deinem Körper geschieht? Weißt du, wie sich deine Laune während des Zyklus verhält? Hast du eine Idee, wann welche Aufgaben besonders gut erledigt werden können und wann du ein schwieriges Gespräch vielleicht lieber eine Woche nach hinten verlegst? Wenn du dies verneinst, bist du ganz sicher nicht allein.

Viele Frauen wissen nicht, was während des Zyklus täglich in ihrem Körper passiert. Mir ging es Jahre lang nicht anders. Wenn du dieses Wissen allerdings nicht hast, kannst du keine wohlüberlegten Entscheidungen bezüglich deiner Ernährung und deines Lebensstils treffen. Einige Informationen hast du im ersten Kapitel bereits erhalten. Wir gehen den Zyklus in diesem Kapitel aber noch einmal aus rein biologischer Sicht durch. Du wirst sehen, wie gut die wissenschaftlichen Erkenntnisse zu Ayurveda passen.

Ebenso wissen die wenigsten, welche Aufgaben ihre Hormone im Körper haben, wie die Interaktion ist und wie sehr sich die Hormone gegenseitig beeinflussen, voneinander abhängig sind oder ein Hormon sogar bei Bedarf in ein anderes umgewandelt werden kann. Wissen ist die Voraussetzung dafür, Eigenverantwortung zu übernehmen. Dann ist der erste Schritt auf dem Weg zu deinem energiegeladenen,

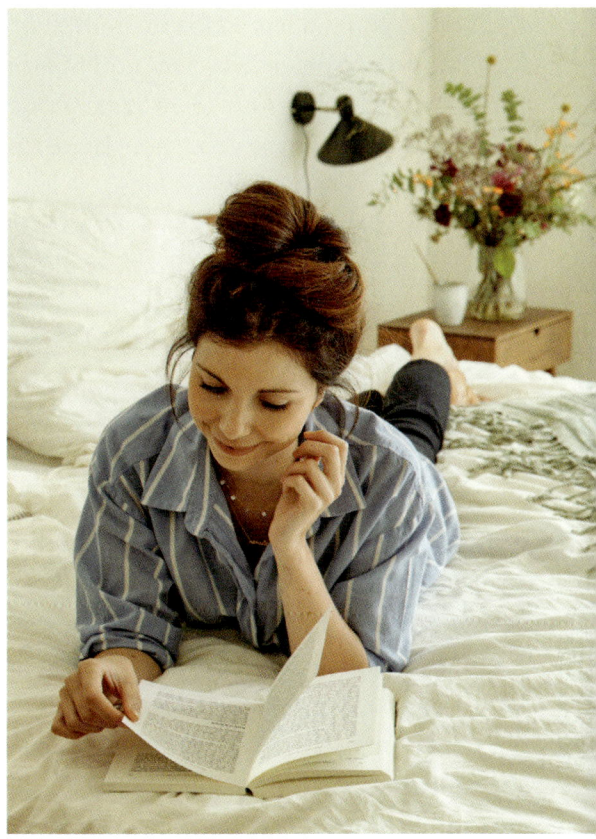

Information ist der Schlüssel zum Erfolg.

gesunden Leben schon gemacht. In diesem Kapitel möchte ich dir dieses Wissen vermitteln und dazu dein Bewusstsein dafür schulen, dein Hormonsystem ganzheitlich zu betrachten.

KULTURELLE GEGEBENHEITEN

Kulturelle Prägungen wirken sich auf mehreren Ebenen auch auf unsere Hormone aus. Wir bekommen oft unterbewusst von der Gesellschaft noch die klassischen Rollenbilder vermittelt. Mädchen sollten brav, lieb und höflich sein und am besten keine Widerworte geben. Für junge Mädchen ist es so aber schwierig, ein gesundes Selbstbewusstsein zu entwickeln und für sich selbst einzustehen. Auch später unterdrücken wir oft unsere Emotionen, damit wir bloß nicht als zickig gesehen werden oder es ohnehin nur auf unsere Hormone geschoben wird.

Frauen sehen sich oft kritischer als Männer und haben eine geringere Selbstwirksamkeitseinschätzung.   Zu erkennen ist dies heute noch immer daran, dass Frauen sich selten auf Führungspositionen bewerben. Natürlich spielen dabei nicht nur die von der Gesellschaft vermittelten Werte eine Rolle. Faktoren sind sicherlich auch die Familienplanung, eine geringere Risikoneigung oder individuelle Präferenzen. Trotzdem darf die kritische Selbsteinschätzung vieler Frauen nicht vergessen werden.

Neben der kulturellen Prägung liegt der Grund für das unterschiedliche Bewusstsein auch in unserer Biologie. Frauen ziehen ihr Selbstbewusstsein intensiver aus Feedback von Dritten, wohingegen Männer ihr Selbstbewusstsein eher aus sich selbst heraus schöpfen. Grund hierfür ist unter anderem der höhere Testosteronspiegel

der Männer. Dieses Hormon verringert das Bedürfnis, mit anderen zu reden und sich in Gruppen zusammenzufinden. Jungen und Männer beziehen ihr Selbstbewusstsein also eher aus der eigenen Unabhängigkeit.

Eine der größten Stärken von Frauen ist die Empathie. Frauen sind in der Regel sehr gut darin, Gefühle anderer zu bemerken und darauf einzugehen. Männer sind oft aufgrund anderer körperlicher Beschaffenheiten nicht so sensibel wie Frauen, da Frauen über mehr Schaltkreise im Gehirn verfügen, die es uns möglich machen, emotionale Nuancen besser wahrzunehmen als Männer. Zudem beeinträchtigt Testosteron die empathische Fähigkeit. Männer haben bekanntlich deutlich mehr Testosteron als Frauen. Für uns war es früher in der Mutterrolle enorm wichtig, auf unsere weibliche Intuition zu hören. So war und ist es uns noch heute möglich, uns optimal auf die Bedürfnisse unseres Babys einzustimmen. Heute können wir diese Stärke noch auf ganz anderen Ebenen nutzen.

Diese Stärke wird in unserer Gesellschaft allerdings oft als übertrieben emotional dargestellt. Wir unterdrücken unsere Gefühle schon in jungen Jahren, sind nicht selbstbewusst genug, um auszudrücken, was uns auf dem Herzen liegt, und wollen nicht als

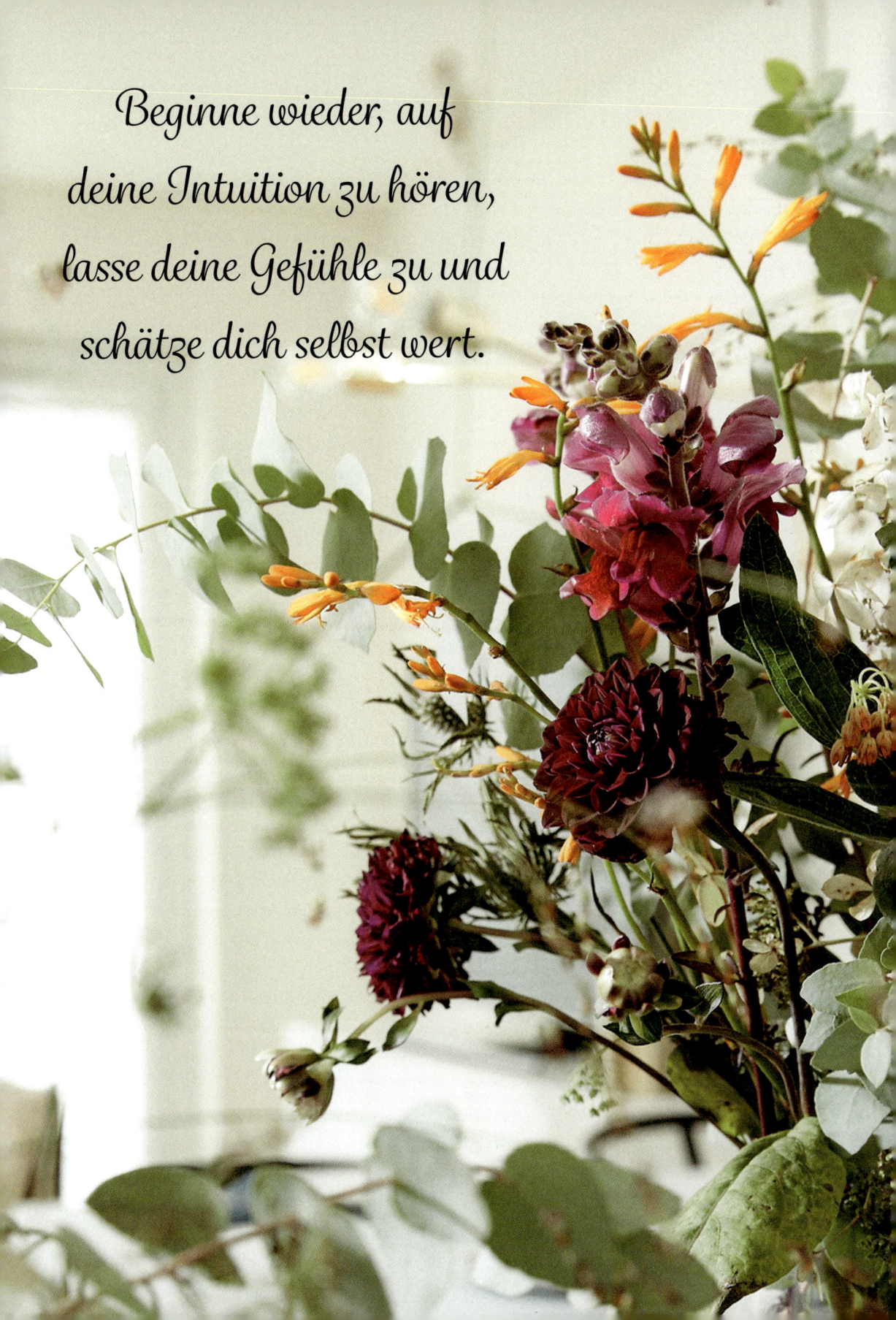

Beginne wieder, auf
deine Intuition zu hören,
lasse deine Gefühle zu und
schätze dich selbst wert.

hysterisch, schwach oder weinerlich gesehen werden. Dabei ist es wichtig, zu seinen Gefühlen zu stehen und auch mal wütend zu werden, wenn dir etwas auf die Nerven geht. Unterdrückte Emotionen und das ständige Gefühl, immer alles perfekt machen zu müssen, entfernt dich von dir selbst. Du verlernst, auf deine Intuition, dein Bauchgefühl, zu hören. Dabei kann uns genau dieses Bauchgefühl eine ganze Menge sagen und in unserem Alltag helfen.

Ganz oft weiß dein Körper eigentlich, was er gerade braucht, egal ob Ruhe, Entspannung, bestimmte Nährstoffe, Bewegung oder dass Emotionen einfach mal rausgelassen und nicht unterdrückt werden. Aus Angst, schlecht dazustehen oder etwas falsch zu machen, sind wir richtig gut darin geworden, uns unser natürliches Verhalten abzutrainieren. In mehreren Coachings hatte ich schon den Fall, dass Frauen eigentlich wegen der Ernährung zu mir gekommen sind, wir dann aber mehr an Glaubenssätzen und ihrer Angst, etwas falsch zu machen, gearbeitet haben. Diese Denkweisen setzen Frauen unter Stress, entfernen sie von ihren Visionen und hindern sie daran, für sich einzustehen.

Ich hoffe, dass du selbst mithilfe dieses Buches einen Prozess bei dir anstößt,

der dich zu ganzheitlicher Gesundheit führt. Dazu gehört auch ein liebevoller Blick auf dich selbst und deine Emotionen. Zu Beginn ist das alles gar nicht so leicht. Je länger wir unsere Intuition, unser Bauchgefühl ignoriert haben, desto schwieriger wird es, wieder darauf zu hören. Dieses Buch soll dich durch das ayurvedische Wissen und somit ein besseres Selbstverständnis ein großes Stück näher zu deiner Intuition bringen. Das geht nicht von heute auf morgen, aber diesen Weg zu gehen lohnt sich – versprochen!

HAUSHALTS-, KOSMETIK- UND ALLTAGSPRODUKTE

Insektensprays, um den lauen Sommerabend auf der Terrasse zu genießen, der neue Teppich im Wohnzimmer, Duftkerzen mit Kieferngeruch zur Weihnachtszeit – das sind nicht die einzigen Gegenstände, in denen chemische Substanzen enthalten sind, mit denen wir mehr oder weniger regelmäßig in Kontakt kommen. Unsere Möbel, Baumaterialien, Schaumstoffmatratzen, Laminat oder Waschgels sind einige weitere Beispiele. Chemische Substanzen finden sich in der Luft und teils sogar auf unserer Haut wieder. Pflanzenschutzmittel gelangen in den Boden und somit letztendlich auch in die Pflanzen und wir nehmen diese Chemikalien dann in Form von Nahrung zu uns. Durch Rückstände von Pflanzenschutzmitteln können sich Organophosphate in unserer Nahrung wiederfinden. Sie wirken nachteilig auf unser Hormonsystem, aber auch unser Immunsystem und unser Verdauungstrakt können Schäden nehmen. Ebenso verhält es sich mit Antibiotika in tierischen Produkten. Auch Quecksilber ist ein Umweltgift, welches häufig in Form von Lachs oder Thunfisch wieder in unserem Körper landet und die Leber und den Darm vor die Mammutaufgabe der Entgiftung stellt. Insbesondere die Schilddrüse reagiert mit Problemen auf zu viel Quecksilber, da sich der Stoff besonders dort anreichert.

Eine reine, feinporige, faltenfreie Haut wie auf den stundenlang retuschierten Werbeplakaten am Broadway, glänzende, volle Haare wie in den Werbespots im Fernsehen und Zähne so weiß wie die Lackfronten unserer Küche – das heutige Schönheitsideal lässt keine Fehler zu. Und ich kenne fast keine Frau, die damit nicht zu kämpfen hat und sich selbst bei dem Blick in den Spiegel nicht perfekt genug findet. Kein Wunder also, dass

Zu vermeidende Inhaltsstoffe

Hier einige Inhaltsstoffe, die du vermeiden solltest, da sie sich negativ auf deine Gesundheit beziehungsweise auf deinen Hormonhaushalt auswirken können:

- Alkohol
- Aluminium
- Benzophenone-3
- Butylhydroxyanisol
- Butylhydroxytoluol
- Cocamidopropylbetain
- Natriumlaurylsulfat
- Parabene
- Parfüm
- Phthalate
- Triclosan

Die Inhaltsstofflisten von Kosmetika sind lang und undurchsichtig. Für den Einstieg kannst du Apps nutzen, die anzeigen, wie bedenklich ein Produkt ist. Langfristig ist es sinnvoll, selbst ein wenig Recherche zu den Produkten zu betreiben, die du nutzen möchtest.

Pflegeprodukte und Kosmetika ein riesiger Markt geworden sind. Überlege selbst einmal, wie viele Produkte du heute schon verwendet hast und wie viele davon keine Naturkosmetik waren. Zahlreiche Produkte sind ein wilder Mix aus hormonstörenden Stoffen, die von unserem Körper über die Haut aufgenommen werden. Phthalate (Weichmacher) sind in Shampoos, Nagelacken, Deos, Parfums und Haushaltsreinigern verarbeitet. Sie beeinflussen nicht nur das Hormonsystem, sondern begünstigen auch die Gewichtszunahme und können für Insulinresistenz und Diabetes sorgen.

Neben den zahlreichen Kosmetikprodukten, Materialien in unseren Wohnungen und unserer Nahrung kommen wir tagein, tagaus auch mit Handys, Fahrradhelmen, Plastikverpackungen von Nahrungsmitteln, Strohhalmen und zahlreichen weiteren Kunststoffprodukten in Kontakt. Eine hohe Konzentration liegt – durch die Beschichtung mit Thermopapier – insbesondere in Quittungen, Flugtickets und Kassenzetteln vor. All das sind mehr oder weniger Alltagsprodukte und sie alle können BPA (Bisphenol A) aufweisen.

BPA ist eine Industriechemikalie und gilt als endokriner Disruptor. Die Chemikalie kann also eine Wirkung auf unser Hormonsystem haben und dadurch

negative Effekte hervorrufen. Sie wird in zahlreichen Kunststoffprodukten verwendet und wirkt in unserem Körper wie Östrogen. Leider sind unsere Östrogenrezeptoren aber nicht sonderlich wählerisch und erkennen daher diese synthetischen Stoffe ebenso als Östrogen wie unsere eigens produzierten Hormone. So kommen wir häufiger mit Östrogen in Kontakt, als unser Körper eigentlich für uns geplant hat und als es unserer Gesundheit zuträglich ist. Das ist insbesondere deshalb der Fall, weil diese Stoffe auch mit unserer Nahrung in Berührung kommen, beispielsweise durch die Innenseiten von Konservendosen. Nicht nur Frauen sind von den negativen Effekten von BPA betroffen. BPA soll ein Grund für die steigende Unfruchtbarkeit von Männern sein. Es wurde festgestellt, dass Männer mit einem erhöhten BPA-Wert im Urin eine schlechtere Spermaqualität aufweisen.

Fluoride, Salze der Fluorwasserstoffsäure, wurden in den 1950er-Jahren zur Behandlung von Schilddrüsenüberfunktionen genutzt. Sie haben also eine reduzierende Wirkung auf die Schilddrüse. Fluoride sind allerdings nicht nur in Medikamenten zu finden, sondern auch in Zahnpasta oder Beschichtungen wie Teflon von Töpfen und Pfannen. Wir kommen also auch mit diesem Stoff regelmäßig in Berührung und nehmen ihn im Zweifel sogar in unseren Körper auf, wo er unser Hormonsystem durcheinanderbringt.

All diese hormonaktiven Substanzen richten Chaos in deinem Körper an. Sie können Entzündungen hervorrufen, zu Übergewicht beitragen, zu Insulinresistenz führen und im Zweifel sogar unerwünschtes Zellwachstum verursachen, was wiederum zu Endometriose (gutartige, meist schmerzhafte Ansiedlungen von Gewebe, das der Gebärmutterschleimhaut ähnelt, außerhalb der Gebärmutter) oder Brustkrebs führen kann.

Vielleicht hast du bereits parallel zum Lesen mitgedacht, welche Produkte du leicht austauschen kannst. Bei einigen Dingen ist dies ziemlich einfach, wie der Umstieg von herkömmlichen Konserven auf Nahrung im Glas oder von deinem alten Shampoo oder Puder zu Naturkosmetik. Ebenfalls kannst du schnell und einfach eine Zahnpasta ohne Fluoride auswählen. Gerade bei den Produkten, die einfach auszutauschen sind, kannst du Schritt für Schritt mit dem Austausch beginnen, und das am besten sofort. Nach ein wenig Stöbern in den Drogeriemärkten oder im Internet ist das auch gar nicht so schwer. Versuche am besten, nicht alles gleichzeitig zu ersetzen. Wirf also nicht sofort alle deine Produkte weg.

Tausche eins nach dem anderen aus, sobald es leer ist. Das stresst dich weniger, schont den Geldbeutel eher und du hast mehr Zeit, dich mit einem Produkt nach dem anderen zu befassen. Andere Dinge kannst du weniger gut beeinflussen, wie die Luftverschmutzung durch verschiedene Baumaterialien oder die Berührung mit einem Kassenzettel. Lass dich davon nicht zu sehr beunruhigen. Oft unterschätzen wir unseren Körper, denn er kann mit sehr vielem zurechtkommen, wenn wir ihn dabei richtig unterstützen.

DIE PILLE UND ANDERE MEDIKAMENTE

Medikamente sind grundsätzlich etwas sehr Positives. Sie haben schon unzählige Menschenleben gerettet, Epidemien eingedämmt, die Pest besiegt und so vieles mehr. Allerdings ist die Aufklärung, insbesondere in Bezug auf die Antibabypille, eher erschreckend schlecht. Lass uns daher im Folgenden etwas näher auf die Pille eingehen. Es handelt sich dabei nicht um ein notwendiges Medikament, ohne das du nicht leben könntest. Es ist eine Option, die du wählen kannst oder eben nicht. Wichtig ist nur, dass du weißt, was die Pille auf körperlicher Ebene bedeutet und was die Folgen der Einnahme sind.

Die Antibabypille

Viele Frauen nutzen die Pille nicht primär zur Empfängnisverhütung, sondern um hormonelle Symptome zu kaschieren. Dazu zählen Krämpfe oder Migräne während der Periode oder auch unreine Haut. Diese Probleme werden durch die Einnahme der Pille jedoch nicht behoben, sondern nur unterdrückt. Je länger dem Körper so vorgegeben wird, wie er zu funktionieren hat, desto schwieriger wird es, ihn wieder ins Gleichgewicht zu bringen.

Als ich begonnen habe, die Pille zu nehmen, hatte ich noch keinen regelmäßigen Zyklus. Mein Körper hatte nie Zeit zu lernen, wie mein idealer Zyklus aussieht. Als ich die Pille Jahre später wieder abgesetzt habe, hätte es eigentlich keine Überraschung sein sollen, dass mein Körper nicht genau wusste, was zu tun war. Es ist normal, dass der Körper einige Zeit braucht, um sich wieder einzupendeln, da er bestimmte Hormone jahrelang nicht selbst produzieren musste. Dann müssen sich die Hormondrüsen erst einmal auf die neuen Gegebenheiten einstellen. Wir können unserem Körper bei der Neuausrichtung allerdings sehr gut helfen. Ohne eine Lebensstiländerung, eine Anpassung meiner Ernährung und einige hilfreiche Nahrungsergänzungen aus dem Ayurveda hätte es wohl noch viel länger gedauert, bis sich mein Körper wieder in Balance gebracht hätte.

Die Pille kann eine Erleichterung sein, wenn sie von gesunden Frauen genommen wird, deren Hormonsystem im Gleichgewicht ist und die die Pille rein zu Verhütungszwecken einnehmen und nicht, um Symptome zu kaschieren. Eine sinnvolle Nahrungsergänzung kann die negativen Einflüsse des Medikaments in diesem Fall etwas abfedern. Nimmst du sie zur Kaschierung hormoneller Symptome ein, dann hast du keine Möglichkeit, an diesen Problemen zu arbeiten und dich auf natürliche Art und Weise wirklich in Balance zu bringen. Die Symptome werden wiederkommen, sobald du die Pille absetzt. Je länger dein Körper bevormundet wurde, desto langwieriger ist der Prozess zu deinem gesunden Selbst.

Nutze die Pille nicht, um hormonelle Disbalancen zu kaschieren, sondern arbeite an der Ursache.

Hast du dich schon einmal damit beschäftigt, was die Pille eigentlich genau macht? Nein? Da bist du sicher keine Ausnahme und auch ich habe mich dem Thema recht spät zugewendet. Kurz gesagt, unterdrückt die Pille den

Eisprung. Sie bringt so viel synthetische Hormone in unseren Körper, dass die Hypophyse (die Hirnanhangsdrüse, welche eine zentrale Rolle in unserem Hormonhaushalt spielt) die Hormone hemmt, die eigentlich für den Eisprung sorgen. Dadurch werden von den Eierstöcken keine Eizellen mehr ausgestoßen, weshalb in der Folge kein Eisprung mehr stattfindet. Der natürliche Zyklus wird einfach außer Kraft gesetzt. Im gleichen Zuge wird der Schleim im Gebärmutterhals verändert, wodurch Spermien nicht mehr in die Gebärmutterhöhle aufsteigen können. Das kann wiederum zu einer trockenen Vagina und zu Schmerzen beim Geschlechtsverkehr führen. Zudem wird der Aufbau der Gebärmutterschleimhaut unterdrückt, wodurch sich ein befruchtetes Ei nicht mehr in der Gebärmutter einnisten könnte. Erschwerend kommt hinzu, dass der Testosteronspiegel immer weiter sinkt, je länger wir die Pille nehmen. Das hat zur Folge, dass wir weniger Lust auf Sex haben. Hierbei kommt es allerdings auf die Pille an, die wir einnehmen. Pillen mit antiandrogenen Wirkstoffen, also Pillen, die sowohl Östrogene als auch Gestagene, synthetische Gelbkörperhormone, die ähnliche wie Progesteron wirken, enthalten, hemmen die männlichen Sexualhormone, Androgene genannt. Sie werden daher insbesondere Frauen verschrieben, die sich eine reinere

Haut wünschen, weil ebenjene Androgene die Talgdrüsen aktivieren und dadurch Pickelbildung bewirken.

Der Hormonmix hat noch weitere Einflüsse auf unseren Körper. Als ich begonnen habe, die Pille zu nehmen, habe ich innerhalb von drei Monaten zwölf Kilo zugenommen. Ich bin sicherlich nicht die Einzige, denn dafür ist die zusätzliche Östrogenzufuhr verantwortlich. Nicht selten nehmen Frauen nach Absetzen der Pille das Gewicht wieder leichter ab.

Die Pille hat nicht nur Einfluss auf unsere Gebärmutter, auch Organe wie die Leber sind betroffen. Wie bei jeder Einnahme eines Medikaments werden die Stoffe, die unser Körper als schädlich erkennt, herausgefiltert. Hierfür ist die Leber zuständig, die in der Regel durch all die anderen Umwelteinflüsse ohnehin meist gut beschäftigt ist.

Während der Pilleneinnahme kann es außerdem schnell zu Vitalstoffmängeln kommen, da die Leber durch die Entgiftungsarbeit weniger Mineralien speichern kann. Des Weiteren wird weniger Gallenflüssigkeit produziert, was unseren Darm beeinflusst. Eine schlechtere Verdauung bedeutet auch eine schlechtere Nährstoffaufnahme. Daher kann es während der Pilleneinnahme sinnvoll sein, ein komplexes

Multivitaminpräparat einzunehmen. Auch direkt nach dem Absetzen ist es wichtig, den Körper beim Entgiften zu unterstützen und ihn mit ausreichend Nährstoffen zu versorgen.

Durch die Pille kann es zu einem Mangel an Nährstoffen kommen, die für eine gesunde Schilddrüsenfunktion wichtig sind. Selen, Magnesium, Zink oder einigen B-Vitamine sind nur einige Beispiele. Auch Jod spielt eine wichtige Rolle für die Schilddrüse, dazu später noch mehr. Allerdings ist bei Autoimmunerkrankungen Vorsicht geboten, da Jod hier auch negativ wirken kann und diskutiert wird, ob zu viel Jod einer der Auslöser für Autoimmunerkrankungen wie Hashimoto sein kann. Das Vorgehen bei diagnostizierten Schilddrüsenerkrankungen sollte mit einem Arzt abgesprochen werden. Grundsätzlich solltest du, während du die Pille nimmst, auf jeden Fall deine Vitamin- und Mineralstoffwerte testen lassen und gegebenenfalls zu Nahrungsergänzungsmitteln greifen.

Wird die Pille abgesetzt, werden keine synthetischen Hormone mehr zugeführt. Nach und nach werden die Überreste im Körper abgebaut. Unsere Hormondrüsen müssen allerdings erst einmal verstehen, dass sie wieder allein arbeiten müssen, und schaffen das im Zweifel nicht sofort in vollem Ausmaß. So kann es nach Absetzen der Pille vorerst zu einem Ungleichgewicht der Hormone kommen, mit all seinen Konsequenzen. Auch unsere Organe sind von dem Absetzen betroffen, da sie versuchen, das Hormonungleichgewicht auszubalancieren, und sich damit gegebenenfalls selbst überfordern. Wenn du die Pille absetzen möchtest, kannst du dich mit diesem Buch gut darauf vorbereiten und es dir und deinem Körper so etwas leichter machen.

Natürlich muss jeder selbst entscheiden, was die beste Verhütungsmethode ist, und die Pille ist für Frauen ohne hormonelle Beschwerden eine Option. Es gibt heute jedoch auch eine große Auswahl an hormonfreien Verhütungsmethoden. Klassisch ist das Kondom, welches – neben dem Kondom für die Frau – das einzige Verhütungsmittel ist, das auch vor Geschlechtskrankheiten schützt. Das Diaphragma ist eine Silikonkappe, die du unmittelbar vor dem Geschlechtsverkehr in deiner Vagina platzierst und so den Spermien den Weg zur Gebärmutter versperrst. Die Kupferspirale ist eine weitere Methode, die in den letzten Jahren deutlich weiterentwickelt wurde. Die symptothermale Methode, mit oder ohne Zykluscomputer, bei der die fruchtbaren Tage im Zyklus ermittelt werden, eignet sich bei einem regelmäßigen Zyklus auch gut als Verhütungsmethode. Du nimmst bei dieser Methode nichts ein und setzt auch nichts ein, sondern analysierst mithilfe von Zervixschleim, Muttermundbeschaffenheit und Körpertemperatur, wann deine fruchtbarsten Tage sind. In diesem Zeitraum ist eine zusätzliche Verhütung nötig, während der restlichen Tage bist du nicht fruchtbar. Informiere dich in Ruhe über alle Methoden, lies dir Artikel dazu durch und sprich mit deinem Gynäkologen/ deiner Gynäkologin.

Weitere Medikamente

Kommen wir zu einigen weiteren Medikamenten und ihrem Einfluss auf unseren Körper. Es wird immer populärer, wie wichtig unser Darm für unsere Gesundheit ist. Die ayurvedische Ernährung ist stets darauf bedacht, dass wir unsere Nahrung optimal verdauen können. Leider haben zahlreiche Medikamente Nebenwirkungen, die oft auch unseren Darm betreffen. Teilweise bemerken wir die Auswirkungen gar nicht direkt, greifen allerdings trotzdem in das gesunde Gleichgewicht unseres Körpers ein.

Unterschätze nicht den Einfluss deines Verdauungssystems auf deinen Hormonhaushalt.

Eine Einnahme von einem Antibiotikum – auch wenn diese nicht immer verhindert werden kann – kann schon ausreichen, um eine Spezies unserer guten Darmbakterien zu eliminieren. Gängige Arzneimittel wie Ibuprofen und Aspirin sind meist in jedem Haushalt zu finden. Sie können bei dauerhafter Nutzung zu Darmentzündungen führen. Paracetamol reizt die Magenschleimhaut und kann die Nährstoffaufnahme behindern. Bei Kopfschmerzen kannst du alternativ hochwertiges Lavendel- oder Pfefferminzöl auf die Schläfen auftragen, da beide Öle Kopfschmerzen lindern können. Auch Ingwer kann eine natürliche Alternative gegen Kopfschmerzen oder Übelkeit sein. Halsschmerzen oder Entzündungen des Mund- und Rachenbereiches kannst du im Anfangsstadium gut mit einer Salzwasserlösung und Nelke begegnen. Verrühre dafür 250 Milliliter lauwarmes Wasser mit einem halben Teelöffel Meer- oder Steinsalz und gib zwei bis drei zerstoßene Nelken dazu. Gurgle mit dieser Mischung mehrmals am Tag. All das sind nur einige Beispiele für natürliche Alternativen zu Arzneimitteln, die du ausprobieren kannst.

Dein Ziel ist es, deine Hormone ins Gleichgewicht zu bringen. So können sich Symptome wie PMS und Kopfschmerzen verbessern oder verschwinden. Zudem hilft eine ausgewogene

Ernährung und ein entstressender Lebensstil nicht nur deiner Hormonbalance, auch dein Immunsystem wird gestärkt. Daher kannst du ganz automatisch damit rechnen, weniger Medikamente zu benötigen, sollten sie aktuell zu deinem Alltag gehören.

ERNÄHRUNG

Die Ernährung wird in diesem Buch eine große Rolle spielen. Im Leitfaden, den du etwas weiter hinten findest, erhältst du handfeste Strategien für eine hormonbalancierende Ernährung auf der Basis der ayurvedischen Lehre. Nähern wir uns dem Thema erst einmal etwas globaler. Du bekommst dadurch eine erste Vorstellung davon, wo wir später mit Veränderungsprozessen ansetzen können. Vielleicht findest du auch einige deiner Themen wieder, die für deine Disbalance zuständig sind. Achtsamkeit und Wahrnehmen sind wichtige Stichworte, wenn wir etwas verändern wollen.

Wir wissen alle, dass in einigen Teilen unserer heutigen Welt ein Schönheitsideal herrscht, bei dem »je dünner, desto besser« gilt. Du hast im ersten Kapitel bereits gelernt, dass es verschiedene Menschentypen gibt. Ein Kapha-Typ nimmt leichter Gewicht zu als Vata- und Pitta-Menschen. Jeder hat seine Tendenzen und jeder ist auch etwas anders gebaut. Das ist gut und richtig so. Und trotzdem quälen wir unseren Körper mit einer Diät nach der anderen, nur um die Kilos dann doppelt wieder auf der Waage vorzufinden. Dabei bringen wir unseren Hormonhaushalt ordentlich durcheinander und setzen uns zusätzlich mental unter Druck. Dabei können wir mit einer hormongerechten Ernährung lecker und gesund essen, ohne dabei hungern zu müssen oder zuzunehmen. Wenn du bereit bist, in deinem Leben ein paar Veränderungen vorzunehmen, wirst du nie wieder eine Diät machen wollen und erst recht nicht das Gefühl haben, eine zu brauchen. Die Umstellung auf eine gesunde Lebens- und Ernährungsweise ist ein Prozess, der langsam in deinen Alltag integriert werden darf und dafür viel effektiver und nachhaltiger ist, als es eine Diät je sein könnte.

Für dein Hormongleichgewicht geht es nicht um eine kurzfristige Diät, sondern um einen veränderten Lebensstil.

Neben dem Diätwahn haben wir heute einen Überfluss an Zucker, auf den wir gerade in Stresssituationen gerne zurückgreifen. Dieser dauerhafte Zuckerkonsum hat nicht nur Einfluss auf unser Insulinlevel, sondern auch auf unsere

Darmflora. Es kann unter anderem durch falsche Ernährung vorkommen, dass die Darmwand durchlässig wird – das sogenannte Leaky-Gut-Syndrom – und kleinste Nahrungsmittelpartikel oder Bakterien in unsere Blutlaufbahn gelangen. Das Immunsystem will uns davor schützen und kämpft gegen diese Eindringlinge an, wodurch es zu Entzündungen im Körper kommen kann. Chronische Entzündungen führen unter anderem zu Ermüdungserscheinungen, Lebensmittelunverträglichkeiten, Reizdarm, Allergien oder Fettleibigkeit. Auch hoch verarbeitete Lebensmittel wie Fertiggerichte können durch diverse Zusatzstoffe die Darmwand schädigen. Ebenso schädlich ist Mononatriumglutamat, ein Geschmacksverstärker, der beispielsweise Kopfschmerzen auslösen kann.

Durch den Schlankheitstrend sind außerdem synthetische Süßstoffe in Mode gekommen, die allerdings nicht besser als Zucker sind. Die regelmäßige Aufnahme von Süßstoffen beeinflusst die Darmflora ebenfalls negativ, da diese dazu führen, dass sich Bakterien, die unter anderem für Gewichtszunahme verantwortlich sind, stark vermehren. Es ist außerdem wahrscheinlich, dass Süßstoffe zu der Entstehung von Hashimoto (Autoimmunerkrankung, die zu einer chronischen Entzündung der Schilddrüse führt) bei-

tragen. Künstliche Süßstoffe können außerdem krebserregende Stoffe beinhalten und neurotoxisch wirken.

Problematisch sind neben den ständigen Diäten und dem Zuckerkonsum die chemischen Zusatzstoffe wie das bereits erwähnte BPA. BPA ist ein Xenoöstrogen, also ein Stoff, der nicht vom Körper selbst stammt, dort aber eine ähnliche Wirkung wie das Hormon Östrogen entfaltet.

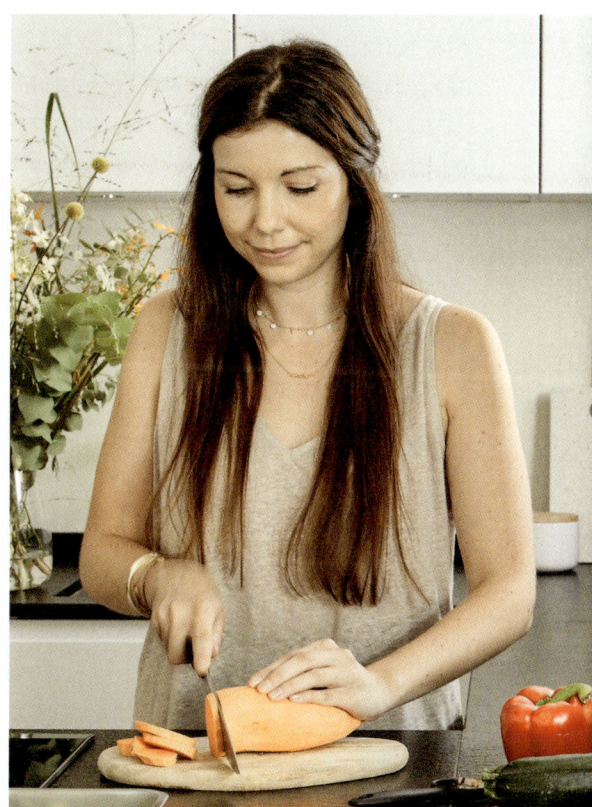

Natürliche Lebensmittel sind essenziell für deine Hormonbalance.

Unser Körper kann Xenoöstrogene nicht von unseren natürlichen Hormonen unterscheiden. Wir nehmen diesen Stoff oft zu uns, ohne es zu wissen, da er in Plastikflaschen, Pappkartons, der inneren Beschichtung von Konservendosen und Aluminium zu finden ist. Gerade bei Fetten und Flüssigkeiten ist das Risiko hoch, dass Stoffe aus der Verpackung in Nahrungsmittel übergegangen sind. Kaufe also, wann immer möglich, deine Lebensmittel frisch oder in Glasverpackungen.

Nahrung ist heute ständig und überall schnell erhältlich. Unser Lebensstil, Stress und unterdrückte Emotionen führen nicht selten dazu, dass wir ununterbrochen naschen. Alles, was wir aufnehmen, hat allerdings Folgen auf unseren Blutzuckerspiegel. Dadurch muss wiederum das Hormon Insulin arbeiten, was eigentlich völlig normal ist.

Unser Körper ist schließlich darauf eingestellt, uns ständig wieder in Balance zu bringen. Zur Herausforderung wird dies erst, wenn aus den drei geregelten Mahlzeiten am Tag vier oder mehr werden, die noch durch unzählige kleine Nascheinheiten ergänzt werden. Dann spielt unser Blutzuckerspiegel völlig verrückt. Insulin ist neben Cortisol eines der Hormone, auf die wir im Rahmen unserer Hormonbalance ganz besonders achten müssen.

Wir nehmen mit unserer Ernährung enormen Einfluss auf unsere Hormone – im Positiven wie im Negativen, je nach Ernährungsform. Im Ayurveda sagt man: »Du bist, was du verdaust.« Denn es geht nicht nur um die Nährstoffe, die wir mit unserer Nahrung aufnehmen, vielmehr geht es darum, wie unser Körper diese Nährstoffe verwerten kann. Wenn deine Verdauung nicht reibungslos funktioniert und die aufgenommene Nahrung direkt wieder ausgeschieden wird, erhält dein Körper im Zweifel nicht alle wichtigen Nährstoffe. Je gesünder du dich also ernährst, desto besser funktioniert deine Verdauung auch wieder mit der Zeit und dein Körper nimmt die Nährstoffe der Lebensmittel besser auf. Durch eine ausgewogene, gesunde Ernährung bringst du deine Verdauung und deinen Hormonhaushalt wieder ins Gleichgewicht und somit nehmen Heißhungerattacken ab, dein Schlaf verbessert sich, du bist energiegeladener, du kannst ein gesundes Gewicht automatisch halten, Diäten werden überflüssig und die Lust auf Bewegung wächst.

LEBENSSTIL

Kommt es dir bekannt vor, dass dein Herz anfängt, schneller zu schlagen, wenn du an die To-do-Liste für morgen denkst? Kennst du es, abends im

Bett zu liegen und vor lauter Gedanken, was noch alles erledigt werden muss, nicht einschlafen zu können?

Im Job alles geben, vielleicht sogar selbstständig sein, die Kinder betreuen, eine gute Ehefrau sein, eigene Freizeitaktivitäten unternehmen, die Freundinnen treffen, den perfekten Urlaub planen, ausreichend Sport treiben. Die Liste ist endlos. Wir tendieren heute dazu, unter Dauerstress zu stehen, auch wenn die genannten Aktivitäten großartig sind und Spaß machen. Zu viel ist eben nie gut. 60 Prozent der Deutschen geben an, häufig gestresst zu sein. 23 Prozent leiden sogar unter starkem Stress.

Sehr viele Frauen haben Probleme damit, Nein zu sagen, und übernehmen sich dadurch ständig selbst. Das verursacht Stress und kann sich in zahlreichen Symptomen zeigen. Im Kapitel über Cortisol gehen wir darauf noch genauer ein. Durch das Einplanen von »Me-Time« und dem bewussten Entschluss, Nein zu sagen, kannst du für deine eigene Gesundheit einstehen.

Oft äußern Mütter während Coachings, Vorträgen oder Workshops, dass es für sie fast unmöglich erscheint, die eigenen Bedürfnisse an erster Stelle zu sehen. Hier ein gedanklicher Game Changer, der bisher jede Frau zum Nachdenken gebracht hat: Nicht nur du selbst profitierst davon, mehr auf dich zu achten, sondern auch dein ganzes Umfeld. Wenn du weniger gestresst bist, bist du gesünder, leistungsfähiger und ausgeglichener, und das merken natürlich auch deine Familie, deine Freunde und deine Kollegen. Dieser Blickwinkel hat auch mir sehr geholfen, mich als Priorität zu sehen, nicht mehr zu versuchen, es immer jedem recht zu machen, und letztendlich weniger gestresst und ausgeglichener zu werden. Natürlich gibt es auch andere Phasen und ich sage auch nicht, dass es immer leicht ist, sich Zeit für sich zu nehmen, aber es ist eben auch nicht unmöglich. Kurzfristig erscheint es dir vielleicht unangenehm, langfristig wird es deine gesundheitliche und somit auch deine Gesamtsituation deutlich verbessern.

Stress ist ein riesiger Faktor, der dein Hormongleichgewicht völlig durcheinanderbringen kann.

Vor einiger Zeit war bei einer Yogastunde eine junge Mutter neben mir auf der Yogamatte. Sie hatte ihr Handy die ganze Zeit neben sich liegen und bekam im letzten Drittel der Stunde eine Nachricht, dass sie wegen ihres fünf Monate alten Kindes nach Hause kommen musste. Die Yogalehrerin wusste Bescheid und schenkte ihr ein Lächeln, als sie die Stunde vorzeitig verließ. Die Situation ist sicher nicht perfekt gewesen, aber es war ein Anfang. Die junge Mutter hat nach einer intensiven Phase des Erst-Mutterdaseins eine Stunde lang etwas für sich getan.

Ein weiterer Stressfaktor für unsere Hormone ist ein ungünstiger Schlafrhythmus. Durch künstliches Licht, den Blick auf helle Bildschirme, Koffein, Alkohol, aufputschenden Sport am Abend und das Ignorieren unseres natürlichen Schlafbedürfnisses bringen wir das Schlafhormon Melatonin durcheinander. Dabei ist Melatonin ein sehr wirksames Antioxidans und schützt uns vor Entzündungen und zu schnellen Alterungsprozessen.

Es ist außerdem wichtig für zahlreiche Entgiftungsvorgänge im Körper. Ausreichend Schlaf ist unerlässlich für unseren Körper, da dieser hier die Zeit findet, einige Reparaturen an Zellen und Geweben durchzuführen. Außerdem werden während des Schlafs Giftstoffe aus unserem Körper befördert, chemische Verbindungen und Hormone werden abgebaut. Während der Nacht laufen also zahlreiche körperliche Entgiftungsvorgänge ab. Auf

mentaler Ebene verdauen wir die Eindrücke des Tages und Gelerntes kann sich festsetzen. Unsere Schlafgewohnheiten haben nicht nur Einfluss darauf, ob wir uns am nächsten Tag ausgeruht und fit fühlen. Sie bestimmen, wie viel Hunger wir haben, wie unser Immunsystem arbeitet, wie stark unsere Libido ist, welche Schmerztoleranz wir haben und ob wir uns Dinge gut einprägen können.

Immer öfter höre ich den Spruch »Sitzen ist das neue Rauchen« und bis zu einem gewissen Grad stimmt das auch. Im übertragenen Sinne bedeutet es einfach, dass wir uns im Alltag zu wenig bewegen, zu viel am PC und im Büro sitzen und oft viel zu beschäftigt sind, um noch Sport in unser Leben zu integrieren. Dabei würde es auch in diesem Fall deiner Gesundheit guttun, dich hier selbst als Priorität zu sehen.

Das Schwitzen beim Sport entgiftet uns, deine Wirbelsäule braucht die Bewegung nach einem Tag im Bürostuhl und Sport wirkt enorm entstressend und sogar glücksfördernd, um nur einige Vorteile zu nennen. Hierbei solltest du darauf achten, dass du Sport nicht zum Stress machst, sondern diese Zeit für dich genießen kannst. Wenn du das Gefühl hast, es aktuell absolut nicht zu schaffen, noch Sport in deinen Alltag zu integrieren, dann beginne einfach damit, mehr Bewegung in deinen Alltag zu integrieren: ein kurzer Spaziergang nach dem Mittagessen, Treppen statt Fahrstuhl, einige Yoga-Asanas (Übungen) am Morgen. Ein paar Minuten wirst du finden, da bin ich sicher.

GANZ SCHÖN VIELE EINFLUSSFAKTOREN!

Es sind eine Menge Faktoren, die heute auf uns wirken, was auf den ersten Blick etwas erschlagend wirken kann. Aber du hast sicher schon erkannt, wie viel wir selbst in der Hand haben. Du arbeitest gerade daran, dir Wissen anzueignen. Du kannst nicht mehr ändern, wie du früher unbewusst geprägt worden bist, aber du kann jetzt damit sinnvoll umgehen. Du entscheidest, welche Kosmetik du nutzen möchtest und auf welche Reinigungsmittel du zurückgreifst. Du entscheidest, nach Rücksprache mit deinem Arzt, welche Medikamente nötig sind. Es ist an dir, deinen Körper zu nähren und nicht jeden Ernährungstrend mitzumachen. Und du entscheidest, welche Priorität dein Schlaf oder deine Routinen haben. Stelle dein Leben nicht von heute auf morgen um, aber starte den Prozess für mehr Gesundheit jetzt.

Negative Einflussfaktoren auf unsere Gesundheit

Du erinnerst dich sicher noch an Ama aus dem ersten Kapitel. Diese Schlackenstoffe können durch Stoffwechselrückstände aus der Nahrung entstehen. Aber auch Umwelttoxine, Pestizide, Konservierungsmittel oder andere Stoffe in Fertiggerichten und Stress führen zu Ama.

Erkennst du die Parallelen? Viele Einflussfaktoren, die nachteilig auf unser Hormonsystem wirken, führen auch zu Ama. Das heißt, sie wirken demnach auch negativ auf unsere Doshas, unser Agni und die Dhatus, wodurch wir zu wenig Ojas produzieren, was aus ayurvedischer Sicht wiederum ein Grund für hormonelle Disbalancen darstellt. Die negativen Einflussfaktoren auf unsere Gesundheit sind aus ayurvedischer und wissenschaftlicher Sicht also sehr ähnlich.

Der weibliche Zyklus

Hast du dich schon einmal gefragt, was während deines Zyklus eigentlich in deinem Körper passiert, warum wir bestimmte Launen zu bestimmten Zeitpunkten haben und was deine Hormone alles steuern können? Unser Zyklus ist mehr als faszinierend und nichts, worüber wir uns im Monatstakt ärgern sollten.

Der Zyklus besteht aus verschiedenen Abschnitten: der Menstruation, der Follikelphase, der Ovulation und der Lutealphase. Während jeder dieser Phasen passiert nicht nur viel in unserem Körper, die Hormone haben auch Einfluss auf unseren Gemütszustand. Der erste Tag deines Zyklus ist der erste Tag deiner Menstruation. Die Blutung hält in der Regel drei bis sieben Tage an. In den ersten Tagen der Periode spüren viele Frauen ein Ziehen in der unteren Bauchgegend. Progesteron und Östrogen haben kurz vor der Blutung begonnen abzunehmen und bringen die Gebärmutter so dazu, die im vorherigen Zyklus aufgebaute Schleimhaut mit dem Blut auszustoßen.

Ab dem ersten Tag der Periode produziert die Hypophyse das follikelstimu-lierende Hormon (FSH), welches die Eierstöcke zum Wachstum von Eibläschen, auch Follikel genannt, anregt. In diesem Eibläschen befindet sich jeweils eine Eizelle. Am ersten Tag der Periode ist unser Östrogenspiegel besonders niedrig. Er wird erst mit dem Wachstum der Follikel, die Östrogen produzieren, wieder angehoben. Der steigende Östrogenspiegel lässt die Gebärmutterschleimhaut dicker werden, sodass sich später ein befruchtetes Ei gut einnisten könnte. Alle Follikel entwickeln sich, jedoch wird eines mit der Zeit dominant. Der Östrogenspiegel steigt während der gesamten Follikelphase immer weiter an, bis dies zum raschen Anstieg des luteinisierenden Hormons (LH-Anstieg) führt, welches wiederum den Eisprung auslöst. Der dominante Follikel lässt die Eizelle heraus, diese wird aus dem Eierstock ausgestoßen und gelangt in den Eileiter. In einem 28-tägigen Zyklus findet der Eisprung in der Regel am 14. Tag statt. Die Eizelle kann circa 12 bis 24 Stunden überleben.

Der hohe Östrogenspiegel in der Follikelphase bewirkt oft gute Laune, sodass Frauen selbstbewusst und meist mit sich zufrieden sind. Wir sind zudem durch das hohe Östrogen belastbarer und konzentrierter. Zufriedenheit, Belastbarkeit und gute Konzentration werden mit Kapha in Verbindung gebracht. Zur Erinnerung: Dieses Dosha wird der Follikelphase zugeordnet. Östrogen hat um den Eisprung herum das höchste Level erreicht. Frauen können dann von verbesserten sprachlichen und feinmotorischen Fähigkeiten profitieren und wichtige berufliche Termine können zu dieser Zeit sinnvoll eingeplant werden.

Unmittelbar nachdem die Eizelle aus dem Follikel ausgetreten ist, wird der Follikel zum Gelbkörper und beginnt, Progesteron zu erzeugen. Wir befinden uns in der Lutealphase. Östrogen fällt nach dem Eisprung ab und Progesteron dominiert unseren Zyklus. Beide Hormone zusammen sorgen für den weiteren Aufbau der Gebärmutterschleimhaut.

Der Östrogenspiegel hat auch Einfluss auf den Serotoninspiegel, der mit dem Östrogen zusammen abnimmt, daher ist unsere Laune meist in der zweiten Zyklushälfte nicht so gut wie in der ersten Hälfte. In der Phase der Ovulation und der Lutealphase hat Pitta den Höhepunkt im Rahmen des Zyklus, was

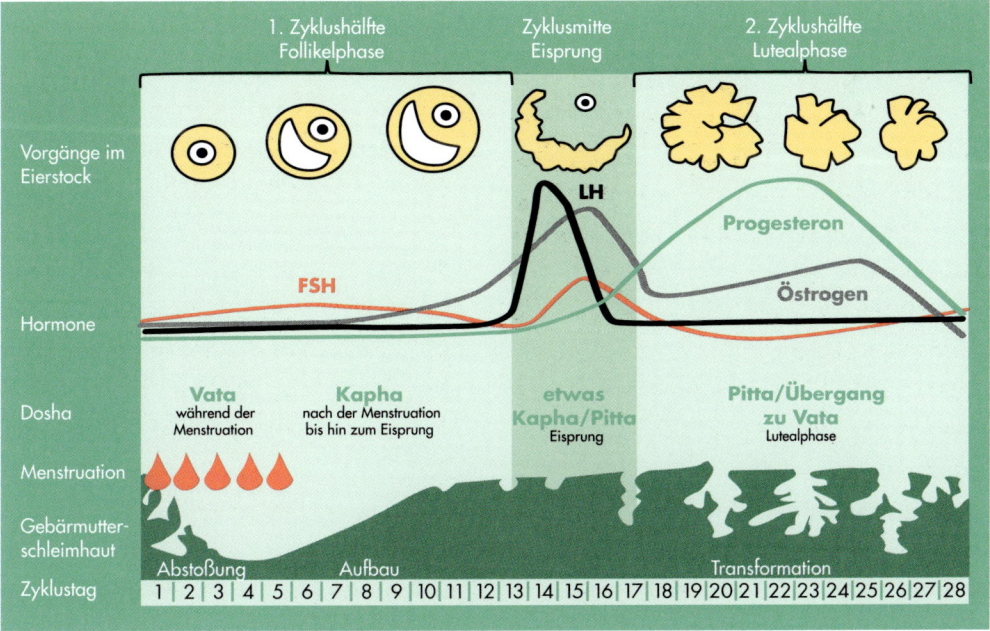

Den Menstruationszyklus verstehen

zu der hormonellen Sichtweise passt. Zu dieser Zeit wirkt die umsetzende, schnörkellose Kraft von Pitta, zudem kommunizieren viele Frauen klar und direkt, sollte sie etwas stören. Wenn keine Schwangerschaft eintritt, stirbt der Gelbkörper ab und der Progesteronspiegel beginnt zu sinken, auch der Östrogenspiegel nimmt weiter ab. In diesen Tagen kurz vor den Tagen können wir schnell gereizt und ungeduldig sein.

Wir bekommen unsere Periode und befinden uns wieder am Tag eins des Zyklus. Während unserer Blutung sind unsere Geschlechtshormone auf dem Minimum. Das bewirkt, dass wir offener als sonst für Kooperationen sind und nicht so energisch auftreten. Oft wollen wir uns hier auch zurückziehen und die Ruhe genießen. Vata wird dieser Phase zugeordnet und gerade dieses Dosha braucht Ruhe und Rückzug, was während unserer Blutung besonders sinnvoll ist.

Der durchschnittliche Zyklus dauert 28 Tage. Eine Zykluslänge von 25 bis 33, teils sogar 35 Tagen, gilt jedoch ebenfalls als normal. Ein Zyklus sollte ohne größere Beschwerden ablaufen und das Alltagsleben nicht beeinträchtigen. Die Ursachen für größere Schwierigkeiten während des Zyklus, insbesondere PMS, sind noch nicht vollständig geklärt. Ansätze sind ein gestörter Hormonhaushalt, beispielsweise zu viel Östrogen und zu wenig Progesteron, Nährstoffmangel, Schilddrüsenprobleme, Übergewicht, viel Stress und schlechte Ernährung.

Hormone: Aufgaben, Wechselwirkungen und Symptome

Du hast nun schon viele Einflussfaktoren auf unser Hormonsystem kennengelernt, weißt, worauf du einen sensibleren Blick haben solltest, und kannst nun achtsamer mit einigen Produkten und deiner Umwelt umgehen. Du hast verstanden, wie dein Zyklus funktioniert und was dein Körper eigentlich für Wunder vollbringt – und das im Monatstakt.

Lass uns nun zu den einzelnen Hormonen kommen. Ich habe die Hormone ausgewählt, die ich für besonders wichtig halte, um dein Verständnis für dieses komplexe System aufzubauen. Du wirst deine Hormone nie einzeln, sondern immer als Ganzes beeinflussen. Das bedeutet, dass auch die Hormone, die hier nicht genannt sind, von deiner Umstellung durch den Leitfaden im dritten Kapitel profitieren werden. Es ist ein ganzheitliches System und es ist unwahrscheinlich, dass nur ein Hormon aus dem Gleichgewicht geraten ist. Ein Grundverständnis der folgenden Hormone ist daher wichtig, gleichzeitig aber auch ausreichend, um deinen Körper wieder in Richtung der hormonellen Balance zu lenken.

Ich habe die Hormone in Gruppen unterteilt. Wir schauen uns drei unterschiedliche Gruppen an. Zunächst geht es um unsere Fortpflanzungshormone Östrogen und Progesteron. Testosteron gilt zwar als typisch männliches Hormon, trotzdem hat es auch in unserem Körper wichtige Funktionen und wird daher ebenfalls aufgegriffen. Dann werfen wir einen Blick auf die Hormone, die bei der Nahrungsaufnahme eine Rolle spielen: Insulin, Ghrelin und Leptin. Danach kommen wir zum Stresshormon Cortisol, wobei wir auch auf die Schilddrüse eingehen, da sie maßgeblich von Stress beeinflusst wird.

Wo kommen die Hormone eigentlich genau her? Sie werden in unseren endokrinen Drüsen, den Hormondrüsen, produziert. Dazu zählen die Epiphyse (Zirbeldrüse), der Hypothalamus und die Hypophyse (Hirnanhangsdrüse), die Schilddrüse, die Nebenschilddrüse, die Nebenniere, die Bauchspeicheldrüse und die Eierstöcke. Diese acht großen endokrinen Drüsen sind in unserem Körper verteilt, trotzdem werden sie als ganzes System gesehen, denn sie alle haben ähnliche Funktionen, Einflüsse und essenzielle Wechselbeziehungen. Der Magen, der Darm und das Herz produzieren beispielsweise auch Hormone, jedoch ist dies nicht ihre Hauptaufgabe im Körper.

ÖSTROGEN

In den Eierstöcken werden in etwa 30 verschiedene Östrogene hergestellt, wobei Östradiol, Östriol und Östron hier am relevantesten sind. Östradiol wird in den Eierstöcken und der Nebenniere produziert. Nach den Wechseljahren ist es die Aufgabe der Nebenniere, uns mit diesem wichtigen Östrogen zu versorgen. Östriol wird von der Plazenta hergestellt und ein wenig auch von der Leber. Es gilt als das Schwangerschaftsöstrogen. Nach den Wechseljahren ist es nur noch geringfügig in unserem Körper zu finden. Östron wird während der Schwangerschaft ebenfalls von der Plazenta produziert, aber auch von unserem Fettgewebe und minimal auch von unseren Muskeln. Dieses Östrogen ist enorm wichtig für Frauen nach den Wechseljahren. Durch die Produktion im Fettgewebe steht uns dieses Hormon oft noch ausreichend zur Verfügung und versorgt uns zudem mit Östradiol, da es im Körper dazu umgewandelt werden kann.

Östrogen hat über 400 Aufgaben in unserem Körper. Es hat Einfluss auf die Fruchtbarkeit, die Libido, auf unseren Energiehaushalt, die Haut und zahlreiche mentale Funktionen. Östrogen hat außerdem Einfluss auf einen stabilen Acetylcholinspiegel. Dabei handelt es sich um einen Neurotransmitter, der bei Verschlechterung mit Alzheimer in Verbindung gebracht wird. Somit hat Östrogen Einfluss auf unser Gedächtnis und unser Konzentrationsvermögen. Da dieses Hormon zahlreiche Funktionen erfüllen muss, benötigen wir es während unseres gesamten Lebens. Der Östrogenspiegel sinkt allerdings ganz natürlich mit zunehmendem Alter. Wenn die Eierstöcke etwa fünf Jahre vor der Menopause weniger Östrogen produzieren, übernehmen die Nebennieren, die Haut, die Muskeln und auch die Fettzellen Teile der Produktion. Teils können auch Hormone wie Progesteron und Testosteron

als Vorläufer für Östrogen dienen und mithilfe des Enzyms Aromatase in Östrogen umgewandelt werden.

Partner in Crime: Östrogen und Serotonin

Du hast schon oft gelesen, dass es wichtig ist, unseren Körper als Ganzes zu betrachten, und so auch unser Hormonsystem. Genauso wie wir nicht nur ein Symptom betrachten, sondern die Ursache für das Symptom beheben wollen, werden wir auch nie nur ein Hormon allein behandeln. Durch das komplexe Zusammenspiel unseres Hormonsystems ist das kaum möglich. Hier nun ein Beispiel für die Wechselwirkung zweier wichtiger Hormone.

Wenn unser Östrogenspiegel sinkt, kann es zu schlechter Laune kommen. Der Östrogenspiegel nimmt innerhalb der zweiten Zyklushälfte vorübergehend ab, ebenso nachdem wir ein Kind zur Welt gebracht haben oder während der Perimenopause (die Jahre vor und nach den Wechseljahren). Ein Östrogenmangel kann zudem auftreten, wenn übermäßig Sport getrieben wird oder ein sehr geringes Körpergewicht beziehungsweise ein geringer Körperfettanteil vorliegt. Dass es dann zu einer schlechteren Stimmung kommen kann, liegt an der Interaktion von Östrogen und Serotonin. Serotonin ist ein Botenstoff, der für eine gute

Gemütslage sorgt, es ist quasi unser Wohlfühlhormon. Die Spiegel von Serotonin und Östrogen verändern sich in der Regel gemeinsam, da weniger Serotonin produziert wird, wenn der Östrogenspiegel niedrig ist.

Geringer Östrogenspiegel: Das Chaos als Chance sehen

Der Östrogenspiegel ist während der ersten Zyklushälfte höher, womit ein höherer Serotoninspiegel einhergeht, sodass unsere Stimmung oft sehr gut ist. In der zweiten Zyklushälfte steigt jedoch der Progesteronspiegel, wohingegen der Östrogenspiegel und der Serotoninspiegel etwas absinken. Demnach sind wir in der zweiten Zyklushälfte leichter reizbar und nicht so tolerant, wie es in der ersten Zyklushälfte der Fall ist. Hinzu kommt, dass wir bei einem niedrigeren Östrogenspiegel eher zu Heißhunger neigen. Auch wenn die Hormone uns hier leiten, können wir Einfluss auf diese Essensgelüste nehmen. Oft hängen sie nämlich mit einem schwankenden Blutzuckerspiegel zusammen, den wir beim Punkt Insulin etwas genauer betrachten werden. Auch emotionale Faktoren sind an dieser Stelle zu berücksichtigen, denn wir sind in der zweiten Zyklushälfte anfälliger für emotionales Essen. Auch hier möchte ich gerne weg vom Druck, immer alles perfekt machen zu müssen und sich selbst Vorwürfe zu machen. Solltest du zu Schokolade nicht Nein sagen können, spielen auch unsere Hormone eine Rolle. Wenn du ohnehin dazu neigst, zu viel Zucker zu essen, wird sich dein Körper in dieser Phase noch mehr sträuben, diese Sucht aufzugeben.

Zum anderen gibt uns unser Körper die Chance, uns und unsere Situation zu hinterfragen – sowohl emotional als auch körperlich. Vielleicht liegt bei der Lust auf Schokolade in der zweiten Zyklushälfte ein Magnesiummangel vor?

Magnesiummangel

Magnesiummangel in der zweiten Zyklushälfte kommt nicht selten vor. Wenn du in dieser Phase unter Muskelkrämpfen oder dem Restlesslegs-Syndrom (unruhige Beine) leidest, kannst du darüber nachdenken, Magnesiumcitrat aus der Apotheke zu supplementieren.

Vielleicht wolltest du dich nach einem sehr stressigen Arbeitstag belohnen? Vielleicht wolltest du eigentlich eine Kuscheleinheit oder hast dich allein gefühlt? Vielleicht ist dein Körper aber auch so an Zucker gewöhnt, dass du erst einmal einen kleinen Entzug machen musst? Den solltest du vorzugsweise in die Phase direkt nach deinen Tagen legen.

Versuche, deine eigenen Taten, Überlegungen und Gedanken zu hinterfragen und zu verstehen. Du bist in der zweiten Zyklushälfte reizbarer und weniger tolerant. Achte doch einmal genau in dieser Phase auf die Dinge, die dich stören, wann du am liebsten weinen oder schreien möchtest. Schreibe sie auf und reflektiere sie ein bis zwei Wochen später noch einmal. Vielleicht ergibt sich daraus richtig viel Potenzial und du realisierst in einigen Lebensbereichen, dass du Dinge zum Besseren verändern möchtest. Nutze jeden Zyklus, um dein Leben zu reflektieren und dich selbst zu fragen, womit du gerade glücklich bist und womit nicht. Analysiere, was du ändern willst und wo du Potenzial sieht. Dafür musst du nicht immer bis Neujahr warten und deine guten Vorsätze im Februar wieder vergessen haben. Das kennen wir alle. Wenn wir uns auf den Weg zurück zu unserer Intuition machen und auf unseren Körper hören, können wir

ziemlich viel für unser ganzes Leben lernen.

Neben zyklusbedingten Schwankungen des Östrogens sinkt der Östrogenspiegel ganz natürlich in der Menopause und in der Zeit danach. Auch nach der Schwangerschaft oder während der Stillzeit ist es ganz natürlich, geringe Mengen an Östrogen zu produzieren. Ein zu geringes Körpergewicht durch Bulimie, Magersucht oder andere Essstörungen kann zu geringen Mengen der Östrogenart Östradiol führen. Das kann wiederum zu einer sekundären Amenorrhoe führen, wobei die Regelblutung für mehr als drei Monate ausbleibt. Zu exzessiver Sport kann ebenfalls zu einem sehr geringen Körperfettanteil beitragen sowie Stress verursachen, was auch zur Amenorrhöe beitragen kann. Glutenintoleranz wird ebenfalls mit Östrogenmangel in Verbindung gebracht.

Kleine Anleitung zu deinen Symptomen

Bei jedem Hormon findest du eine Auflistung der Symptome, die bei einem Mangel oder Überschuss auftreten können. Nicht bei jedem Hormon werden beide Seiten betrachtet, sondern der Fall, der am häufigsten eintritt. Du kannst diese Checklisten gut als grobe Einschätzung sehen, um eine Idee zu bekommen, was dein Körper dir sagen möchte.

Symptome bei Östrogenmangel

- ☐ Schlechtes Gedächtnis
- ☐ Schlechte Konzentration
- ☐ Nachtschweiß
- ☐ Trockene Haut
- ☐ Langer oder unregelmäßiger Zyklus
- ☐ Schlechte Stimmung
- ☐ Angst

- ☐ Sehr häufiger Harndrang
- ☐ Tendenz zu Blasenentzündungen
- ☐ Knochen sind weniger stabil (Osteoporose)
- ☐ Schlaflosigkeit
- ☐ Niedrige Libido
- ☐ Scheidentrockenheit

Gründe für einen Östrogenüberschuss

Es kann nicht nur zu einem Östrogenmangel kommen, auch ein Östrogenüberschuss ist möglich, oft sogar wahrscheinlicher als ein Mangel. Dabei muss jedoch nicht immer ein echter Überschuss vorliegen, es kann auch sein, dass zu viel Östrogen im Verhältnis zum Progesteron vorliegt.

Man unterscheidet zwei Fälle von zu viel Östrogen. Im ersten Fall ist Östrogen bei einem normalen Progesteronspiegel zu hoch. Das kommt vor, wenn die Frau zu vielen Xenoöstrogenen ausgesetzt war. Diese Stoffe sind inzwischen in fast allen industriell verarbeiteten Lebensmitteln zu finden, aber auch in Medikamen-

ten, Kleidung, Spülmitteln, Süßstoffen, Geschmacksverstärkern und in tierischen Produkten wie Milch und Fleisch. Die Tiere werden mit Getreide gefüttert, welches mit Pestiziden gespritzt wurde, wo ebenfalls Xenoöstrogene zum Einsatz kommen. Der hormonähnliche Stoff kann sich zudem in Shampoos, Nagellack, Seifen und Parfüms befinden. Dieser Fall kann zudem eintreten, wenn eine Frau übergewichtig ist. Durch zu viel Fettgewebe wird mehr Östrogen gebildet und es kann zu einem Östrogenüberschuss kommen. Fettgewebe ist hormonell aktives Gewebe und kann damit indirekt hormonell bedingte Erkrankungen fördern. Insbesondere das Bauchfett trägt zur Bildung von Östrogenen bei.

Symptome bei Östrogenüberschuss

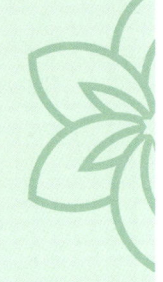

- Stimmungsschwankungen
- Reizbarkeit, Angstattacken
- Starke Perioden
- Periodenschmerzen
- Müdigkeit/Erschöpfung
- Schlaflosigkeit
- Heißhunger auf Zucker
- Schnelle Gewichtszunahme
- PCOS

- PMS
- Myome
- Wassereinlagerungen
- Spannungsgefühl in der Brust
- Aufgeblähtes Gefühl
- Geringe Libido
- Zysten
- Weinerlichkeit

Der zweite Fall ist, dass der Östrogenspiegel an und für sich normal, aber der Progesteronspiegel zu gering ist. Dann handelt es sich um eine Östrogendominanz. Dieser Fall tritt öfter ein als der erste. Einfache Kohlenhydrate tragen beispielsweise dazu bei, Progesteron zu reduzieren und somit eine Östrogendominanz zu fördern. Ein gestörtes Verhältnis dieser beiden Hormone kann sich schnell nachteilig auf den Zyklus und somit gegebenenfalls auch auf die Fruchtbarkeit auswirken.

Die Ernährung hat unabhängig davon, welcher Fall für zu viel Östrogen im Körper sorgt, maßgeblichen Einfluss auf einen ausgeglichenes Östrogenspiegel. Mit unserer Ernährung beeinflussen wir unseren Darm und unsere Verdauung ganz entscheidend. Durch zu viel Verzehr von konventionellem Fleisch, Fertigprodukten und einfachen Kohlenhydraten stärken wir unsere schlechten Darmbakterien und genutzte Östrogene können nicht richtig abgebaut und ausgeschieden werden. Der Hormonmüll bleibt länger in unserem Körper als nötig und kann so Schaden anrichten. Ein gesunder Darm und eine gute Verdauungsfunktion sind für einen ausgeglichenen Östrogenhaushalt unerlässlich.

PROGESTERON

Wenn von Östrogen die Rede ist, spielt immer auch Progesteron eine Rolle. Du hast von diesem Hormon schon in

Bezug auf unseren Zyklus gehört. Als kleine Erinnerung: Progesteron ist insbesondere in der zweiten Zyklushälfte von Bedeutung. Östrogen und Progesteron stehen in engem Zusammenhang. So können die Symptome, die bei einem Östrogenüberschuss auftreten, gleichzeitig zeigen, dass ein Progesteronmangel vorherrscht. Ein ausgewogenes Verhältnis dieser beiden Hormone ist also eines unserer Ziele.

Progesteron wird überwiegend in den Eierstöcken produziert, genauer gesagt von dem Gelbkörper nach dem Eisprung. Der Spiegel dieses Hormons steigt nach dem Eisprung an, bis er eine Woche nach dem Eisprung, also eine Woche vor der Periode, den Höhepunkt erreicht und dann langsam wieder absinkt. Nach den Wechseljahren wird Progesteron in den Nebennieren in geringerem Maße weiter produziert.

Progesteron hat mehrere wichtige Aufgaben im Körper. Es ist von hoher Relevanz bei der Fruchtbarkeit. So ist Progesteron, zusammen mit Östrogen, dafür verantwortlich, dass die Gebärmutterschleimhaut verdickt und stärker durchblutet wird, sodass sich eine befruchtete Eizelle gut einrichten kann. Progesteron ist auch für eine gesunde Schwangerschaft unabdinglich. Des Weiteren beeinflusst Progesteron

unseren Schlaf, reguliert den Flüssigkeitshaushalt, senkt den Blutdruck, hält die Körpertemperatur aufrecht und fördert die Fettverbrennung.

Wie kann es zu einem Progesteronmangel kommen?

Die Hauptursache für einen Progesteronmangel ist ein fehlender Eisprung. Während des Eisprungs verlässt die Eizelle das Eibläschen, den Gelbkörper, welcher der wichtigste Progesteronproduzent ist. Noch lange bevor die Menopause sich anbahnt, kann es passieren, dass der Eisprung gelegentlich ausbleibt und somit kein Progesteron produziert wird. Passiert dies häufiger, kann ein Mangel auftreten. Je näher wir der Menopause kommen, desto weniger Progesteron wird produziert, da Altern auch mit weniger Eizellen und seltenerem Eisprung einhergeht.

Wir wissen alle, dass Stress nicht gesund ist. Die wenigsten von uns wissen aber wohl, wie negativ sich Stress tatsächlich auf den Hormonhaushalt auswirken kann, und nehmen daher ihre stressigen Phasen im Leben nicht sehr ernst. Zu einem Großteil liegt das wahrscheinlich an der Unwissenheit, was der Körper machen muss, wenn er unter Stress steht. Progesteron kann als Basis für unser Stresshormon Cortisol dienen. Cortisol leistet uns in Stresssituationen gute Dienste und hat früher unser Überleben gesichert. Wenn unser Gehirn das Gefühl hat, dass wir zu viel Stress haben und unser Körper mit der Cortisolproduktion nicht mehr hinterherkommt, greift es zu Progesteron und wandelt es zu Cortisol um. So werden alle Maßnahmen für die Überlebenssicherung eingeleitet. Dabei ist es egal, ob wir mit einem Bären kämpfen müssen oder eine Deadline auf der Arbeit uns in Aufruhr versetzt. Wenn Frauen ab 40 unter Stress stehen und ohnehin weniger Progesteron produzieren, sind ein Progesteronmangel mit den entsprechenden Symptome nicht weit entfernt.

Die Schilddrüse spielt ebenfalls eine Rolle in Zusammenhang mit Progesteron, denn Schilddrüsenhormone helfen bei der Freisetzung von Progesteron während der zweiten Zyklushälfte. Sie sind nötig, damit Pregnenolone, der hormonelle Ausgangsstoff für Progesteron, aus dem lebenswichtigen Fett Cholesterin hergestellt werden kann. Wenn also nicht ausreichend Schilddrüsenhormone gebildet werden, kann nicht ausreichend Progesteron produziert werden.

Wenn du weißt, dass du Schilddrüsenprobleme hast, achte besonders auf deinen Stresslevel, damit du dem Körper nicht noch mehr Progesteron stiehlst. Dabei sind sowohl mentaler

Symptome bei einem Progesteronmangel

- Niedrige Libido
- Kurzer oder unregelmäßiger Zyklus
- Starke Monatsblutung
- Schmerzhafte Monatsblutung
- Wassereinlagerungen (Zunahme kurz vor der Menstruation)
- PMS
- Schmierblutung

- Kopfschmerzen (meist menstruationsbedingt)
- Angst
- Fehlgeburten
- Krämpfe/Schmerzen während der Blutung
- Schmerzende/geschwollene/ vergrößerte Brüste
- Schlafprobleme
- Restless-legs-Syndrom

Stress als auch Koffein, Alkohol oder Fertiggerichte mit unzähligen E-Nummern gemeint.

TESTOSTERON

Testosteron sagt dir sicherlich etwas, wahrscheinlich denkst du dabei aber eher an Männermuskeln als an deinen weiblichen Hormonhaushalt. Damit hast du auch recht, denn Männer produzieren deutlich mehr Testosteron als Frauen. Trotzdem produzieren auch wir das »Männerhormon« in den Eierstöcken und der Nebennierenrinde zu je 25 Prozent unseres gesamten Testosterons. 50 Prozent entstehen durch zwei andere Androgene, die als Vorstufe für Testosteron dienen – DHEA und Androstendion. Mit dem Alter nimmt unser Testosteronspiegel immer weiter ab. Testosteron hilft uns unter anderem bei der Muskelbildung, ist wichtig für eine gute Immunität und regt unsere Libido an.

Testosteron gerät sehr oft im Zusammenhang mit der Pille aus dem Gleichgewicht. Bestimmte Pillensorten, nämlich die, die dir auch zu einer reinen Haut und schönerem Haar verhelfen, unterdrücken Testosteron während ihrer Einnahme. Das kann unter anderem zu Energielosigkeit, Konzentrationsschwäche und Libidoverlust führen. Ein Grund, warum manche Frauen keine Lust mehr auf Sex haben, wenn sie die Pille einnehmen – ziemlich ironisch, oder?

Wenn die Pille dann abgesetzt wird, stehen wir oft vor einem Hormonchaos. Das bisher unterdrückte Testosteron kann kurz- oder auch mittelfristig in die Höhe schießen, wir haben dann einen zu hohen Testosteronspiegel, der unter anderem zu Akne oder ausbleibender Menstruation führen kann. In diesem Fall ist es wichtig, dem Körper etwas Zeit zu geben, um sich zu regulieren und ihn parallel so gut es geht dabei zu unterstützen. Idealerweise hast du dich durch eine gesunde Ernährung und einen angepassten Lebensstil auch schon auf das Absetzen der Pille vorbereitet.

Ein weiterer Grund für zu viel Testosteron kann Stress sein. Stress kann die Nebenniere dazu bringen, zu viele Hormone auszuschütten, wie beispielsweise DHEA, die Vorstufe von Testosteron. Zu viel Körperfett kann ebenfalls zu überschüssigem Testosteron beitragen. Körperfett hat Einfluss auf den richtigen Gonadotropinspiegel. Gonadotropine sind die trophischen Sexualhormone follikelstimulierendes Hormon (FSH) und luteinisierendes Hormon (LH). Du hast sie in Zusammenhang mit der Menstruation bereits kennengelernt.

Symptome bei Testosteronüberschuss

- Ausbleibende Menstruation
- Akne
- Haarausfall des Kopfhaares
- Zu starke Behaarung im Gesicht und an anderen Körperstellen
- Zysten
- Fruchtbarkeitsprobleme
- Fettende Kopfhaut/öliges Gesicht
- Erhöhter Blutzuckerspiegel
- Schwankender Blutzuckerspiegel
- Depression
- Ängstlichkeit

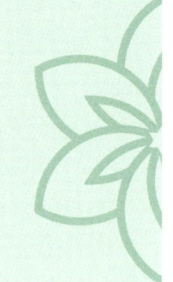

Sie bestimmen, wie viel Östrogen, Progesteron und auch Testosteron produziert wird. Wenn durch zu viel Fett zu viel Östrogen und Testosteron produziert werden, wird das FSH bei gleichbleibendem LH-Level blockiert. Wenn diese Situation zum Dauerzustand wird, kann es zu unregelmäßigen Perioden kommen und der Eisprung findet nicht mehr regelmäßig statt.

Polyzystisches Ovar-Syndrom

PCOS (polyzystisches Ovarsyndrom) ist heute in aller Munde, unter anderem auch, weil die Symptome für zu viel Testosteron nach dem Absetzen der Pille oft ähnlich sind wie die von PCOS. PCOS ist eine Hormon- beziehungsweise Stoffwechselstörung,

die unter anderem bewirkt, dass kein regelmäßiger Eisprung stattfindet. Mögliche Folgen sind beispielsweise die Überproduktion von Testosteron und anderen Androgenen, also männlichen Hormonen.

Bei der PCOS-Diagnose ist ein wenig Vorsicht geboten, da viele Frauen zu Unrecht nach Absetzen der Pille mit PCOS diagnostiziert werden. Der Grund liegt darin, dass ein Syndrom immer per Ausschlussverfahren diagnostiziert wird. Der erste Schritt bei der PCOS-Diagnose ist die Erfüllung von zwei der drei folgenden Kriterien: Die Patientin leidet unter einer ausbleibenden oder seltenen Menstruation; es muss einen klinischen Hinweis für den Überschuss männlicher Geschlechtshormone geben; es müssen Gebärmutterzysten vorliegen. Treffen zwei dieser drei Kriterien zu, muss ein Ausschlussverfahren für andere Krankheiten mit ähnlichen Symptomen vorgenommen werden. Das ist recht zeitintensiv und komplex und findet daher nicht immer statt. Die Symptome nach Absetzen der Pille sind sehr ähnlich zu denen von PCOS und eine Diagnose ist daher nicht immer eindeutig und leicht. Sollte bei dir PCOS diagnostiziert worden sein, kann es Sinn machen, eine zweite oder dritte Meinung einzuholen, idealerweise sogar von einem Arzt, der sich mit Naturheilverfahren auskennt und dir eine andere Lösung als die Pille anbieten kann. Diese »Lösung« kaschiert nur die Symptome und löst nicht das Problem.

Es kann verschiedene Gründe für PCOS geben, Insulinresistenz kann einer davon sein. Wenn dies bei dir der Fall ist, solltest du Zucker weitestgehend vermeiden. Außerdem sollten Kohlenhydrate überwiegend in Form von kohlenhydrathaltigem Gemüse aufgenommen werden. Muskelaufbau ist in diesem Fall ebenfalls eine sehr gute Maßnahme. Mit PCOS gehen oft Entzündungen im Körper einher, die auch ein Auslöser von PCOS sein können, da sie die Eierstöcke dazu anregen, mehr Androgene, männliche

Hormone, zu produzieren. Chronische Entzündungen treten meist bei einer gestörten Darmflora auf. Die richtige Ernährung, der Ausschluss von Lebensmittelunverträglichkeiten und die Reduktion von Stress sind maßgebliche Schlüssel, um deinen Darm wieder in Einklang zu bringen. Ideal ist eine individuelle Behandlung, die du mit deinem Heilpraktiker oder Arzt besprichst, da die Ursachen bei jedem individuell sind und auch eine solche Therapie benötigen.

Mögliche Symptome von PCOS sind unregelmäßige oder fehlende Blutung, übermäßiger Haarwuchs, Akne, ausbleibende oder seltene Regel, Bluthochdruck, schnelles Zu- oder schwieriges Abnehmen und Fruchtbarkeitsprobleme. Solltest du nach Absetzen der Pille nicht direkt deine Tage bekommen, heißt das nicht, dass PCOS bei dir vorliegen muss. Deine Hormondrüsen brauchen Zeit, um sich wieder einzupendeln und die Arbeit wieder aufzunehmen. Du kannst deinen Körper mithilfe des Leitfadens dabei unterstützen.

INSULIN

Vielleicht hast du schon einmal eine Diät nach dem GI (glykämischen Index) gemacht? Dann kennst du mit ziemlicher Wahrscheinlichkeit das

Hormon Insulin. Insulin ist ein Hormon, bei dem viele Menschen wissen, dass es etwas mit dem Blutzuckerspiegel zu tun hat. Insulin spielt nämlich immer eine Rolle, wenn wir kohlenhydrathaltige Nahrung zu uns genommen haben – also in der Regel ziemlich oft. Wenn der Blutzuckerspiegel nach einer Mahlzeit oder einem Snack ansteigt, produziert die Bauchspeicheldrüse Insulin. Dieses Hormon ist dafür zuständig, dass die Zellen sich für die Aufnahme des Zuckers öffnen, entweder damit uns direkt Energie zur Verfügung steht oder damit wir den aufgenommenen Zucker in unseren Fettzellen speichern können. So kann unser Körper später daraus Energie schöpfen. Schließlich kann es ja sein, dass uns eine lange Hungerperiode bevorsteht. Zumindest denkt das unser Körper und es war eben auch eine sehr kluge Idee zu Zeiten, zu denen wir noch keine Supermärkte und keinen Überfluss an Nahrung hatten. Der Blutzuckerspiegel sinkt wieder, während unsere Zellen den Zucker aufnehmen. Damit unser Körper, insbesondere unser Gehirn, immer ausreichend mit Energie versorgt wird, kann die Leber gespeicherten Zucker ziemlich schnell wieder freigeben. Dies geschieht, wenn die Bauchspeicheldrüse das Hormon Glukagon produziert, wodurch in der Leber dann Glykogen abgebaut und

in den Blutkreislauf entlassen wird, sodass unser Blutzuckerspiegel wieder ansteigt und uns mit Energie versorgt.

Zucker ist nicht gleich Zucker

Warum springt unser Insulinspiegel nun genau auf Kohlenhydrate an? Kohlenhydrate werden in unserem Körper zu Zucker. Allerdings gibt es für die Gesundheit ziemlich entscheidende Unterschiede. Einfache Kohlenhydrate setzen sich nur aus Einfachzuckern (Monosacchariden) oder Zweifachzuckern (Disacchariden) zusammen. In diese Gruppe fallen zum Beispiel Brot aus Weißmehl, Süßigkeiten, Fertiggerichte, Pasta, Pizzateig oder fertige Tomatensoßen. Einfache Kohlenhydrate führen zu einem schnellen, starken Anstieg des Blutzuckerspiegels und somit auch zu einer stärkeren Produktion von Insulin.

Ballaststoffe fördern die Entgiftung, somit auch die Eliminierung von Hormonabfall aus dem Darm, und sind zuträglich für eine gesunde Darmflora.

Komplexe Kohlenhydrate setzen sich aus drei oder mehr Zuckerarten zusammen. Zahlreiche komplexe Kohlenhydrate versorgen unseren Körper mit wichtigen Vitaminen und Mineral-stoffen. Durch die Ballaststoffe in komplexen Kohlenhydraten und die langsamere Verdauung lassen diese den Blutzuckerspiegel nicht so abrupt und stark ansteigen, was zu weniger Insulinproduktion führt. Komplexe Kohlenhydrate sind beispielsweise Quinoa, Haferflocken, Amaranth, Vollkornbulgur, gekochte Möhren, Rote Bete und Süßkartoffeln.

Wechselwirkung von Insulin und anderen Hormonen

Wenn du dauerhaft mehr Energie zu dir nimmst, als du verbrauchen kannst, wird sich Fett in deiner Leber ansammeln. Das beeinträchtigt wiederum die Aufgabe der Leber, überschüssiges Östrogen unschädlich zu machen. Gleichzeitig solltest du dich aber auch nicht zu oft einer Unterzuckerung aussetzen. Auch das strengt deine Leber an, da sie Glykogen in Form von Glukose in den Blutkreislauf entlassen muss, um dich mit Energie zu versorgen.

Ein ständig hoher Insulinspiegel führt außerdem dazu, dass mehr Östrogen produziert wird, das wiederum noch mehr Insulin provoziert und sogar zu einer Insulinresistenz führen kann. Insulinresistenz kann zu Gewichtszunahme führen, was wiederum zu noch größerer Insulinproduktion beiträgt und uns so in einen Teufelskreis bringt.

Insulin stört außerdem die Produktion des Schlafhormons Melatonin. Eine Mahlzeit aus einfachen Kohlenhydraten spätabends kann also auch zu Schlafproblemen führen. Unser gesamtes Hormonsystem ist daran interessiert, unseren Blutzuckerspiegel im Gleichgewicht zu halten. Wenn dieser Spiegel ständig schwankt und nicht gut ausbalanciert wird, setzt das unseren Körper unter Stress, was zu einer Cortisolausschüttung führt. Mit einer Insulinresistenz geht oft auch ein zu hoher Testosteronspiegel einher. Zu viel Insulin gibt den Eierstöcken das Signal, mehr Androgene wie Testosteron zu produzieren. Gleichzeitig bewirkt Insulin, dass weniger Sexualhormon-bindendes-Globulin (SHBG) in der Leber produziert wird, was dafür notwendig ist, Testosteron zu binden.

Wie kommt es zu einer Insulinresistenz?

Es besteht die Gefahr einer Insulinresistenz, wenn unser Körper zu oft zu viel Insulin ausschütten muss, insbesondere wenn zu viele einfache Kohlenhydrate und viel Zucker gegessen werden und der Blutzuckerspiegel dadurch häufig extrem in die Höhe getrieben wird. Insulinresistenz bedeutet, dass unsere Zellen nicht mehr ausreichend auf Insulin reagieren und den Zucker aus dem Blut nicht mehr richtig aufnehmen können, um unseren Blutzuckerspiegel in einem normalen Bereich zu halten. Der Körper muss also immer mehr Insulin produzieren, damit die Zellen den Zucker überhaupt noch aufnehmen können. Kurze stressige Phasen, wo mehr Arbeit als sonst anfällt, können wir alle ganz gut ausgleichen. Wird die angespannte Situation allerdings ein Dauerzustand, leiden wir unter chronischer Erschöpfung.

Und genauso geht es unserer Bauchspeicheldrüse. Sie kann nicht dauerhaft Insulin im Übermaß produzieren, damit unsere vom Zucker schon abgestumpften Zellen den zugeführten Zucker noch aufnehmen können. Da die Zellen jedoch nicht mehr auf weniger Insulin reagieren, wird dann nicht mehr ausreichend Zucker aus der Blutbahn aufgenommen, was zu einem stetig

Symptome für eine Insulinresistenz

Wenn du denkst, dass du eine Insulinresistenz haben könntest, ist es wichtig, gut auf deinen Körper zu hören, da die Symptome eher unterschwellig und weniger konkret auftreten.

- [ ] Ununterbrochener Hunger
- [ ] Schwierig zu verlierendes Übergewicht
- [ ] Starke Energieschwankungen
- [ ] Müdigkeit nach dem Essen
- [ ] Lust auf Süßes grundsätzlich und nach jedem Essen
- [ ] Hautprobleme wie Akne

Langzeitfolgen:

- [ ] Diabetes Typ 2
- [ ] Demenz
- [ ] Alzheimer
- [ ] Schlaganfall

Eine Insulinresistenz kann außerdem die Symptome von PCOS weiter verschlimmern.

- [ ] Unregelmäßige oder keine Regel
- [ ] Starke Blutungen
- [ ] Schmerzhafte Blutungen
- [ ] Fruchtbarkeitsstörung
- [ ] Akne
- [ ] Übermäßige Gesichtsbehaarung

hohen Spiegel an Blutzucker und Insulin führt. Das ist wiederum die Vorstufe von Diabetes Typ 2.

Des Weiteren spielt auch Übergewicht eine zentrale Rolle. Insbesondere das Bauchfett produziert Hormone, die Einfluss auf Entzündungsprozesse im Körper haben. Entzündungen im Körper haben aller Wahrscheinlichkeit nach Einfluss auf Diabetes Typ 2 und Herz-Kreislauf-Erkrankungen sowie Insulinresistenz, wobei eine Insulinresistenz umgekehrt die Entzündungen im Körper verschlimmert. Erschwerend kommt hinzu, dass kein Fett abgebaut wird, solange Insulin im Blut ist. Zunächst wird nämlich immer die gerade zugeführte Energie der aufgenommenen Nahrung vom Körper genutzt. Die Fettzellen werden erst später vom Körper verwendet. Bei einem stetig hohen Insulinspiegel funktioniert das Abnehmen also nur erschwert. Dies ist ein Grund, warum Intervallfasten immer größere Beliebtheit erfährt. Wir gönnen unserem Körper mit einer 16 Stunden langen Nahrungsauszeit eine Insulinpause. Das Fasten betrachten wir später noch etwas differenzierter aus ayurvedischer Sicht.

Ein weiterer Grund für eine Insulinresistenz ist zu wenig Bewegung und Sport. Sport macht die Muskeln wieder empfänglicher für Insulin, direkt nach einer Mahlzeit kann Bewegung helfen, den Blutzuckerspiegel wieder zu normalisieren. Das bedeutet nicht, dass du direkt nach der Mahlzeit die Joggingschuhe schnüren sollst. Ein etwas flotterer Spaziergang reicht oft schon aus.

LEPTIN UND GHRELIN

Ghrelin ist für unser Hungergefühl verantwortlich. Es wird primär in der Magenschleimhaut gebildet. Dem gegenüber steht Leptin, unser »Sättigungshormon«, welches in den Fettzellen produziert wird. Wenn beide Hormone ausbalanciert miteinander arbeiten, ist ein Überessen nicht sehr wahrscheinlich. Allerdings gibt es einige Einflussfaktoren, warum das Verhältnis der beiden gestört sein kann.

Unser Schlaf beeinflusst unser Essverhalten sehr viel mehr, als wir denken. Es wurde festgestellt, dass Frauen mit weniger als fünf Stunden Schlaf pro Nacht im Durchschnitt mehr Gewicht haben als Frauen, die sieben Stunden schlafen. Schlafmangel führt dazu, dass mehr Ghrelin produziert wird und wir dadurch mehr Appetit haben. Leptin wird hingegen unterdrückt. Es ist also keine Frage der Willenskraft, wenn wir nachts vor dem Kühlschrank stehen und die Reste vom Mittagessen verputzen, sondern auch eine Frage des gesunden Schlafes.

Symptome, wenn Leptin nicht ganz in der Balance ist

- ☐ Ständiges Überessen
- ☐ Übergewicht
- ☐ »Sucht« nach Süßigkeiten
- ☐ Cholesterinprobleme
- ☐ Fruktoseintoleranz

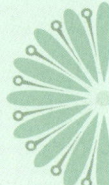

Triglyzeride sind Blutfette, die, wenn sie im Übermaß vorhanden sind, die Sättigungssignale des Leptins ans Gehirn negativ beeinflussen. Zu erhöhten Triglyzeridwerten im Blut trägt Fruktose maßgeblich bei. Dabei müssen wir allerdings zwischen der Fruktose in Obst und der zugesetzten Fruktose in Fertigprodukten, Agavendicksaft, Süßwaren oder Softdrinks unterscheiden. Fruktose ist und bleibt zwar Fruktose, allerdings ist die Konzentration in Obst im Vergleich zu den anderen Produkten ganz unterschiedlich. Die Fruktose in industriell verarbeiteten Lebensmitteln wird aus Mais gewonnen, ist günstig und ein Geschmacksträger, der sogar in herzhaften fertigen Gerichten zum Einsatz kommt. Maissirup kann zudem den LDL-Cholesterinspiegel erhöhen, der das Risiko für Herz-Kreislauf-Erkrankungen und Diabetes erhöht. Fruktose kann im Übermaß sehr schädlich für unsere Leber sein und sogar zu einer Fettleber führen. Fruktose kann nämlich nicht von Insulin reguliert werden wie andere Kohlenhydrate, sondern wird von der Leber in Triglyzeride umgewandelt und teilweise ins Blut abgegeben. Der hohe Konsum an Fruktose, obwohl größtenteils wahrscheinlich unbewusst, führt dazu, dass immer mehr Menschen eine Fruktoseintoleranz entwickeln und dann auch auf das eigentlich gesunde Obst negativ reagieren. Dazu kommen wir im Leitfaden noch im Detail.

CORTISOL

Du hast an der einen oder anderen Stelle nun schon so viel über Stress gehört. Widmen wir uns nun einmal den Hormonen, die bei Stress besonders arbeiten müssen. Adrenalin und Cortisol sind zwei Hormone, die bei Stresssituationen produziert werden. Sie sind dafür verantwortlich, dass mehr Blut in die Muskeln gepumpt wird, damit wir wegrennen oder kämpfen können, dass unsere Wachsamkeit zunimmt und wir in Gefahrensituationen schnell reagieren können. Wenn der Adrenalinlevel steigt, nimmt auch der Cortisolspiegel zu. Der Unterschied ist, dass Adrenalin schnell nach oben schießt und auch schnell wieder abgebaut wird. Cortisol steigt langsamer an und bleibt länger in unserer Blutlaufbahn. Durch die längere Wirkung beschäftigen wir uns im Weiteren mit Cortisol.

Cortisol wird in der Nebennierenrinde gebildet. Es hat noch viel mehr Aufgaben, als unser Überleben zu schützen. So haben wir es Cortisol zu verdanken, dass wir morgens aus dem Bett kommen, wach und motiviert sind. Ein gesunder Cortisolspiegel ist morgens am höchsten und nimmt im Laufe des Tages ab. Cortisol spielt auch eine große Rolle in unserem Immunsystem und unserem Stoffwechsel. So ist Cortisol gut und wichtig für unseren Alltag. Wird es allerdings zu oft beziehungsweise dauernd ausgeschüttet, kann es schädlich sein.

Wie gerät unser Cortisolspiegel aus dem Gleichgewicht?

Du weißt inzwischen schon, dass es Auswirkungen auf unseren gesamten Körper hat, wenn nur eines unserer Hormone aus dem Gleichgewicht gerät. Gerade Cortisol spielt in unserer heutigen Zeit eine immer größere Rolle und bringt unseren Hormonhaushalt durch den starken Einfluss auf die anderen Hormone schnell aus dem Gleichgewicht.

Viele Menschen nehmen Stress nicht ausreichend ernst und eine stressige Phase wird eher zu einem stressigen Lebensstil. Die Abwechslung von Anspannung und Entspannung findet immer weniger statt und wir stehen fast durchgängig unter einer gewissen Anspannung – wir haben Stress. Dabei geht es um das subjektive Stressempfinden, das bei jedem völlig unterschiedlich sein kann. Manche Menschen lassen sich von den 600 E-Mails in ihrem Posteingang nach dem Urlaub nicht aus der Ruhe bringen, andere würden deswegen am liebsten gar keinen Urlaub mehr machen. Ob Stressoren von innen oder von außen wirken, ist unwichtig, es geht darum, ob wir uns gestresst fühlen, denn dann springt auch unser Cortisol an.

Wir wollen jedem gerecht werden – Freunden, dem Partner, den Kindern und auch unseren eigenen meist hohen Ansprüchen. Die ständige Erreichbarkeit, lange To-do-Listen und der Wunsch nach einem Leben, das wir aktuell noch nicht leben, tragen alle maßgeblich zum Gedankenkarussell und oft zu einem erhöhten Cortisolspiegel bei. Auch exzessiver Sport, finanzielle Sorgen und ein gestörter Schlafrhythmus können Cortisol freisetzen.

Schlafstörungen oder zu wenig Schlaf führen dazu, dass unser Cortisollevel in der Nacht ansteigt. Dadurch wird unsere Wachsamkeit gefördert, da der Körper auf die potenziellen Angreifer vorbereitet sein will. Cortisol blockiert unser Schlafhormon Melatonin und es fällt uns noch schwerer ein- beziehungsweise durchzuschlafen – und der Teufelskreis beginnt. Melatonin spielt zudem eine Rolle für die Entgiftungsvorgänge im Körper, die nachts stattfinden sollen. Leiden wir unter Schlafstörungen durch abendlich hohes Cortisol, bedeutet dies also auch, dass Stoffwechselzwischenprodukte und Hormone nicht optimal abgebaut werden können. Zugleich ist die Zellreparatur um Mitternacht eigentlich am stärksten, wenn Cortisol normalerweise seinen Tiefpunkt haben sollte.

Durch diese Einflussfaktoren haben die meisten Menschen heute keinen gesunden Cortisolspiegel mehr, der morgens am höchsten ist und dann langsam sinkt, sondern es kommt im Verlauf des Tages immer wieder zu Cortisol-Peaks, und das Tag für Tag.

Einflüsse auf andere Hormone und Organe

Cortisol hat die meisten Wechselwirkungen mit anderen Hormonen. Das Überleben steht in der Natur immer über der Fortpflanzung – was natürlich ist, denn wenn wir nicht überleben, können wir uns schließlich nicht mehr fortpflanzen. Wenn wir aber dauerhaft in von uns subjektiv wahrgenommenen Stresssituationen sind, sind unsere Hormondrüsen irgendwann erschöpft, sodass der Körper nicht mehr ausreichend Cortisol produzieren kann. Dann kann Progesteron in Cortisol umgewandelt werden. Hinzu kommt, dass Cortisol die Progesteronrezeptoren blockiert, an die sich das Progesteron eigentlich andocken muss, um die zu erledigenden Aufgaben weiterzugeben.

Wie wir bereits wissen, ist ein Progesteronmangel ohnehin eine häufig vorkommende hormonelle Disbalance. Daher können die Symptome bei einem Progesteronmangel durch ein langes Cortisolhoch noch verschlimmert oder eben auch erst ausgelöst werden. Zudem ist, wie du bereits weißt, Progesteron der Gegenspieler zu Östrogen. Beides kann also durch Cortisol aus der Balance gebracht werden. Sollte zu wenig Progesteron vorhanden sein, kann es zu einer Östrogendominanz kommen.

Ein zu hoher Cortisollevel kann auch dazu führen, dass du dich traurig und schlecht gelaunt fühlst, da Stress dem Körper unsere Glückshormone Serotonin und Dopamin entzieht. Kurzfristig kann unser Körper gut auf Stress reagieren, bei dauerhaftem Stress und somit hohem Cortisolspiegel im Blut kann dies aber zu einer geringeren Stressresistenz führen. Mit der Zeit stressen uns also auch schon kleinste Stressoren und bringen uns aus dem Konzept. Wir geraten in eine Negativspirale. Hohes Cortisol

kann außerdem das Testosteron erhöhen, wohingegen die Produktion von Schilddrüsenhormonen minimiert wird. Bei jeder Stresssituation wird die Hypothalamus-Hypophysen-Nebennierenrinden-Achse aktiv (HPA-Achse, von englisch: hypothalamus-pituitary-adrenocortical). Der Hypothalamus signalisiert der Hypophyse, dass die Nebennierenrinde Cortisol produzieren muss, da wir uns in einer Gefahrensituation befinden. Wenn ausreichend Cortisol produziert wurde, wird ein Feedback an die Hypophyse gege-

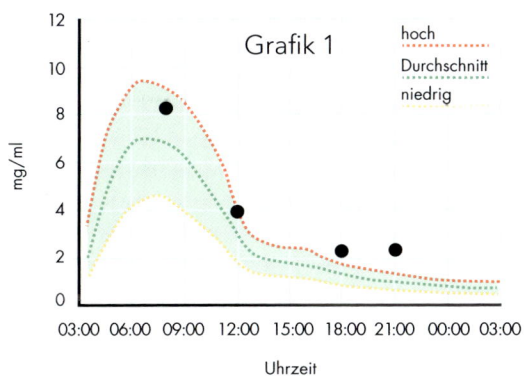

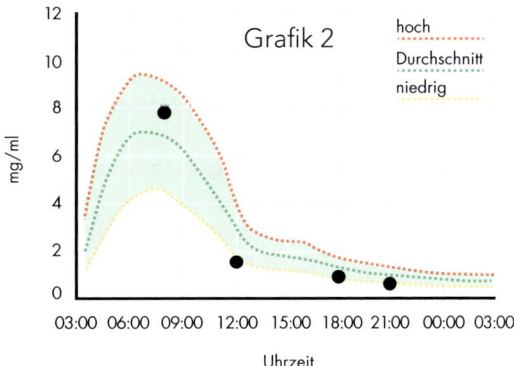

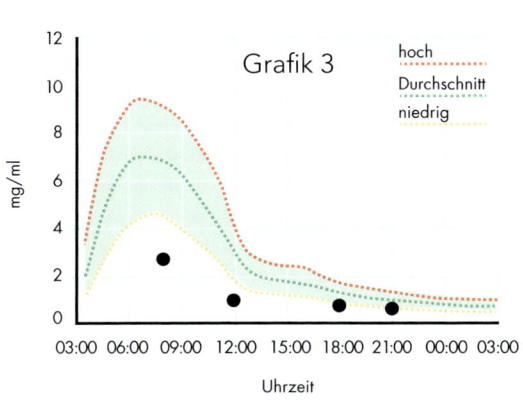

Grafik 1: Cortisolspiegel: zu hoch
Symptome: müde und aufgedreht zugleich, Essensgelüste, Schlaflosigkeit, Angstzustände

Grafik 2: Cortisolspiegel: morgens zu hoch, mittags stark abfallend
Symptome: Nachmittagstief, Schläfrigkeit

Grafik 3: Cortisolspiegel: niedrig (Nebennierenschwäche)
Symptome: Erschöpfungszustände, Essensgelüste

Beispiele für Disbalancen des Cortisolspiegels durch chronischen Stress

ben, sodass das Signal für eine weitere Cortisolproduktion gestoppt wird.

Wenn der Stresslevel allerdings dauerhaft hoch ist, hat das Cortisol quasi keine Zeit, eine Rückmeldung an die HPA-Achse zu geben, sodass immer weiter Signale für die Cortisolproduktion ausgeschüttet werden. Das führt zu hohem Blutdruck, hohem Blutzucker und einem schwachen Immunsystem.

Hält diese Situation Monate oder sogar Jahre an, ist die Konsequenz eine Nebennierenschwäche, was letztendlich dazu führt, dass wir sogar zu wenig Cortisol produzieren können. Müdigkeit, Burn-out, chronisch negative Sichtweisen, das Gefühl von Dauerstress, Schlafprobleme, häufige Erkältungen, Allergien und Asthma sind nur einige Beispiele für die Folgen. Chronischer Stress kann sogar dazu führen, dass ein zu hoher und ein zu niedriger Cortisollevel innerhalb eines Tages stattfinden. Dieser Zustand sollte unter allen Umständen zu vermeiden versucht werden, da es Jahre dauern kann, diese Erschöpfung wieder auszugleichen. Es lohnt sich also, schon bei einem zu hohen Cortisollevel anzusetzen.

Weitere Folgen eines zu hohen Cortisolspiegels

Ein hoher Cortisolspiegel bewirkt, dass verstärkt Energie in unsere Bei-

ne und Arme geleitet wird, da sie auf Rennen oder Kämpfen eingestellt sein sollen. Das hat auch zur Folge, dass weniger Energie für unsere Organe und unsere Verdauung zur Verfügung steht. Es kann also durchaus vorkommen, dass du in stressigen Phasen weniger oft zur Toilette gehen kannst. Dabei ist der regelmäßige Stuhlgang ein ungemein wichtiger Entgiftungsprozess und auch für unsere Hormonbalance unabdingbar.

Während einer akuten Stresssituation wird unser Immunsystem verstärkt aktiviert, da es uns im Zweifel bei einer Verletzung schnell heilen möchte. Dass wir so unser Immunsystem verwirren, ist nicht verwunderlich – es ist ständig aktiviert, obwohl keine akute Verletzung oder ein Infekt vorliegt. Die Überaktivierung kann unter anderem zu Nahrungsmittelunverträglichkeiten, Allergien und einer langfristigen schwachen Entzündlichkeit im Körper kommen. Letztere kann dazu führen, dass wir ständig müde sind, an Gewicht zunehmen, Migräne, einen zu niedrigen Blutdruck, Depressionen haben oder auch unter chronischer Erschöpfung leiden. Im schlimmsten Fall beginnt unser Immunsystem, unseren eigenen Körper anzugreifen, und es kommt zu einer Autoimmunerkrankung. Vielleicht kommt es dir bekannt vor, dass du nach einer stressigen Phase bei Eintritt der Ruhepha-se, zum Beispiel Weihnachten oder im Urlaub, krank geworden bist? Sobald der Stress abfällt, braucht auch unser verwirrtes und überlastetes Immunsystem eine Pause und wir sind anfälliger für Krankheiten.

Cortisol kann indirekt eine Zunahme an Gewicht begünstigen, da ein plötzlicher Cortisolanstieg dem Körper signalisiert, dass wir wahrscheinlich bald viel Energie benötigen werden. Zucker und Fett sind schnelle Energielieferanten und verbessern unsere Reaktionsfähigkeit in Gefahrensituationen. Sollte keine Energie in der Blutlaufbahn sein, zieht der Körper diese aus den Reservedepots der Leber und der Muskeln.

So steigt der Blutzuckerspiegel an und Insulin kommt wieder ins Spiel. Insulin

ist dann dafür zuständig, den Zucker zu den verschiedenen Zellen zu transportieren. Cortisol bewirkt also immer auch einen Anstieg des Blutzuckerspiegels. Wenn die brenzlige Situation vorbei ist, möchte unser Körper natürlich Nachschub, da unsere Reserven in Leber und Muskeln verringert wurden, denn er will für den nächsten vermeintlichen Angriff gewappnet sein. Daher greifen wir bei Stress nur allzu gerne und allzu oft zu einfachen Kohlenhydraten und ungesunden Fetten.

Diese Nahrungsmittel fördern zudem die Ausschüttung von Serotonin und Dopamin, unseren Glückshormonen, die wiederum unsere Nerven beruhigen. Es gibt also durchaus Erklärungen, warum wir eine vermeintlich schwache Willenskraft haben und während Stresssituationen gerne und oft zu Zucker und Fett greifen.

Zu viel Stress und der Einfluss auf unsere Hormone

+
- Cortisol
- Testosteron

–
- Progesteron
- Östrogen
- Schilddrüsenhormone
- Melatonin

Symptome für einen hohen Cortisolspiegel

Symptome für einen hohen Cortisolspiegel festzulegen, ist nicht ganz leicht, da jeder anders auf Stress reagiert. Du weißt am besten, wenn und wann du gestresst bist, und spürst vielleicht sogar deinen beschleunigten Herzschlag oder dass du sehr schnell gereizt bist. Hier eine Auswahl an Symptomen, die dir ergänzend bei der Einschätzung deines Stresses helfen können.

- Durchschlafprobleme
- Einschlafprobleme
- Gewichtszunahme
- Heißhunger auf Süßigkeiten
- Hoher Blutzucker
- Frühzeitige Alterung
- Schwaches Immunsystem
- Herzprobleme
- Osteoporose
- Schlechtes Gedächtnis/Konzentrationsschwierigkeiten
- Allergien, Lebensmittelunverträglichkeiten
- Verdauungsprobleme
- Müdigkeit nach den Mahlzeiten
- Erschöpfung
- PMS, Unfruchtbarkeit, POS, schwache Libido
- Morgenmüdigkeit
- Angstzustände
- Nervosität
- Unregelmäßige Periode

Generell begünstigt Stress ein Ungleichgewicht, daher können die Symptome der anderen Hormone ebenfalls Anzeichen für einen zu hohen Cortisolspiegel sein, insbesondere die Symptome unter Progesteron.

Fällt dir öfters ein Wort nicht ein oder erzählst du deinen Freundinnen die gleiche Geschichte zwei- oder dreimal? Auch das sind Zeichen für ein erhöhtes Stresslevel. Da wir bei einem erhöhten Cortisolspiegel davon ausgehen müssen, angegriffen zu werden, sind alle unsere Sinne darauf ausgerichtet, unsere Umgebung genau zu betrachten und Angreifer schnell ausfindig zu machen. Dabei kann sich das Gehirn nicht auf neue Inhalte fokussieren und die Funktion des Kurzzeitgedächtnisses wird negativ beeinflusst.

Stress beeinflusst unser System so fundamental, dass es unsagbar wichtig ist, ihn durch einen angepassten Lebensstil auszugleichen. Es ist nicht immer möglich, ihm vollkommen aus dem Weg zu gehen, womit unser System auch gut zurechtkommt, es ist eben ein Wunderwerk. Aber es ist unsere Aufgabe, unseren Körper bei seinen täglichen Funktionen zu unterstützen.

Gegenspieler zu Cortisol

Wie bei der Intelligenz unseres Körpers nicht anders zu erwarten, tut er selbst auch schon viel für unsere Balance. Daher gibt es auch Gegenspieler zu Cortisol. Oxytocin wird auch oft das Kuschelhormon genannt. Es wird beim Stillen, bei Streicheleinheiten und während des Geschlechtsverkehrs produziert. Es gleicht ebenfalls den Cortisollevel aus und beruhigt uns. Interessant ist außerdem, dass Frauen anders auf Stress reagieren als Männer. Männer ziehen sich während stressiger Phasen eher zurück, Frauen hilft es, über ihre Probleme zu sprechen. Die Interaktion mit anderen Frauen hilft bei der Ausschüttung von weiterem Oxytocin und beruhigt zusätzlich.

SCHILDDRÜSEN-HORMONE

Die Schilddrüse ist eine schmetterlingsförmige Drüse und befindet sich an der Vorderseite unseres Halses. Generell sind unsere Hormone sehr empfänglich für alles, was in und um uns herum passiert. Gerade die Schilddrüse ist besonders sensibel, bei Frauen noch mehr als bei Männern. Die Schilddrüse ist unter anderem für die Steuerung des Stoffwechsels verantwortlich, hat Einfluss auf unsere Stimmung und regelt unsere Körpertemperatur. Konzentration, Atmung, Herzschlag, Muskulatur, Nervensystem, Haut, Energiehaushalt, eine regelmäßige Periode und unsere Verdauung sind weitere Bereiche, auf welche die Schilddrüse Einfluss hat.

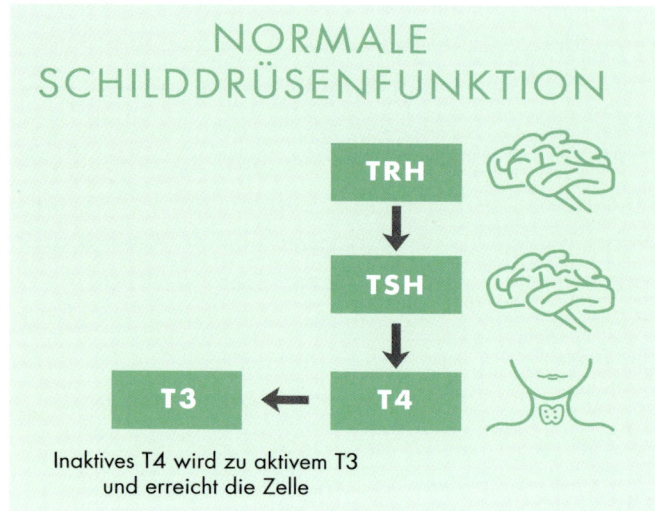

*Ablauf der Hormon-
bildung der Schilddrüse
bei normaler Funktion*

Thyroxin und Trijodthyronin

Wird von Schilddrüsenhormonen gesprochen, so sind meist Thyroxin (T4) und Trijodthyronin (T3) gemeint. Damit diese Hormone produziert werden, muss ein Signal in Form des Hormons TSH (Thyroid-Stimulating Hormone) von der Hypophyse die Schilddrüse erreichen. Damit die Hypophyse wiederum weiß, was zu tun ist, erhält sie ein Signal des Hypothalamus, nämlich den Botenstoff TRH (Thyreotropin-Releasing Hormone). Normalerweise reguliert sich der Hormonspiegel von allein, ähnlich wie bei einer funktionierenden HPA-Achse. Die Hypophyse merkt nämlich in der Regel, wenn zu wenig oder zu viel Schilddrüsenhormone im Blut sind. T4 ist ein inaktives Hormon und wird erst mithilfe ver-

schiedener Stoffe, unter anderem Progesteron, zu T3.

Einflussfaktoren auf die Schilddrüse

Es gibt zahlreiche Faktoren, die auf die Schilddrüse wirken, die an dieser Stelle nicht alle genannt werden können. Einige wichtige Beispiele sind allerdings Stress und Nährstoffmangel. Den potenziellen Einfluss der Pille auf die Schilddrüse hast du bereits kennengelernt und auch die negativen Effekte von zu viel Dauerstress kennst du schon. Es ist daher für dich wahrscheinlich nicht besonders verwunderlich, dass Stress auch bei deiner Schilddrüse ein Wörtchen mitredet. Das Stresshormon Cortisol kann bei Übermaß nämlich eine Schilddrüsenunterfunktion hervorrufen. Das liegt

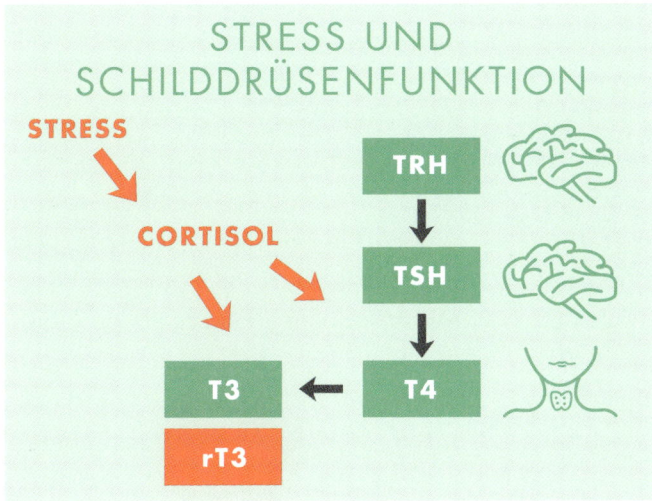

Bei Stress und verminderter Kalorienaufnahme wird der Stoffwechsel von der Schilddrüse heruntergeguliert.

daran, dass Progesteron bei zu viel Stress in Cortisol umgewandelt wird. Progesteron ist allerdings wichtig für eine gut funktionierende Schilddrüse. Eine lange Phase mit viel Stress und einem dauerhaft hohen Cortisolwert im Blut kann zur Erschöpfung der Nebenniere führen. Dann kann es auch passieren, dass die Schilddrüse ihre Tätigkeit herunterregelt und es zu einer Schilddrüsenunterfunktion kommt.

Zudem schaltet die Schilddrüse bei Stress und bei verminderter Kalorienaufnahme auf Energiesparmodus und regelt den Stoffwechsel und alles, was mit Reproduktion zu tun hat, herunter. Das passiert, indem T4 nicht mehr in T3, sondern in das biologisch unwirksame reverse T3 (rT3) umgewandelt

wird. So haben wir mehr Energie, um auf die Stresssituation zu reagieren und gegebenenfalls alles in unsere Selbstheilungsprozesse zu investieren. Auf Dauer kann es so allerdings zu einer Schilddrüsenunterfunktion kommen.

Durch Stress benötigt unser Körper sehr viele Nährstoffe wie Selen und Magnesium. Diese Nährstoffe werden jedoch nicht nur für die Stressreaktion benötigt, sondern auch für die einwandfreie Funktion unserer Schilddrüse. Stress kann außerdem dazu führen, dass das inaktive Hormon T4 nicht mehr ausreichend in das aktive Hormon T3 umgewandelt wird. Hinzu kommt, dass die Zellen teils durch Cortisol nicht mehr ausreichend auf T3 reagieren.

Jod, ein natürlich vorkommendes Spurenelement, ist für die Bildung der Schilddrüsenhormone vonnöten. Der tägliche Bedarf ist circa 200 Mikrogramm pro Tag – bei Kindern ist der Bedarf etwas weniger und bei Schwangeren etwas höher. Sicher hast du schon einmal jodiertes Salz im Supermarkt gesehen oder nutzt es zum Kochen. Das gut gemeinte Ziel ist, so unseren täglichen Jodbedarf zu decken, allerdings handelt es sich bei diesem Jod meist um synthetisches und nicht um natürliches Jod.

Du kannst dir sicher denken, dass die natürliche Variante meist die bessere ist. Greife daher lieber zu Meersalz, zu Algenarten wie Nori, Wakame oder Dulse oder auch zu hochqualitativen Milchprodukten. Es gibt einige Algenarten, die eine teils zu hohe Konzentration an Jod aufweisen, von diesen Arten ist eher Abstand zu nehmen.

Symptome bei einer Schilddrüsenunterfunktion

- Erschöpfung
- (Morgen-)Müdigkeit
- Schlechte Laune
- Schlechte Konzentration
- Erinnerungslücken
- Unfruchtbarkeit
- Trockene Haut
- Wenig Appetit
- Infektanfälligkeit
- Gewichtszunahme/Übergewicht
- Oft kalte Hände und Füße
- Haarausfall
- Keine Motivation
- Verstopfung
- Dünne, brüchige Fingernägel
- Häufige Kopfschmerzen
- Seltenes Schwitzen
- Lethargie
- Langsame Reflexe
- Geringe Libido
- Depressionen

Ein Nori-Blatt von circa 3 Gramm kann schon die Hälfte des Tagesbedarfs decken und ist somit eine gute Variante. Auch Kuhmilchprodukte können zur Jodversorgung beitragen, allerdings kommt es hier auf das Futter der Tiere an.

Aufgrund unserer heutigen Lebensumstände, bei denen wir vermehrt Stress ausgesetzt sind, Medikamente schnell verfügbar sind und wir ständig mit Umweltgiften in Berührung kommen, ist es nicht verwunderlich, dass immer öfter von verschiedenen Schilddrüsenerkrankungen die Rede ist. Einer Schilddrüsenunterfunktion geht oft eine Schilddrüsenentzündung voraus. Bei Verdacht auf eine Schilddrüsenunterfunktion solltest du dich immer von deinem Arzt testen lassen und mit ihm weitere Maßnahmen besprechen. Ergänzend kannst du einen Ayurveda-Therapeuten aufsuchen, da bei einer Unterfunktion beispielsweise eine Kapha reduzierende Ernährung hilfreich sein kann. Auch Hashimoto wird immer bekannter und ist eine häufige Ursache für die Schilddrüsenunterfunktion. Die Schilddrüse wird bei dieser Erkrankung vom eigenen Immunsystem angegriffen und auf Dauer werden kaum noch Hormone gebildet, was wiederum andere Prozesse im Körper verlangsamt. Bei Hashimoto ist eine enge Zusammenarbeit mit einem Arzt unabdinglich, da eine Hormonsubstitution vonnöten ist. Der Verlauf von Hashimoto und die Symptome sind sehr individuell, so kann auch hier eine langfristige Zusammenarbeit mit einem Ayurveda-Therapeuten gute Ergebnisse liefern.

Verdauung und der Darm

Weißt du eigentlich, was mit deiner Nahrung passiert, wenn du sie heruntergeschluckt hast? Es ist eine spannende Reise durch unseren Körper, die Bissen für Bissen stattfindet. Die erste Aufgabe während einer Mahlzeit hat unser Mund, insbesondere unsere Zähne und unser Speichel spielen eine wichtige Rolle. Der Speichel enthält spezielle Enzyme, die wichtig für die Aufspaltung der Kohlenhydrate sind. Du erinnerst dich, dass Kohlenhydrate in unserem Körper zu Zucker werden? Vielleicht hast du ein Brot schon einmal so lange gekaut, bis es süßlich wurde. Das liegt mitunter an den Enzymen in unserem Speichel. Das ist auch der Grund, warum du sicher schon öfters gehört hast, wie wichtig es ist, gut zu kauen. Die Verdauung beginnt schon im Mund und je besser wir unsere Nahrung dort zerkleinern, desto weniger Arbeit hat der Rest unseres Körpers.

Durch die Speiseröhre gelangt die Nahrung in den Magen, wo das zerkaute Essen durch die Magensäure so lange weiter zerkleinert wird, bis eine breiige Konsistenz erreicht ist. Die nächste Station ist der Dünndarm. Die Darmschleimhaut sondert Enzyme ab, welche die Nahrung weiter verdauen. In diesem Bereich unseres Körpers werden außerdem die meisten Nährstoffe absorbiert und in unseren Blutkreislauf weitergegeben. Im Dickdarm spielt die Entziehung der Nährstoffe eine untergeordnete Rolle. Dem Speisebrei wird hier das Wasser entzogen und so werden die Reste der Nahrung, die unser Körper nicht mehr braucht, in Stuhl umgewandelt und können ausgeschieden werden.

AUFGABEN UNSERES DARMS

Gesundheit sowie Krankheit beginnen gemäß Ayurveda im Darm. Haben wir Probleme mit unserem Darm, kann der ganze Körper darunter leiden und es treten verschiedene Symptome auf. Aber auch in der Schulmedizin wird unserem Darm eine immer größere Rolle zugeschrieben. Warum das so ist, lässt sich leicht an der schier endlosen Liste der Einflussbereiche des Darms erkennen.

Die Nährstoffaufnahme ist die wesentliche Aufgabe des Dünndarms. Die Dünndarmschleimhaut, Mikrovilli, hat zudem die Aufgabe, Giftstoffe und Nahrungspartikel innerhalb unseres Darms zu behalten und sie nicht in unseren Blutkreislauf gelangen zu lassen. Das ist ausschließlich den vollständig verdauten Mikronährstoffen vorbehalten. Die Darmschleimhaut kann allerdings unter Umständen durchlässig werden und unerwünschte Stoffe können dann in unseren Blutkreislauf gelangen. Einflussfaktoren sind falsche Ernährungsweisen mit zu viel Zucker, zu viel Fertiggerichten, Glutensensitivität oder Medikamentenmissbrauch. Bekannt sind diese Schäden an der Darmschleimhaut auch als Leaky-Gut-Syndrom oder durchlässige Darmwand. Gelangen Partikel in den Blutkreislauf, die dort nichts zu suchen haben, wird das Immunsystem eingeschaltet. Es kämpft dann gegen die Bakterien und die Nahrungspartikel an, die im Inneren unseres Darms eigentlich gar kein Problem darstellen. Treten sie allerdings in unseren Blutkreislauf ein, entstehen durch die Reaktion Entzündungen. Da dies bei einer durchlässigen Darmwand nicht nur einmal, sondern ständig passiert, können sogar chronische Entzündungen entstehen. Diese können wiederum zu Insulinresistenz und Gewichtszunahme führen. Weitere Folgen sind starke Ermüdung, Lebensmittelunverträglichkeiten, Reizdarm, Allergien oder Gelenkschmerzen.

Der Dickdarm enthält die meisten Bakterien unseres Verdauungstraktes. Diese Mikroorganismen nennt man Mikrobiom oder auch Darmflora. Das Mikrobiom ist unter anderem für eine gute Verdauung und einen intakten Stoffwechsel verantwortlich. Es unterstützt die Leber zudem bei wichtigen Entgiftungsaufgaben und ist eng mit unserem Immunsystem verbunden. Durch dauerhaft ungesunde Ernährung und Stress beziehungsweise einem abträglichen Lebensstil verändern wir unser Mikrobiom nachteilig.

Die Darmflora hat nicht nur Auswirkungen auf die Nahrungsmittelaufbereitung für unseren Körper und auf die Kalorien- beziehungsweise Nährstoffentnahme aus der Nahrung, sondern kommuniziert auch ständig mit unserem Gehirn und hat maßgeblich Einfluss auf zahlreiche Prozesse. Der Darm besitzt ein ganzes Netz aus Nervenzellen, Neurotransmittern und Nervenknoten, zusammengefasst das enterische Nervensystem (ENS).

Das ENS liegt unterhalb der Darmschleimhaut. Ebenso wie unser Gehirn kann unser Darm somit Nervenimpulse empfangen und versenden, Erfahrungen abspeichern und auf Emotionen reagieren. Durch Neurotransmitter können Darm und Gehirn über den Vagusnerv miteinander kommunizieren. Die Signale, die der Darm an das Gehirn schickt, werden von diesem in Emotionen oder Gedanken übersetzt und beeinflussen somit unsere Emotionen und Gefühle. Probleme mit unserer Verdauung, entzündliche Prozesse im Darm, Leaky Gut oder die Zusammensetzung der Darmbakterien haben also alle eine Wirkung auf unser Gehirn.

Um etwas konkreter zu werden, hier einige Beispiele: Einige Bakterien unseres Mikrobioms produzieren Buttersäure, die depressive Verstimmungen minimiert. Diese nimmt bei einer Schädigung der Darmwand oder einer negativ beeinflussten Darmflora ab.

Serotonin wird zu 95 Prozent in unserem Darm gebildet. Die Darmbakterien und das Nervensystem im Darm produzieren zudem genauso viel Dopamin wie unser Gehirn. Es ist somit nicht verwunderlich, dass negative Gedanken durch eine beeinträchtigte Darmflora oder eine beschädigte Darmwand hervorgerufen werden können.

Wenn unser Darm nicht ordentlich funktioniert und beschädigt ist, dann können die Nährstoffe nicht richtig aufgenommen und verteilt werden. So kann es zu einer Unterversorgung kommen, was letztendlich auch zu einem Hormonchaos führt. Wir sind immer nur so gut versorgt, wie wir unsere Nahrung verdauen können. Daher sollte unsere Ernährung immer darauf abgestimmt sein, dass wir sie gut verdauen können. Das kann ziemlich individuell sein und es ist wichtig, dass du dabei auf deinen Körper hörst. Für manche ist rohes Obst vielleicht kein Problem, für andere bedeutet es Luft im Bauch und nur gedünstetes Obst funktioniert einwandfrei. Zeichen wie Luft im Bauch oder unregelmäßige Verdauung zeigen dir an, dass dein Darm die Nährstoffe im Zweifel nicht aufnehmen kann. Ayurveda fußt zu einem ganz großen Teil auf einer gesunden Verdauung.

DEIN HANDLUNGS-SPIELRAUM

Mit unserer Ernährung können wir im Positiven wie im Negativen maßgeblichen Einfluss auf unseren Darm nehmen. Wie schlecht Fertiggerichte für uns sind, zeigt sich darin, dass sich die Vielfalt unseres Mikrobioms schon nach zehn Tagen um 40 Prozent reduziert. Zudem können Fertiggerichte Zusatzstoffe enthalten, die die erste Schicht der Darmwand angreifen und so nicht nur die Artenvielfalt des Mikrobioms minimieren, sondern zu einer durchlässigen Darmwand führen können. Aber auch Zucker, Pestizide auf Obst und Alkohol können negativ auf den Darm wirken. Auch an dieser Stelle wirkt sich Stress fatal auf unseren Körper aus. Die Blutversorgung unserer Darmwand wird von Stress beeinflusst und wirkt somit auch auf die Darmflora. Gluten, Milchprodukte und Fruktose können bei Unverträglichkeit (!) ebenso schädlich auf unseren Darm wirken. Medikamente wie Antibiotika stören nachweislich unseren Darm. Bei ernsthaften Erkrankungen ist eine medikamentöse Behandlung unerlässlich, allerdings werden Antibiotika oft zu schnell verschrieben. Antibiotika werden bei bakteriellen Infekten verschrieben. Das Medikament unterscheidet dabei aber nicht die schlechten Bakterien der Krankheit von den guten Bakterien im Darm, und so kommen auch diese zu Schaden. Medikamente wie Ibuprofen können auf Dauer ebenfalls Schädigungen auf der Darmwand hinterlassen. Ganz schön viele Gründe, deinem Darm zu helfen, gut zu funktionieren und ihm die Arbeit so leicht wie möglich zu machen. Im folgenden Leitfaden achten wir darauf, dass du die Nahrung gut verdauen kannst, mit allen Nährstoffen versorgt wirst und deinen Darm so optimal bei seiner Arbeit unterstützt.

Die Basis für deinen Leitfaden

Für den nachfolgenden Leitfaden sind fünf Faktoren aus diesem Kapitel besonders wichtig zu verstehen. Erstens: Es gibt ziemlich viele Einflussfaktoren, die auf unser Hormonsystem wirken, und wir können auf fast alle teils mehr und teils weniger Einfluss nehmen. Konzentrieren wir uns auf das Mehr. Zweitens: Der Blutzuckerspiegel hat einen großen Einfluss auf dein gesamtes Hormonsystem. Drittens: Stress und somit der Cortisolspiegel haben massive Wechselwirkungen mit zahlreichen anderen Hormonen. Viertens: Selten wird ein Hormon einzeln beeinflusst, da es ein ganzheitliches System ist. Fünftens: Ohne eine gut funktionierende Verdauung kann unser Körper nicht alle Nährstoffe bekommen, die er benötigt.

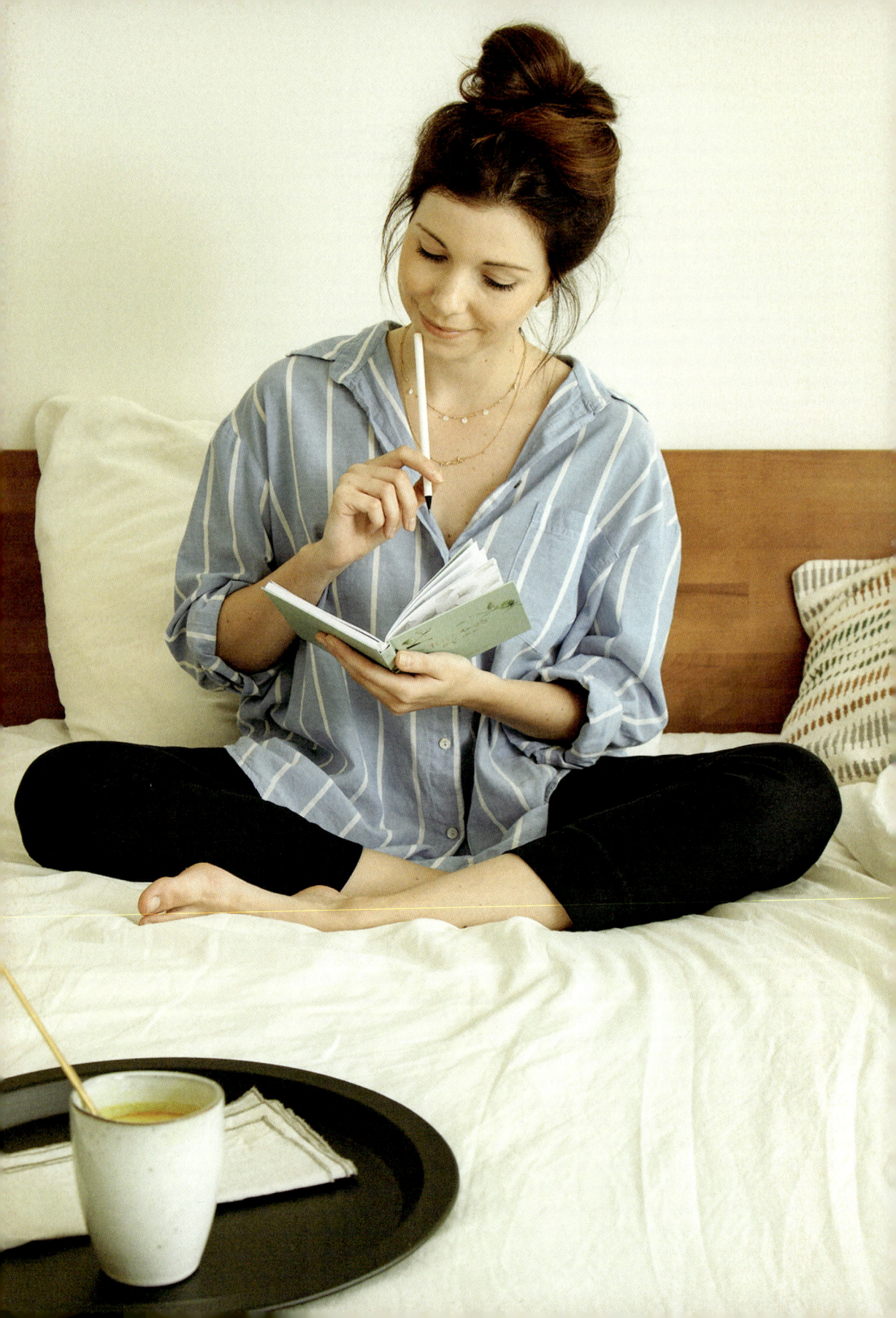

KAPITEL 3

Dein Sieben-Schritte-Leitfaden für mehr Hormonbalance

Ayurveda und Hormonbalance passen aus mehreren Gründen perfekt zusammen. Ayurveda sieht den Menschen durch die Betrachtung sowohl der psychischen als auch der körperlichen Ebene immer ganzheitlich – die Verbindung von innen und außen, von Körper und Geist, von Balance und Disbalance. Diese Betrachtungsweise ist auch in Bezug auf unser Hormonsystem nötig. Stress, emotionaler Aufruhr und zu wenig Selbstliebe haben genauso Einfluss auf unsere Hormone wie Ernährung und Verdauung. Diese Betrachtungsweise ist die Basis des Leitfadens und du wirst Antworten aus dem Ayurveda finden, wie du Stress ausgleichen kannst, dir mehr Zeit für dich nehmen und kleine Selbstlieberituale etablieren kannst, wie du deinen Körper optimal versorgst und wie du deine Verdauung unterstützt.

Die Schritte 1 bis 3 konzentrieren sich zunächst auf die körperliche Ebene. In Schritt 1 wirst du erfahren, welche Lebensmittel in der ayurvedischen Ernährung die Hauptrolle spielen. Das hilft dir dabei, deinen Körper mit dem zu versorgen, was er braucht. Du nährst so deine Dhatus (Gewebe) und schaffst eine Voraussetzung für die Bildung von Ojas. Gleichzeitig ist das der Beginn, um deinen Blutzuckerspiegel zu regulieren, was für so gut wie alle Hormone wichtig ist. Daher ist Schritt 2 explizit darauf ausgerichtet, deinen Blutzucker stabil zu halten.

Schritt 1 und 2 waren die Vorbereitung für Schritt 3. An dieser Stelle wollen wir deine Verdauung beziehungsweise dein Agni in Topform bringen. Das ist eine weitere Voraussetzung für die Bildung von Ojas und somit für dein Hormongleichgewicht. Nur wenn die aufgenommenen Nährstoffe gut vom Darm aufgenommen werden und die Ausscheidung der Malas (Abfallstoffe) funktioniert, ist dein Körper gut versorgt.

Die Schritte 4, 5 und 6 befassen sich nun mehr mit der psychischen Ebene im weiteren Sinne. Enger gefasst findest du in Schritt 4 und Schritt 5 Möglichkeiten, wie du Stress ausgleichen oder minimieren kannst, außerdem Optionen für kleine Selbstliebrituale und schöne Routinen ganz für dich.

Schritt 6 befasst sich dann mit einer gesunden Schlafhygiene. Schlaf ist sowohl aus ayurvedischer als auch aus wissenschaftlicher Sicht eine wichtige Säule für die Gesundheit und ein ausgeglichenes Hormonsystem. Du balancierst mit den Schritten vier bis sechs also ganz bewusst deinen Cortisolspiegel und somit auch alle weiteren Hormone, die wir thematisiert haben.

Dein Sieben-Schritte-Leitfaden im Überblick

1. Nähre deinen Körper.
2. Balanciere deinen Insulinspiegel aus.
3. Unterstütze deine Verdauung.
4. Integriere Pausen und gleiche deinen Cortisolspiegel aus.
5. Teste entstressende Routinen und mache dich zur Priorität.
6. Schöpfe neue Kraft durch einen gesunden Schlaf.
7. Spezielle Tipps für einzelne Hormone bieten weitere Hilfe.

Im zweiten Kapitel wurden verschiedene Anzeichen den jeweiligen Hormonen zugeordnet. Sollten diese Beschwerden nach Befolgung der ersten sechs Schritte anhalten, kannst du im siebten Schritt die Empfehlungen für den Ausgleich der einzelnen Hormone nachlesen.

Bei dem Leitfaden handelt es sich nicht um eine kurzfristige Umstellung, sondern um Empfehlungen, die du nach und nach in dein Leben integrieren kannst. Ein solcher Wandel funktioniert nicht von heute auf morgen. Sieh den Weg als Ziel – das Sprichwort trägt so viel Wahrheit in sich. Habe Spaß daran, Neues zu probieren, sei offen für Veränderungen und teste, was für dich funktioniert. Wenn du Verbesserungen bemerkst, behalte das bei, wovon du am meisten profitierst.

Wenn eine Empfehlung für dich nicht die richtige ist, lasse sie einfach wieder gehen. Ganz ohne Druck. Komm mehr ins Spüren und lerne, wieder auf deine Intuition zu hören. Glaub mir, auch ich befinde mich noch genauso auf dem Weg und teste immer wieder Neues für mich selbst.

Ayurveda ist keine kurzfristige Lösung. Ayurveda ist die Wahl, achtsamer zu leben.

Ich weiß, dass wir oft nach einer einfachen Lösung suchen, daher sind Pläne mit Zeitvorgaben, Lebensmittellisten und strikte Vorgaben auch so beliebt. Ich habe bewusst darauf verzichtet, dir starre Zeitvorgaben zu machen, vorzuschreiben, welche Lebensmittel tabu sind, oder dir einen bis ins Detail ausgearbeiteten Ernährungsplan mit auf den Weg zu geben. Jeder Körper ist individuell und reagiert unterschiedlich schnell auf Veränderungen. Dein Alltag ist anders als der von jedem anderen Menschen auf dieser Welt. Du sollst selbst herausfinden, welche Routinen und Gewohnheiten für dich passen und wie du sie integrieren kannst – und das braucht nun einmal Zeit. Ich kenne das aus eigener Erfahrung.

Nun kommt ein Pitta-Typ mit diesem Ansatz vielleicht wunderbar klar und denkt: »Super, na dann mache ich mir eben selbst meine Struktur. Jede Woche ein Schritt, das muss ich schon schaffen.« Ein Vata-Typ liest diese Zeilen und ist eher der Meinung: »Na, das klingt ja eigentlich ganz gut, aber wo fange ich denn an? Vielleicht ist das doch etwas kompliziert, nee, das ist nichts für mich.« Und ein Kapha-Mensch geht damit richtig entspannt um: »Na ja, für Schritt 1 plane ich erst einmal ein Jahr ein und dann schaue ich weiter.«

Diese Darstellung ist sicherlich überspitzt, trotzdem möchte ich sie zum Anlass nehmen, dir einen groben Richtwert zu nennen. Nutze ihn, wenn du denkst, dass du ihn brauchst. Pro Schritt kannst du circa einen Monat einplanen. Dann gibst du deinem Gehirn ausreichend Zeit, sich an die neue Gegebenheit zu gewöhnen und sie zur Routine werden zu lassen. Je nachdem, wie deine Ernährung und dein Lebensstil aktuell aussehen, sind die einzelnen Schritte schon ziemlich groß. Berücksichtige also auch deine Ausgangssituation und freue dich darauf, dich und deinen Körper noch viel besser kennenzulernen. Sieh das Buch als deinen Prozessbegleiter.

Du wirst dir im Laufe der nächsten Seiten deinen individuellen Leitfaden erarbeiten. Damit du diesen leicht im Blick behalten kannst, findest du nach jedem Schritt eine Checkliste. Dort kannst du die Möglichkeiten aus dem jeweiligen Kapitel auswählen, die du in dein Leben bringen möchtest. So nimmst du dir die nächsten Schritte ganz konkret vor und bleibst motiviert bei deiner Umstellung hin zu einem neuen Lebensstil. Natürlich kannst du auch immer alle Möglichkeiten ankreuzen und bei einigen Abschnitten ist das wünschenswert, allerdings wirst du wahrscheinlich nicht auf Dauer alle Entspannungsmethoden durchführen. Stecke deine Ziele also hoch, aber auch realistisch.

Schritt 1: Deinen Körper nähren

Es geht immer darum, dass wir uns und unseren Körper nähren. Körperlich benötigen wir gesunde, frische Nahrung, Wasser, Bewegung und ausreichend Schlaf. Auf emotionaler Ebene nähren wir uns durch gute soziale Kontakte, die uns Energie geben und nicht nehmen, einen liebevollen Partner oder eine intakte Familie. Wir brauchen Liebe und Nähe. Auf spiritueller oder mentaler Ebene benötigen wir Inspiration – durch Bücher, Podcasts, andere Menschen, Mentoren oder unsere eigene Vision. Es gibt nicht die eine Pille oder das eine Nahrungsmittel, was dich wieder in Balance bringt. Es ist immer ein Zusammenspiel von allem. Der erste Schritt des Leitfadens ist, deinen Körper mit dem zu versorgen, was er braucht. Und das auf der elementarsten Ebene: der körperlichen Ebene.

DEINEN FOKUS SETZEN

»Where focus goes, energy flows.« Vielleicht kennst du diesen Spruch bereits – wo dein Fokus ist, fließt deine Energie hin. Ich gestalte mein ganzes Leben danach. Ich versuche, mich immer wieder auf das Positive, meine Ziele und Visionen zu fokussieren – im Job, in der Partnerschaft, mit Freunden und Familie, in Bezug auf Bewegung, einfach bei allem.

Genau diesen Ansatz verfolgen wir auch im Rahmen der Ernährung: Fokussiere dich auf die nährenden Lebensmittel. Das heißt, dass es keine Verbote gibt. Versuche einfach, dich auf die Nahrung zu konzentrieren, die für dich zuträglich ist. Du wirst demnach mehr davon essen und ganz automatisch weniger Lebensmittel zu dir nehmen, die nicht so viel Mehrwert für dich haben. Mit der Zeit verändern sich deine Geschmacksnerven, sodass du fast ausschließlich Lust auf frische, unverarbeitete Lebensmittel hast.

Schon oft habe ich in Workshops, Kochsessions oder Vorträgen die Frage gehört: »Mein Mann möchte aber nur Fleisch und Kartoffeln essen, mehr als ein- oder zweimal pro Woche kann ich so nicht kochen. Nützt es dann denn etwas?« Oder: »Ich finde das Essen so lecker, aber ich habe nicht jeden Tag Zeit zu kochen. Bringt eine gesunde Mahlzeit pro Tag denn überhaupt etwas?« Die Antwort ist ein klares Ja. Stell dir einmal vor, dass du drei Mahlzeiten am Tag isst, und das sieben Mal in der Woche. Das sind 21 Chancen, deinen Körper mit allen wichtigen Nährstoffen zu versorgen. Wenn du es von diesen 21 Mal nur bei einer Mahlzeit pro Tag schaffst, hast du deiner Gesundheit immerhin schon siebenmal etwas Gutes getan. Das ist doch ein super Anfang. Je mehr du merkst, was naturbelassene Lebensmittel bei dir bewirken, desto mehr wirst du davon essen wollen.

Was genau verstehen wir denn eigentlich unter frischen, unverarbeiteten Lebensmitteln? Hier gibt es eine einfache Faustregel: Diese Lebensmittel bestehen in der Regel nur aus einer

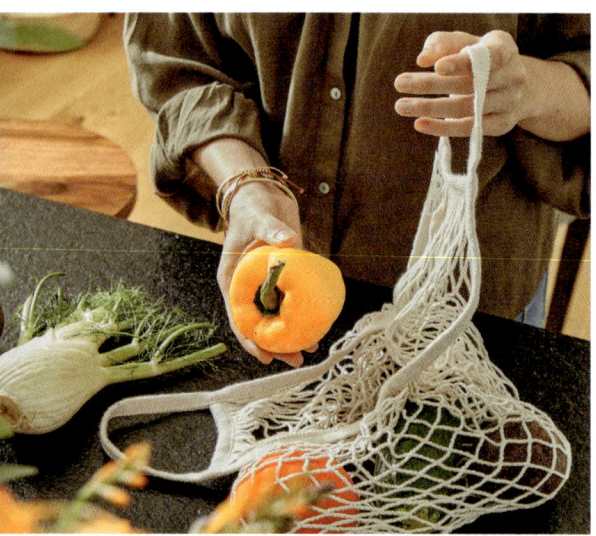

Frisches, saisonales und regionales Gemüse ist einer der Hauptbestandteile der ayurvedischen Ernährung.

Zutat. Also jedes Gemüse und Obst, Kräuter, ungeröstete Nüsse, Samen und Kerne, Hülsenfrüchte. Auch wenig verarbeitetes Vollkorngetreide gehört in diese Gruppe. Fleisch und Fisch würden theoretisch auch in diese Gruppe fallen, dazu kommen wir aber später noch einmal detaillierter.

GEMÜSE – ISS DEN REGENBOGEN

Frische, regionale und naturbelassene Lebensmittel sind die beste Wahl für unseren Hormonhaushalt und der Fokus der ayurvedischen Ernährung. Was liegt da näher als Gemüse? Bei einem vergleichsweise geringen Kaloriengehalt der meisten Gemüsesorten weist diese Nahrungsmittelgruppe einen hohen Nährstoffgehalt auf. Es ist wohl keine große Überraschung, dass Gemüse in der ayurvedischen Ernährung die Hauptrolle spielt. Laut dem Bundesministerium für Ernährung, Landwirtschaft und Verbraucherschutz essen in Deutschland 86 Prozent der deutschen Frauen weniger als die empfohlenen 400 Gramm Gemüse pro Tag. Wobei 400 Gramm hier das Minimum sein sollten und auch gerne mehr Gemüse verzehrt werden darf. Überlege selbst einmal, wie oft Gemüse bei deinen Mahlzeiten wirklich die Hauptrolle spielt. Ich tippe, dass es noch Potenzial nach oben gibt.

Abwechslung planen

Es ist grundsätzlich vorteilhaft, wenn du mehr Gemüse in deine Ernährung integrierst, allerdings gibt es ein paar Gemüsesorten, die aufgrund ihrer besonderen Nährstoffe hervorgehoben werden können. Dazu zählen vor allem Zwiebelgewächse, Kreuzblütler und dunkelgrünes Blattgemüse. Zwiebelgewächse sind beispielsweise alle Arten von herkömmlichen Zwiebeln, aber auch Frühlingszwiebeln, Knoblauch und Schalotten zählen zu dieser Gruppe. Zu den Kreuzblütlern gehören Brokkoli, Rosenkohl, Rot- und Weißkohl, Brunnenkresse, Kohlrabi, Pak Choi oder auch Blumenkohl. Zum dunkelgrünen Blattgemüse zählen beispielsweise Spinat und Mangold, Endivien- und Friséesalat, Feldsalat, Grünkohl, Chinakohl, Rucola oder auch die Blätter der Möhre und der Roten Bete. In diversen Studien wurden verschiedene Gemüsearten auf unterschiedliche Kriterien wie das Verhältnis von Nährstoffen zu Kaloriengehalt, ihrer antioxidativen Kraft oder ihrer krebshemmenden Wirkung getestet. Besonders oft kamen Gemüse der oben genannten Gruppen vor. Kreuzblütler enthalten außerdem noch Glucosinulate, welche unsere Leber unterstützen und unsere nützlichen Darmbakterien nähren. Sie sind zudem ballaststoffreich und somit verdauungsfördernd. Das hilft wiederum beim Entgiften und dem Ausscheiden überflüssiger Östrogene. Größerer Beliebtheit in Deutschland erfreuen sich allerdings Tomaten, Möhren, Gurken und Paprika. Natürlich können und sollen auch diese Gemüsesorten verzehrt werden. Die Kernaussage soll sein, dass du auf ausreichend Abwechslung auf deinem Teller achtest, um die größtmögliche Variation an Nährstoffen zu erhalten. Ein Großteil dieser Gemüsesorten gilt eher als schwierig zu verdauen. Achte also daher auch auf deine individuelle Situation. Auch wenn diese Gemüsesorten von den Nährstoffen her wunderbar sind, ist es aus ayurvedischer Sicht erst einmal wichtiger, dass du sie verdauen kannst und keine Probleme im Magen-Darm-Trakt bekommst. Nutze verdauungsfördernde Gewürze und iss Zwiebeln und Kohlgemüse am besten mittags und gekocht. Achte darauf, wann du was am besten verträgst, und richte deine Ernährung demnach aus.

Zubereitung von Gemüse

Eine große Diskussion, wenn es um Ernährung geht, ist der Nährstoffverlust durchs Kochen. Ayurveda empfiehlt, so gut wie alle Mahlzeiten warm zu sich zu nehmen, da unsere Verdauung so entlastet wird. Daher ist es umso wichtiger, dass wir unser Gemüse richtig zubereiten, damit die Nährstoffe nicht verloren gehen. Zubereitungsarten wie Dämpfen, Dünsten, Backen und Braten führen zwar zu einem gewissen Nährstoffverlust, allerdings ist dieser nicht so groß wie teilweise angenommen. Zudem machen wir es unserem Körper so leichter, die Nährstoffe aufzunehmen. Was haben wir von einem großen grünen Salat mit viel Rohkost, wenn wir danach Blähungen haben und unsere Verdauung offensichtlich Probleme mit der Verstoffwechslung hat? Teilweise verbessert sich sogar die Aufnahme der Mikronährstoffe durch das Erhitzen, wie beispielsweise bei Betacarotin, welches in Karotten vorkommt. Auch Stangensellerie steigert seine antioxidative Wirkung durch Erhitzen und Gemüsesorten wie Rote Bete oder grüne Bohnen verlieren dadurch so gut wie gar keine Nährstoffe. Wenn du dein Gemüse erhitzt, ist es außerdem nicht so, dass direkt sämtliche Nährstoffe aus dem Gemüse verkocht sind und der Vitamingehalt nicht mehr vorhanden ist, da dies ein gradueller Prozess ist.

Einige Vitamine im Gemüse sind fettlöslich und einige sind wasserlöslich, was daher eine etwas differenziertere Betrachtung erfordert. An die fettlöslichen Vitamine gelangt unser Körper, indem wir einige gesunde Fette mit den Gemüsen zusammen verspeisen. Du kannst über dein Gericht also gerne ein paar Nüsse oder Samen streuen. Gerade Vata-Typen profitieren von gesunden Pflanzenölen und können ihr fertiges Gericht beim Servieren einfach noch mit etwas Walnuss-, Sesam- oder Olivenöl verfeinern.

Bei den wasserlöslichen Vitaminen hingegen müssen wir besonders bei der Zubereitung aufpassen. Wenn wir das Gemüse mit Wasser kochen, gelangen diese Vitamine nämlich ins Kochwasser. Wenn du dieses dann wegschüttest, gehen viele Vitamine verloren. Daher bietet sich das klassische Kochen von Gemüse nicht unbedingt als Zubereitungsmethode an. Schonend Braten und Dämpfen sind die bessere Wahl. Wenn du beispielsweise ein Gemüsecurry machen möchtest, kannst du auch einfach etwas Wasser mit in den Wok geben, das Gemüse darin dünsten und das Restwasser für die Soße nutzen, so gehen die Vitamine nicht verloren. Die ayurvedische Art zu kochen hat daher schon seit Tausenden von Jahren sehr viel richtig gemacht. So gingen Vitamine durch typische Gerichte wie Kitchari, Currys, Chutneys, Suppen und Eintöpfe nie verloren. Solltest du ein Rezept verwenden, in dem Gemüse gekocht wird, bringe das Wasser erst zum Kochen und gib dann erst das Gemüse dazu. Der Vitaminverlust findet zum Teil bereits vor dem Kochvorgang statt. Daher ist es so wichtig, frische, regionale Lebensmittel zu kaufen, idealerweise in Bioqualität. Ich möchte an dieser Stelle gar nicht so sehr auf Pestizide, Transportwege und andere Diskussionspunkte eingehen. Vielmehr möchte ich dich zu einem kleinen Test ermutigen. Lange habe ich herkömmliche Gemüsesorten gekauft und auch nicht zwangsläufig auf Regionalität geachtet. Seit einigen Jahren bestelle ich regelmäßig eine Biokiste aus meiner Region. Ich war es früher gewohnt, meinen Großeinkauf nur alle ein bis zwei Wochen zu erledigen. Das Erschreckende: Das Gemüse hielt demnach auch so lange. Seit ich die Biokiste nutze, habe ich erst gemerkt, wie schnell natürliches Obst und Gemüse eigentlich verdirbt.

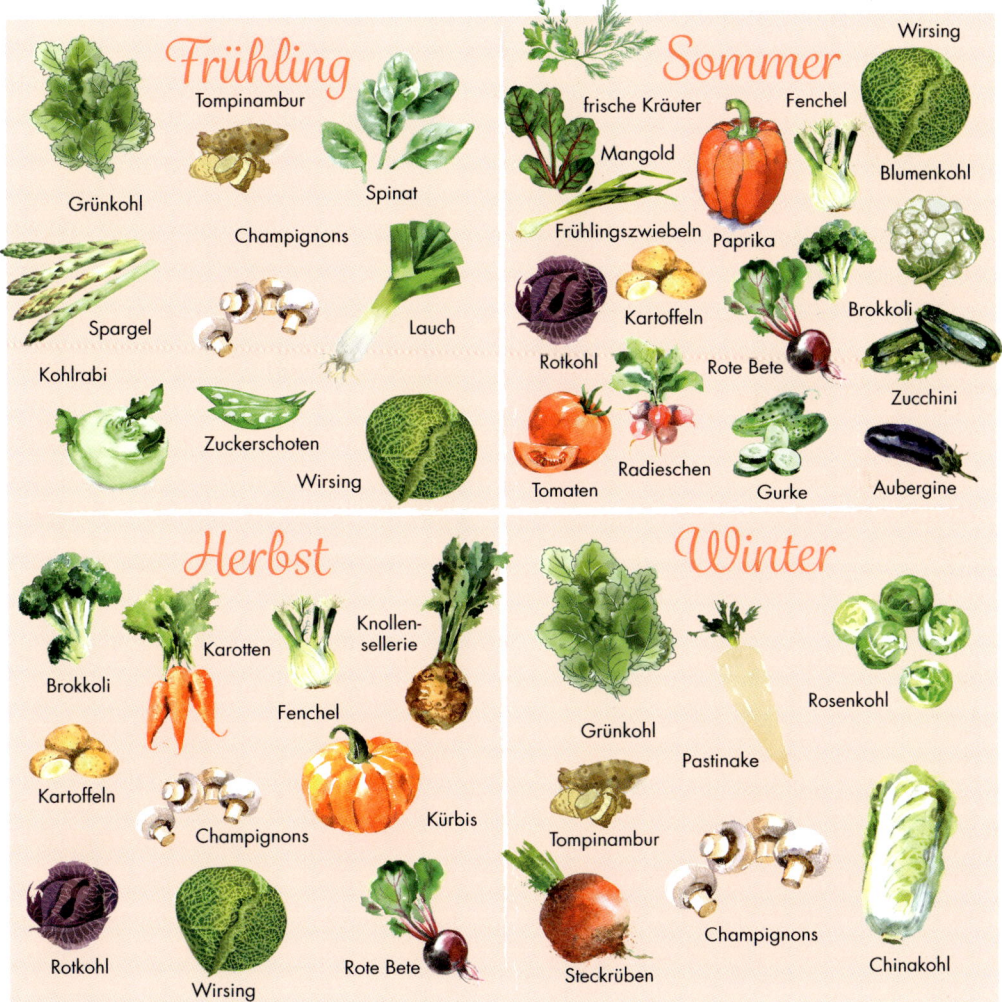

Saisonkalender Gemüse

Zusammenfassung der Tipps für die Gemüsezubereitung

- Ein Eckpfeiler der ayurvedischen Ernährung ist frisches, regionales und saisonales Gemüse.
- Achte auf Abwechslung bei den Gemüsesorten.
- Dämpfen, Dünsten, Braten und Backen sind für unsere Vitaminzufuhr besser als gekochtes Gemüse, sofern das Kochwasser nicht weiterverarbeitet wird.
- Extratipp: Nach dem Waschen und Zerkleinern von Gemüse kannst du einen gewissen Vitamin-C-Verlust durch die Zugabe von Zitronensaft oder Apfelessig direkt ausgleichen.

OBST – ZUCKER, FRUKTOSEINTOLERANZ UND DIE AYURVEDISCHE SICHT AUF SMOOTHIES

Die Wissenschaft und Ayurveda sind sich einig, dass Obst für unsere Gesundheit eine positive Wirkung hat. Das ist sicher auch für dich nichts Neues. Ich möchte an dieser Stelle allerdings auf ein paar Themen eingehen, nach denen ich oft gefragt werde.

Fruchtzucker

Das Thema Fruchtzucker kommt früher oder später auf, wenn man sich mit ausgewogener Ernährung beschäftigt. Oft wird auf Obst fast ganz verzichtet, um den Fruchtzucker einzusparen. Wichtig ist es vor allem, dass wir darauf achten,

in welcher Form wir Fruchtzucker zu uns nehmen. Wir haben uns bereits im Rahmen von Leptin und Ghrelin kurz damit beschäftigt. Fruchtzucker wird heute in Form von verschiedenen Zuckerarten wie fruktosehaltigem Maissirup vielen Lebensmitteln wie Softdrinks, Fertiggerichten oder diversen Süßwaren zugesetzt. Diesen Lebensmitteln fehlen dann allerdings die sekundären Pflanzenstoffe und Ballaststoffe, die in den Früchten enthalten sind. Ballaststoffe sind weitgehend unverdauliche Nahrungsbestandteile. Sie tragen dazu bei, unseren Blutzuckerspiegel zu regulieren. Dieser Effekt geht bei zugesetztem Fruchtzucker meist verloren. Ballaststoffe sind nicht nur in Obst, sondern auch in Gemüse, Getreide und Hülsenfrüchten vorhanden. Daher solltest du Obst möglichst im Ganzen verzehren, bei solchen Obstsorten, wo dies möglich ist, wie Äpfel oder Birnen, inklusive der Schale.

Fruktosemalabsorption

Obst versorgt uns mit vielen Nährstoffen, senkt das Risiko für koronare Herzerkrankungen und Schlaganfälle. Und es trägt bei einer generell ausgeglichenen Kalorienbilanz nicht zu einer Gewichtszunahme bei. Der Grund für die steigende Anzahl an Menschen, die unter Fruktosemalabsorption leiden, ist der hohe Konsum an Fruchtzucker außerhalb von Früchten. Wir konsumieren, teilweise ohne es zu wissen, viel mehr Fruchtzucker als früher. Darauf ist unser Körper nicht vorbereitet und reagiert mit Blähungen, Bauchschmerzen oder Durchfall. Wenn du hiermit Probleme hast, ist ein erster Schritt, alle Fruchtsäfte, Fruktosesirup-Arten, Fertiggerichte und weitere Lebensmittel mit zugesetztem Fruchtzucker zu meiden. Vielleicht verbessern sich deine Beschwerden dann schon so weit, dass du Obst wieder besser vertragen kannst. Fett verlängert beispielsweise die Verdauungszeit von Obst, es gelangt also nicht so viel Fruktose auf einmal in deinen Dünndarm. Versuche einmal, ein Stück Obst zusammen mit einigen Nüssen zu dir zu nehmen, und beobachte, ob es deiner Verdauung damit besser geht.

Im Ayurveda betrachten wir nicht nur die Nährstoffe, sondern auch, wie die Lebensmittel auf die einzelnen Personen wirken. Das ist sehr individuell.

Beeren mit positiven Effekten

In Bezug auf unseren Blutzuckerspiegel sind diverse Beerenarten besonders zu empfehlen, da diese den Blutzuckerspiegel nur langsam ansteigen lassen. Integriere also gerne die gesamte Bandbreite, wie beispielsweise Heidelbeeren, Schwarze Johannisbeeren oder Erdbeeren, in deinen Speiseplan, wenn sie Saison haben. Diese Beeren enthalten außerdem Proanthocyanidine. Dies sind hochwirksame pflanzliche Vitalstoffe, welche antioxidativ und entzündungshemmend wirken. Achte allerdings darauf, dass du deinen Konsum minimierst, wenn sich dein Pitta erhöht, da Beeren sehr sauer sind.

Im Ayurveda wird oft empfohlen, Obst getrennt von anderen Lebensmitteln zu verzehren, und wenn du ohnehin eine schwache Verdauung hast, würde ich dir empfehlen, rohes Obst nicht unbedingt als Nachtisch zu essen, um es deiner Verdauung nicht noch schwerer zu machen. Morgens kann es dir helfen, dein Obst vor dem Verzehr kurz auf niedriger Hitze anzudünsten. Gib dazu dein gewaschenes, grob zerkleinertes Obst einfach mit etwas Kokosöl und gerne auch ein paar verdauungsfördernden Gewürzen in einen Topf mit Deckel und lass es auf kleiner Hitze einige Minuten andünsten. Dabei gerne den Topf ab und zu etwas schwenken, aber den Deckel nicht abnehmen. Genauso gut kannst du mittags ein Chutney zubereiten und zur Hauptmahlzeit essen. Eine Inspiration findest du auf Seite 222f.

Es kommt bei Obst sehr auf dein Agni an. Wenn du spürst, dass du Obst, egal wann und wie du es zu dir nimmst, gut verdauen kannst und grundsätzlich keine Probleme mit deiner Verdauung hast, spricht nichts dagegen, dein Obst weiter so zu konsumieren wie bisher. Eine starke Verdauung haben meist Menschen mit viel Pitta in ihrer Konstitution, sofern sie in Balance sind. Merkst du, dass Obst bei dir Luft im Bauch oder andere Beschwerden verursacht, ist es einen Versuch wert, es zu dünsten oder getrennt von den Hauptmahlzeiten zu konsumieren.

Lerne deine Verdauung kennen

Probiere einmal, eine Woche oder einen Monat lang ein Ernährungstagebuch zu führen. Schreibe dir auf, was genau du gegessen hast und wie sich dein Körper direkt nach der Mahlzeit und auch eine Stunde danach angefühlt hat. Hast du Luft im Bauch gehabt, warst du müde, hat es in deinem Magen gegrummelt? So lernst du deinen Körper besser kennen, wirst achtsamer mit deinen Reaktionen auf bestimmte Nahrungsmittel umgehen und kannst demnach deine Ernährung optimal auf deine Verdauung anpassen.

Nach dem Essen solltest du dich idealerweise energiegeladen und zufrieden fühlen. Damit du direkt starten kannst, erhältst du im Folgenden eine Vorlage für ein Ernährungstagebuch, die du kopieren und abheften oder in einen Block übertragen kannst.

Vorlage für dein Ernährungstagebuch

Datum / Uhrzeit	Nahrung (was und wie viel)	Getränke (wann und wie viel)	Beschwerden (z. B. Müdigkeit, Bauchschmerzen, Luft im Bauch)	Grund des Essens (Hunger, Stress, Appetit, Langeweile …)

Obst, Fruchtsäfte und Smoothies

Viele Menschen denken, dass sie sich mit Säften einen Gefallen tun, oder nutzen sie einfach, um etwas Geschmack ins Wasser zu geben. In Fruchtsäften ist der Fruktosegehalt allerdings sehr hoch, außerdem wurden die Ballaststoffe und auch Teile der Mikronährstoffe und sekundären Pflanzenstoffe während der Verarbeitung zum Fruchtsaft entfernt. Die insulinregulierenden Bestandteile des Obstes sind somit weitestgehend nicht mehr vorhanden, was zu einem höheren Blutzuckerspiegel führt. Für unser hormonelles Gleichgewicht ist uns daran gelegen, dass wir unseren Insulinspiegel nicht ständig zu sehr in die Höhe treiben, weswegen Fruchtsäfte eher in Maßen konsumiert werden sollten. Es ist demnach keine so gute Idee, wenn du dein Wasser, welches du

über den Tag verteilt trinkst, immer mit einem Apfelsaft aromatisierst. So sorgst du mit jedem Schluck für eine gewisse Insulinausschüttung.

Wenn du Säfte allerdings liebst und dir gerade nicht vorstellen kannst, darauf zu verzichten, habe ich eine gute Nachricht für dich. Fruchtsäfte können auch als sogenanntes Rasayana eingesetzt werden. Übersetzt bedeutet es »Verjüngungsmittel«. Das sind Lebensmittel, die unsere Gewebe stärken, nähren und somit besonders gesund sind. Wenn du also einige Empfehlungen berücksichtigst, brauchst du gar nicht komplett auf deinen Saft verzichten. Verdünne beispielsweise einen möglichst natürlichen Granatapfelsaft mit heißem Wasser. Granatäpfel zählen im weiteren Sinne zu der Gruppe der Rasayanas. Sie haben eine sehr hohe antioxidative

Aromatisiertes Wasser

Du hast bestimmt in dem einen oder anderen trendigen Café schon Wasser mit Minze oder anderen Kräutern, Gemüse oder Obstsorten gesehen, oder? Das ist auch eine wunderbare Idee für zu Hause, wenn du keine Lust auf pures Wasser hast. Aromatisiere dein Wasser statt mit Fruchtsaft einfach mit etwas frischer Minze, Basilikum oder Rosmarin. Auch Gurke oder ein paar Orangen- oder Zitronenscheiben eignen sich dafür wunderbar.

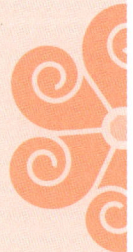

Wirkung, fördern die Leberentgiftung, unterstützen einen ausgeglichenen Blutzuckerspiegel und können sogar die Insulinresistenz reduzieren. Idealerweise gibst du noch einige Gewürze dazu. Zimt trägt beispielsweise zur Blutzuckerregulierung bei und verbessert die Insulinresistenz. Ingwer hilft zusätzlich bei der Verdauung, trägt zu einer gesunden Darmschleimhaut bei und wirkt gegen Entzündungsprozesse.

Smoothies sind heutzutage sehr beliebt und die Idee dahinter, mehr frisches Obst und Gemüse zu sich zu nehmen, ist natürlich gut. Werfen wir aber einen genaueren Blick darauf, auch aus ayurvedischer Sicht. Wenn du schon einmal einen Smoothie selbst hergestellt hast, überlege einmal, wie viel Obst du für einen Smoothie brauchst. Da kommen schnell zwei Äpfel, eine Banane und zwei Orangen zusammen. So viel Obst würdest du wahrscheinlich nicht mal eben so nebenbei vertilgen. Obst als Ganzes macht nämlich viel länger satt. Ein Grund, warum Smoothies nicht ideal sind, ist, dass du deinem Körper mit dem Verzehr eines Smoothies gar nicht die Möglichkeit gibst zu realisieren, wie viel er gerade zu sich nimmt. Ein Smoothie ist schließlich viel schneller getrunken, als das ganze Obst vergleichsweise gegessen werden kann. Daher schneide ich mein gedünstetes Obst fürs Frühstück meist sehr grob und püriere es auch nie. Ich möchte immer noch etwas zu beißen haben.

Tipps für ayurvedische Smoothies

Wenn du Smoothies liebst, hier ein paar Tipps, wie du sie etwas ayurvedisieren kannst.

- Nutze neben Obst feines grünes Blattgemüse, damit du die Fruktose des Obstes etwas ausgleichst.
- Trink deine Smoothies niemals eiskalt, sondern bei Zimmertemperatur.
- Nutze immer saisonale Zutaten.
- Reichere deinen Smoothie mit Gewürzen wie Zimt, Ingwer und Kurkuma an.
- Nutze nicht zu viele Zutaten.
- Genieße deinen Smoothie in der Pitta-Zeit des Tages von 10 bis 14 Uhr, wenn deine Verdauung am stärksten ist.

Im Ayurveda gibt es einen weiteren Faktor, warum Smoothies nicht immer empfohlen werden. Rohe Lebensmittel haben eine kühle Qualität und unser Körper verbraucht viel Energie, um diese zu verdauen. Wenn dein Verdauungsfeuer gut ist, hast du damit vielleicht kein Problem. Wenn du viel Vata oder auch Kapha in deiner Konstitution hast und somit ohnehin ein eher »kühler Typ« bist, könnten Smoothies dir Probleme bereiten. Auch um dich selbst hier besser zu reflektieren, kann dir das Ernährungstagebuch helfen.

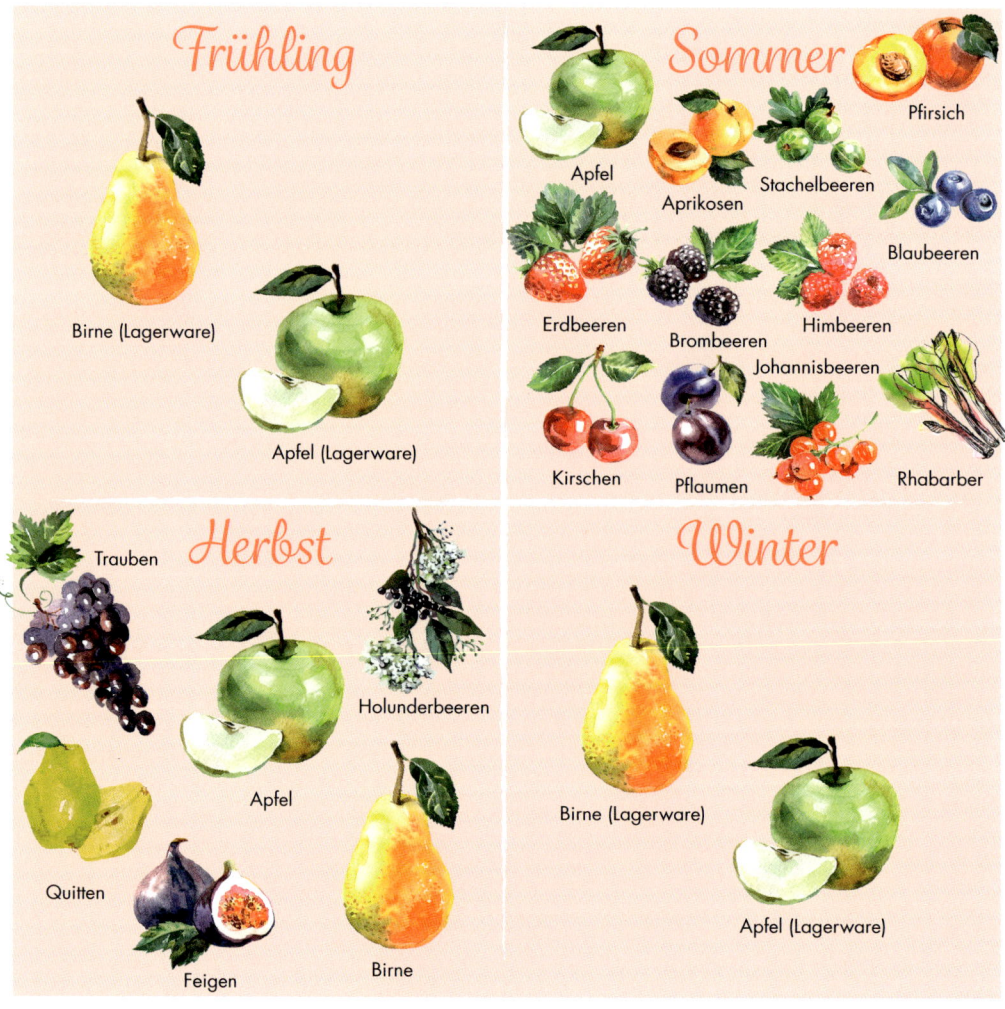

Saisonkalender Obst

Zusammenfassung der Tipps zu Obst

- Fruchtzucker sollte nur durch das Obst selbst aufgenommen werden.
- Beeren zählen durch ihre vergleichsweise geringe Wirkung auf unseren Blutzuckerspiegel zu den bevorzugten Obstsorten, wenn es kein Säureproblem (Pitta) gibt.
- Obst sollte, soweit möglich, saisonal verzehrt werden.
- Probleme mit Fruchtzucker entstehen oft durch die unbewusste Aufnahme von zu viel Fruchtzucker in verarbeiteten Lebensmitteln.
- Wenn du unter Fruktosemalabsorption leidest, verzichte zunächst auf jegliche Fruktose (insbesondere aus verarbeiteten Lebensmitteln) und probiere dann, Obst mit ein paar Nüssen zu essen.
- Wenn du zu einer schwachen Verdauung tendierst, iss Obst nicht als Nachtisch einer großen Mahlzeit.
- Bei einer schwachen Verdauung kann es dir helfen, grob zerkleinertes Obst kurz zu dünsten.
- Ein Ernährungstagebuch kann dir helfen, deinen Körper besser zu verstehen und achtsamer mit deinen Mahlzeiten umzugehen.
- Fruchtsäfte haben weniger positive Wirkungen auf deinen Körper als das unverarbeitete Obst und treiben deinen Blutzuckerspiegel stärker in die Höhe.
- Smoothies machen nicht so lange satt wie Obst, welches du erst kauen musst.
- Rohes Obst und Gemüse haben kühlende Qualitäten, welche für Vata- und Kapha-Konstitutionen nicht empfehlenswert sind.

NÜSSE UND SAMEN – KLEINE WUNDERMITTEL

Es ist inzwischen gut belegt, dass Nüsse und Samen eine positive Wirkung auf unsere Gesundheit haben. Sie sind enorm nährstoffreich, versorgen uns mit sekundären Pflanzenstoffen, haben einen hohen Gehalt an Vitamin E, einen hohen Ballaststoffgehalt und eine sehr gute Fettsäurenzusammensetzung. Nüsse haben durch diese Bestandteile eine entzündungshemmende Wirkung auf unseren Körper, was wiederum zu einer Risikoreduktion von Herz-Kreislauf-Erkrankungen führt. Du kannst Nüsse gerne täglich in deinen Speiseplan einbauen, im Allgemeinen gelten 30 bis 60 Gramm als optimal. Diese Menge zu essen, ist leicht in deinen Alltag zu integrieren: Gib einige Nüsse auf dein Porridge, verarbeite einige Samen in einem Dressing für Ofengemüse, nutze sie als Snack, streue sie abends über die Suppe. Die Möglichkeiten sind endlos und leicht umsetzbar.

Grundsätzlich kannst du eine bunte Mischung an Nüssen und Samen in deine Ernährung integrieren. Walnüsse und Leinsamen möchte ich hier aber besonders hervorheben. Walnüsse haben ein enorm gutes Verhältnis von Omega-6- zu Omega-3-Fetten. Das gilt auch für Leinsamen. Wir nehmen heute in der Regel zu viel Omega-6 und zu wenig Omega-3 zu uns. Leinsamen versorgen uns besonders gut mit Omega-3, weswegen sie eine entzündungshemmende, antioxidative und neuroprotektive Wirkung haben. Wichtig ist, dass wir Leinsamen vor dem Verzehr schroten, da wir so die gesunden Inhaltsstoffe für unseren Körper zugänglich machen. Das Gleiche gilt im Übrigen auch für Chiasamen, die ähnlich gute Nährwerte aufweisen. Auch hier ist die Integration in den Alltag denkbar einfach. Gib über dein Mittagessen oder dein Frühstück einfach circa einen Esslöffel geschrotete Leinsamen. Teste bei der Menge wieder, was du gut verträgst und ob du eventuell mit etwas weniger als einem Esslöffel starten möchtest. Leinsamen sollten nicht erhitzt werden, damit ihre Wirkung nicht gemindert wird.

Lein- und Chiasamen als Eiersatz

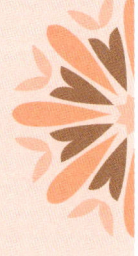

Sowohl Leinsamen als auch Chiasamen eignen sich wunderbar als Eiersatz zum Backen. Mische dafür einfach einen Esslöffel geschrotete Leinsamen oder Chiasamen mit drei Esslöffeln Wasser und lasse dies ein paar Minuten andicken. So fungiert dieser Mix optimal als Bindemittel. Idealerweise schrotest du deine Leinsamen erst zu Hause in einem Mixer, sie sind dann etwa vier Monate gut haltbar.

Zusammenfassung der Tipps zu Nüssen und Samen

- Iss täglich 30 bis 60 Gramm Nüsse.
- Besonders Walnüsse und Leinsamen können täglicher Bestandteil deiner Ernährung sein.

HÜLSENFRÜCHTE – DEINE PFLANZLICHE EIWEISSQUELLE

Die ayurvedische Ernährung ist weder rein vegetarisch noch vegan, allerdings vegetarisch orientiert. Für eine ausreichende Eiweißversorgung spielen Hülsenfrüchte eine große Rolle, die als positiven Nebeneffekt außerdem einen hohen Ballaststoffgehalt haben. Hülsenfrüchte sind beispielsweise Kichererbsen, Mungbohnen, Linsen oder Erbsen sowie zahlreiche weitere Bohnenarten.

Hülsenfrüchte sind wichtig für unsere Hormone, da sie unseren Blutzuckerspiegel positiv beeinflussen. Zwar haben auch sie einen Anteil an Kohlenhydraten, allerdings ist die Wirkung auf unseren Blutzuckerspiegel recht gering und somit muss unser Körper weniger Insulin ausschütten. Ein weiterer Vorteil von Hülsenfrüchten ist, dass sie auch nach dem Verzehr blutzuckerregulierend auf weitere Mahlzeiten wirken.

Vielleicht hast du beim Lesen schon gedacht: »Hülsenfrüchte sind zwar gut für unseren Hormonhaushalt, aber wenn wir uns im Ayurveda auf die Verdauung so fokussieren, wie passen da Hülsenfrüchte rein?« Es stimmt, Hülsenfrüchte sind dafür bekannt, teils schwierig verdaubar zu sein. Mit der richtigen Zubereitung kannst du dem allerdings optimal entgegenwirken. Mung Dal und rote Linsen sind mitunter am leichtesten zu verdauen. Wenn du also noch nicht so viele Hülsenfrüchte zu dir nimmst, empfehle ich dir, mit diesen beiden Sorten anzufangen. Die Menge kannst du dann nach und nach steigern und mit der Zeit auch andere Hülsenfrüchte ausprobieren. Der große Vorteil bei roten Linsen ist zudem, dass sie nicht über Nacht eingeweicht werden müssen und recht schnell gar sind. Alle anderen Hülsenfrüchte sollten mindestens zwölf Stunden vor dem Kochen eingeweicht werden. Das Einweichen senkt den Gehalt an verschiedenen Oligosacchariden. Das sind die

Zusammenfassung der Tipps zu Hülsenfrüchten

- Hülsenfrüchte sind sehr gute Eiweißlieferanten, besitzen wertvolle sekundäre Pflanzenstoffe und sind reich an Ballaststoffen.
- Hülsenfrüchte halten unseren Blutzuckerspiegel stabil, sodass das Hormon Insulin nicht so viele Überstunden machen muss.
- Fast alle Hülsenfrüchte sollten eingeweicht werden, um sie besser verdaulich zu machen.
- Hülsenfrüchte können angekeimt werden, damit sie noch verträglicher sind.
- Beispiele für verdauungsfördernde Gewürze: Kreuzkümmel, Anis, Kurkuma, Zimt, Ingwer

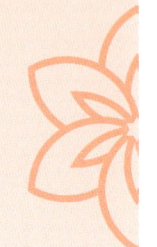

Stoffe, die für den Blähbauch sorgen können. Du kannst die Hülsenfrüchte auch ohne Probleme etwas länger einweichen und sogar ankeimen lassen. Das erhöht die Bioverfügbarkeit und reduziert die blähenden Stoffe noch zusätzlich. Im Ayurveda lieben wir Gewürze. Sie haben eine unglaublich positive Wirkung auf unseren Körper, unterstützen die Verdauung und gehören einfach zu einer gesunden Lebensweise dazu. Daher werden auch Gerichte mit vielen Hülsenfrüchten mit verdauungsfördernden Gewürzen wie Kreuzkümmel, Anis, Kurkuma, Zimt oder Ingwer zubereitet. Ein Schuss Zitrone zu einem eiweißhaltigen Gericht wie Linsen kann die Verdauung ebenfalls unterstützen.

SOJA – GUT ODER SCHLECHT?

Es gibt Zeiten, in denen Kohlenhydrate als schlecht gelten, in anderen Zeiten gelten Fette als gesundheitsschädigend, dann ist Kokosöl das Nahrungsmittel, das wir auf keinen Fall essen sollten, an einem Tag ist ein Lebensmittel ein Superfood und am nächsten Tag wird es regelrecht verteufelt.

Natürlich herrscht dadurch vollkommene Verwirrung, was vollwertige Ernährung angeht, sodass sicherlich der eine oder andere gar keine Lust hat, sich mit dem Thema auseinanderzusetzen. Doch sei versichert, dass dich kein Lebensmittel umbringen wird.

Es kommt immer auf die Menge an. Schauen wir uns vor diesem Hintergrund einmal die Debatte um Soja an.

Soja ist gerade im Zusammenhang mit Hormonen ein viel diskutiertes Lebensmittel, da Soja eine Quelle von Phytoöstrogenen, genauer gesagt Isoflavonen, ist. Dabei handelt es sich um in Pflanzen vorkommende Stoffe, die in unserem Körper wie Östrogen agieren, was die Frage aufwirft, ob Soja einen Effekt auf unseren Hormonhaushalt hat. Ursprünglich entstand das Interesse an Soja und unserem Hormonhaushalt aus der Beobachtung, dass Brustkrebs in asiatischen Ländern weniger häufig auftritt als in westlichen Ländern. Daraufhin wurden zahlreiche Studien angelegt, die teilweise konträre Ergebnisse erzielt haben. So kam Soja in den Verruf, das Brustkrebsrisiko nicht zu minimieren, sondern im Gegenteil sogar zu erhöhen.

Bei den Studien, sowohl bei Tierversuchen als auch bei Human- beziehungsweise Zellstudien, wurde zu einem großen Teil mit der isolierten Form der Isoflavone gearbeitet. Im Ayurveda streben wir an, ein natürliches Lebensmittel und nicht die konzentrierten Wirkstoffe einer bestimmten Pflanzenart zu uns zu nehmen. Die Ergebnisse der Studien wurden allerdings auf das natürliche oder zumindest nur leicht verarbeitete Lebensmittel übertragen. Die Gesamtheit der Datenlage besagt, dass natürliche Sojaprodukte einen neutralen bis positiven Einfluss auf das Brustkrebsrisiko haben. Zum Teil ist allerdings der frühe Konsum von Soja in der Kindheit für die Prävention verantwortlich.

Wenn dein Östrogenlevel zu hoch oder zu niedrig ist, muss das nicht dafür sprechen, auf Soja zu verzichten. Im Gegenteil. Soja kann sowohl bei einer Östrogendominanz als auch bei einem Östrogenmangel helfen. Die enthaltenen Isoflavone können sich, wie unser eigenes Östrogen, an unsere Östrogenrezeptoren andocken. Die Isoflavone haben allerdings eine deutlich schwächere Wirkung als die körpereigenen Östrogene. Bei einer Östrogendominanz wird so verhindert, dass das stärkere körpereigene Östrogen an die Östrogenrezeptoren andocken kann. Sollte ein Östrogenmangel vorliegen, unterstützt das zugeführte pflanzliche Östrogen unseren Körper, da wir zusätzlich Östrogen zu uns nehmen. Gerade in den Wechseljahren, wenn Östrogen und Progesteron abnehmen, kann der Sojakonsum deinen Hormonhaushalt unterstützen.

Auch die Schilddrüse spielt im Zusammenhang mit Soja immer wieder eine große Rolle. Soja an sich hat keine negative Wirkung auf die Schilddrüse, was bedeutet, dass zum Wohle der Schilddrüse nicht auf Soja verzichtet werden muss, sondern eine entsprechende Jodversorgung sichergestellt werden muss. Personen, die eine diagnostizierte Schilddrüsenunterfunktion haben, müssen nicht zwangsläufig auf Sojaprodukte verzichten. Allerdings sollten die Schilddrüsenwerte von einem Arzt überwacht werden, da Soja durch die Isoflavone eine Wirkung auf die synthetischen Schilddrüsenhormone haben kann. Somit ist es sinnvoll, bei einer Schilddrüsenunterfunktion auf einen gleichbleibenden Sojakonsum zu achten, damit das Schilddrü-

senmedikament vom Arzt entsprechend eingestellt werden kann.

Wie bei jedem Lebensmittel sollte natürlich auch bei Soja auf eine gesunde Menge Wert gelegt werden, da zu viel von einem Lebensmittel selten als gut einzustufen ist. Aus ayurvedischer Sicht sollte zudem darauf geachtet werden, dass die verzehrten Produkte so leicht verdaulich wie möglich sind, wie beispielswiese gekochter Tofu, Sojasoße, Tamari oder Miso. Wie immer im Ayurveda wollen wir zudem ein so gering verarbeitetes Lebensmittel wie möglich zu uns nehmen. Fleischersatz aus Soja, Sojakäse oder Sojajoghurt gelten als schwieriger zu verdauen.

Zusammenfassung der Tipps zu Soja

- Grundsätzlich gilt, die Angst vor bestimmten Lebensmitteln aufzulösen, da dir kein Lebensmittel, in Maßen konsumiert, schaden wird.
- Soja enthält Phytoöstrogene und hat somit eine Wirkung auf den Hormonhaushalt. Natürliche Soja-Lebensmittel, die so wenig wie möglich verarbeitet sind, haben keinen negativen Effekt auf den Hormonhaushalt.
- Bei einer Schilddrüsenunterfunktion sollten die Schilddrüsenmedikamente gemäß des durchschnittlichen Sojakonsums eingestellt werden.

VOLLKORNGETREIDE – KEINE ANGST VOR KOHLENHYDRATEN

Das Schönheitsideal hat immer mehr verschiedene Diäten hervorgebracht. Erst war es die Low-Fat-Ernährung, dann hat sich die Low-Carb-Diät durchgesetzt und immer wieder kommen neue oder alte Diäten in neuem Gewand dazu. Dabei ist gesunde Ernährung nicht an einer bestimmten Diät festzumachen. Merke dir einfach: Alles in Maßen wird dich nie krank machen, setze lieber auf eine facettenreiche Ernährung, die aus gesunden Fetten, Kohlenhydraten und Proteinen besteht.

Gerade Ayurveda ist weit davon entfernt, Kohlenhydrate in Form von Getreide zu meiden, im Gegenteil. Vollkorngetreide gehört zu einer ayur-vedischen Ernährung genauso wie Gemüse, Hülsenfrüchte, Nüsse, Samen und Obst dazu. Die meisten Kohlenhydrate können Vata-Konstitutionen vertragen, dicht gefolgt von Pitta. Für beide wirkt der süße Geschmack von Getreide ausgleichend, dazu später noch mehr. Kapha-Konstitutionen sollten insbesondere abends etwas weniger Getreide und dafür mehr Gemüse in ihren Speiseplan integrieren. Warum Kohlenhydrate einen so schlechten Ruf haben? Wahrscheinlich, weil nicht in ausreichendem Maße zwischen Vollkorn- und Weißmehlprodukten beziehungsweise Produkten aus Auszugsmehlen unterschieden wird. Bei stark verarbeiteten Auszugsmehlen wie Weißmehl Typ 405 ist der Nährstoffgehalt sehr gering, Vitamine, Eisen, Magnesium, Zink und Ballaststoffe wurden quasi wegverarbeitet.

Umstellung auf mehr Ballaststoffe

Wenn du vor deiner Umstellung viel einfachen Zucker und verarbeitete Lebensmittel gegessen haben solltest, ist es wichtig, dass du deinen Körper langsam an Ballaststoffe gewöhnst. Zu Beginn kann es sein, dass du vermehrt Luft im Bauch hast. Der Darm ist erst einmal überfordert. Je größer deine Probleme sind, desto wichtiger ist die Umstellung. Deine Darmflora wird sich nach und nach durch die Ballaststoffe, die beste Nahrung für gute Darmbakterien, verändern.

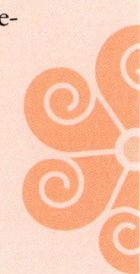

Vollkorngetreide hingegen hat sogar das Potenzial, präventiv auf Krankheiten zu wirken, die von der Ernährung beeinflusst werden, wie Herz-Kreislauf-Erkrankungen oder Diabetes mellitus Typ II. Zudem ist der primäre Treibstoff unseres Gehirns Zucker beziehungsweise Glukose, nicht zu verwechseln also mit dem herkömmlichen Haushaltszucker. Ohne Zucker aus gesunden Kohlenhydraten werden wir launisch, lethargisch, es kann zu Konzentrationsproblemen kommen und wir merken uns Dinge schlechter. Es geht bei gesunder Ernährung also nicht darum, Getreide per se zu meiden, sondern statt Weißmehlprodukten die Vollkornvariante zu konsu-

mieren. Weißmehl läuft uns allerdings überall über den Weg – sei es der Pizzaboden, Brötchen, Burger Buns, Kuchen oder andere Backwaren. Dabei gibt es leckere und zahlreiche Alternativen, wie wir Vollkorngetreide in unseren Alltag integrieren können. Die folgende Abbildung zeigt die Vollkorngetreide-Hierarchie nach Brenda Davis, einer kanadischen Diätologin und internationalen Speakerin.

Ganz oben stehen Nahrungsmittel, die am wenigsten verarbeitet wurden, unten sind die stärker verarbeiteten Produkte zu finden. Mit dem Grad der Verarbeitung sinken tendenziell die Nährstoffe der Lebensmittel. Wichtig für unseren

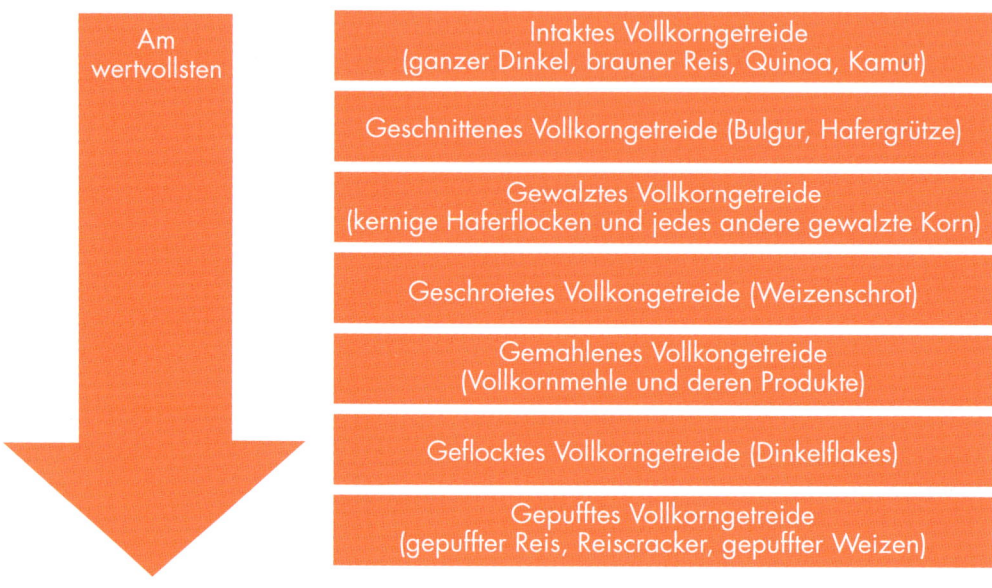

Am wertvollsten

Intaktes Vollkorngetreide
(ganzer Dinkel, brauner Reis, Quinoa, Kamut)

Geschnittenes Vollkorngetreide (Bulgur, Hafergrütze)

Gewalztes Vollkorngetreide
(kernige Haferflocken und jedes andere gewalzte Korn)

Geschrotetes Vollkongetreide (Weizenschrot)

Gemahlenes Vollkongetreide
(Vollkornmehle und deren Produkte)

Geflocktes Vollkorngetreide (Dinkelflakes)

Gepufftes Vollkorngetreide
(gepuffter Reis, Reiscracker, gepuffter Weizen)

Die Hierarchie der Vollkorngetreide

Hormonhaushalt ist an dieser Stelle wieder der Insulinspiegel, denn die Nährstoffe nehmen nicht nur weiter ab, je mehr wir in der Pyramide nach unten gehen, sondern der glykämische Index nimmt zu, was wiederum bedeutet, dass wir mehr Insulin ausschütten.

Was ist mit Gluten?

Gluten ist ein sogenanntes Klebereiweiß und in den letzten Jahren sehr in Verruf geraten. Natürlich wollen wir Entzündungen in unserem Körper vermeiden, die unser Immunsystem generell schwächen und Folgeerkrankungen nach sich ziehen können. Trotzdem möchte ich dir in gewissem Maße die Angst vor Gluten nehmen. Es gibt Personen, die unter Zöliakie, also einer Glutenunverträglichkeit, leiden. Bei dieser Krankheit ruft Gluten Entzündungen der Darmschleimhaut hervor, die Darmzotten bilden sich daraufhin zurück und die Oberfläche des Dünndarms wird angegriffen. Dieser hat dann Probleme, ausreichend Nährstoffe aus der Nahrung aufzunehmen, sodass es nicht bei der Entzündung bleibt, sondern sich weitere Krankheitsbilder aufgrund von Malabsorption, also Nährstoffmängel, bilden können. Betroffene sollten Gluten strikt meiden. In Deutschland leidet knapp ein Prozent der Bevölkerung unter Zöliakie. Die Krankheit kann durch Tests bei deinem Arzt klar diagnostiziert werden.

Eine Glutensensitivität ist allerdings nicht ganz so leicht nachzuweisen, da der Zöliakie-Test nicht positiv ist. Trotzdem können ähnliche Symptome wie Bauchschmerzen, Durchfall und Blähungen, aber auch Müdigkeit, Gelenkschmerzen oder psychische Beschwe-

Liste der glutenhaltigen und -freien Getreidesorten		
Glutenhaltige Getreide (Auswahl)	Können Gluten enthalten (Auswahl)	Glutenfreie Getreide (Auswahl)
Weizen, Roggen, Gerste, handelsüblicher Hafer, Dinkel, Emmer, Graupen (aus Gerste), Couscous, Bulgur	Cornflakes, (Fertig-)Polenta, Puffreis	nicht kontaminierter (n.k.) Hafer, (n.k.) Buchweizen, (n.k.) Amaranth, (n.k.) Hirse, (n.k.) Quinoa, (n.k.) Reis, (n.k.) Wildreis, Kastanien (-mehl), Hülsenfrüchtemehle wie Kichererbsenmehl und Linsenmehl, Nussmehle wie Mandelmehl und Kokosmehl

ren auftreten. Da eine klare Diagnose recht schwierig ist, steht noch nicht fest, wie viele Menschen an einer Glutensensitivität leiden, es kursieren Zahlen zwischen 0,5 und 13 Prozent. Sollte ein Test auf Zöliakie negativ ausfallen, du aber entsprechende Beschwerden haben, kann es sich lohnen, einige Zeit lang auf Gluten zu verzichten und festzustellen, ob Besserung eintritt. Auch bei Schilddrüsenproblemen kann ein Glutenverzicht zu Besserungen führen. Dazu kommen wir in Schritt 7.

Solltest du nach dem Verzehr von Gluten allerdings keine Beschwerden haben, gibt es keinen Grund, warum du Gluten vollkommen meiden solltest, kleinere Mengen sind in Ordnung. Ich meine hier allerdings nicht, dass Gluten gleich Weißmehl ist, welches du aufgrund des geringen Nährstoffgehalts ohnehin nicht ständig und in jeder Mahlzeit in deine Ernährung integrieren solltest. Du kannst aber beispielsweise Vollkornmehle wie Dinkelvollkornmehl, Roggenvollkornmehl, Gerste, Emmer oder herkömmliche Haferflocken zu dir nehmen. Haferflocken sind vielseitig einsetzbar und in den letzten Jahren immer beliebter geworden – kein Wunder, denn sie haben wertvolle Inhaltsstoffe, wie Eisen, Zink, Magnesium, Vitamin B_1, Vitamin K, Folsäure und Biotin. Haferflocken enthalten sehr wenig Gluten und es

gibt sogar Haferflocken, die als glutenfrei gelten. Diese sind dann sogar für Zöliakiepatienten in der Regel verträglich. Bei diesen Flocken wurde strikt darauf geachtet, dass sie in keinem Prozessschritt mit Gluten kontaminiert wurden. Idealerweise versuchst du, dich so gut wie möglich an den ersten drei Ebenen der Vollkorngetreide-Hierarchie zu orientieren. Dann setzt du dich automatisch weniger Gluten aus und mit kleineren Mengen und einer ausgewogenen Ernährung stellen sich oft keine Probleme ein.

Warum sind Weizen und Gluten heute immer mehr in die Schusslinie gekommen? Weizen wurde, wie so viele Lebensmittel, so herangezüchtet, dass er sich besser verkaufen lässt, beispielsweise, weil Brötchen mit mehr Gluten besser zusammenhalten und fluffiger sind. Früher hatte Weizen einen viel geringeren Anteil an Gluten und war somit auch verträglicher, unser Körper ist gut damit zurechtgekommen. Diese neuartige Züchtung in Kombination mit der Masse an Auszugsmehlprodukten, die wir in Form von Brötchen, Nudeln, Kuchen, Brot, Pizza und Co. in unsere Ernährung integrieren, sind weit entfernt von einer ausgewogenen Vollwertkost. Unser Körper musste einen Weg finden, sich gegen diesen übermäßigen Konsum zu wehren, und zeigt uns einfach: Zu viel ist zu viel.

Das übersetzen wir in die ayurvedische Sichtweise. Was die klassische Ernährungslehre mit Worten wie Vitaminen, Mineralien, Eiweißen, Fetten und Kohlenhydraten beschreibt, greift Ayurveda durch die Eigenschaften auf. Lebensmittel werden eher mit schwer, leicht, warm, kalt, trocken, weich oder nährend beschrieben. Ein Vata-Typ, welcher eher die Eigenschaft trocken und leicht hat, sollte also nährende, schwere, ölige Lebensmittel zu sich nehmen, um das Dosha auszugleichen. Gluten werden Eigenschaften wie schwer, klebrig, kühlend zugeschrieben. Das zeigt uns wiederum, dass es nicht so einfach zu verdauen ist und gerade Vata- und Kapha-Typen Gluten nicht im Übermaß konsumieren sollten, insbesondere in einem ungesundem Gewand wie Weizenmehl Typ 405. Gerade eine zu hohe Konzentration der Eigenschaft klebrig ist nicht förderlich für unseren Darm.

Wenn du im Ayurveda eine Sache lernst, dann ist es, nicht bei jedem Lebensmittel oder bei jeder Lebensmittelkategorie schwarz und weiß zu denken. Es gibt zahlreiche graue Facetten und bei allen extremen Berichterstattungen, sowohl positiven als auch negativen, ist es meist gut, sich eine eigene Meinung irgendwo in der Mitte zu bilden.

FAZIT: AYURVEDA IST ÜBERALL ANWENDBAR

Du kennst nun die grundlegenden Nahrungsmittel der ayurvedischen Ernährung, die sich nicht viel von denen einer gesunden Vollwerternährung unterscheiden. Frische, regionale und saisonale Lebensmittel, vor allem viel Gemüse, sollten auf deinem Teller eine schmackhafte Hauptrolle einnehmen. Wenn du dich vorwiegend an einen ausgewogenen Mix dieser Nahrungsmittelgruppen hältst, ist es fast unmöglich, deinen Körper nicht gut zu nähren.

Bei diesen Nahrungsmittelgruppen würde wahrscheinlich niemand sagen, dass Ayurveda nur indisches Essen ist – ein Vorurteil, das sich hartnäckig hält. Diese Nahrungsmittel sind alle auch bei uns problemlos erhältlich. Es geht im Ayurveda nicht um irgendwelche exotischen Gerichte, sondern um eine ausgleichende Lebensweise nach den Gesetzen der Natur. Durch das Wissen über die Eigenschaften der Elemente und der Doshas können wir unsere Gesundheit mit viel Logik und Intuition unterstützen. Denn die universellen Naturgesetze ändern sich nicht, sie sind zeitlos. Das macht Ayurveda so einfach. Und so ist es auch gedacht. Du sollst es dir leicht machen, eine Vorstellung von den Möglichkeiten bekommen und dir dann das herausnehmen, was in deinen Alltag und zu dir passt.

Nimm den Druck raus und folge dem Pareto-Prinzip. Pflege zu 80 Prozent einen ayurvedischen Lebensstil. Wenn die restlichen 20 Prozent an der Reihe sind, genießt du deine Pizza im Italienurlaub, das leckere Glas Wein beim Franzosen um die Ecke oder das Brot mit Schokocreme. Auch ich befolge dieses Prinzip und komme wunderbar damit zurecht. Sei also nicht zu streng mit dir. Wenn du durch die 80 Prozent deine Gesundheit positiv beeinflusst hast, deine Verdauung reibungslos funktioniert und deine Hormone in Balance sind, wirst du dich mit Ausnahmen nicht zu sehr belasten, da dein gesunder Körper optimal ausgleichen kann.

GESCHMACKSRICHTUNGEN IM AYURVEDA

Im Ayurveda kennen wir sechs Geschmacksrichtungen: süß, sauer, scharf, salzig, bitter und herb (zusammenziehend). Die Geschmacksrichtungen haben aus mehreren Gründen einen hohen Stellenwert. Sie dienen uns als ein Kompass, um alle wichtigen Makro- und Mikronährstoffe zu uns zu nehmen. Grundsätzlich kannst du dir merken, dass wir jeden Tag alle

Geschmacksrichtungen in unsere Nahrung integrieren sollten.

Des Weiteren können wir die Geschmacksrichtungen auch dazu nutzen, um unsere Doshas auszugleichen. Das kann insbesondere dann sinnvoll sein, wenn Prakriti und Vikriti voneinander abgewichen sind. Die Geschmacksrichtungen bauen, wie alles im Ayurveda, auf den Elementen auf. Daher können ihnen die Eigenschaften zugeschrieben werden, die wir schon in Kapitel 1 bei den Elementen besprochen haben. Diese können dann wiederum die Eigenschaften der Doshas ausgleichen. Das passiert fast automatisch, wenn du dich bei den drei Mahlzeiten des Tages an den vorgestellten Nahrungsmittelgruppen orientierst und deine Gerichte mit Gewürzen und Kräutern verfeinerst.

Geschmäcker, die Vata ausgleichen, sind süß, sauer und salzig. Erinnere dich nun noch einmal an die Zusammensetzung in Bezug auf die Elemente. Was fällt dir auf? Süß, sauer und salzig beinhalten alle weder Luft noch Äther, woraus sich wiederum unser Vata-Dosha zusammensetzt. Auch hier arbeiten wir also mit unserem allgemeingültigen Leitsatz: Gegensätze gleichen sich aus. Wenn du Geschmacksrichtungen integrierst, die sich aus den Elementen zusammensetzen, die dem Dosha fehlen, integrierst du automatisch auch

Die Geschmacksrichtungen und ihre Elemente

Erde und Wasser = süß

Erde und Feuer = sauer

Wasser und Feuer = salzig

Feuer und Luft = scharf

Luft und Äther = bitter

Luft und Erde = herb

die Eigenschaften, die das Dosha ausgleichen. Stell dir nun aber vor, ein Vata-Typ würde ständig bittere Lebensmittel essen (Luft und Äther). Dadurch würden genau die Eigenschaften vermehrt werden, die ein Vata-Typ in der Regel ohnehin schon zu viel in seinem System hat. Mit diesem Wissen können wir Gegensätze als Medizin einsetzen.

In der Praxis bedeutet dies, dass ein Vata-Typ den Fokus auf gesunde, süße, saure und salzige Lebensmittel legen sollte. Der süße Geschmack hat eine positive Wirkung auf unsere Dhatus, also unsere Körpergewebe, da er sehr nährend und kräftigend ist. Er wirkt zudem stabilisierend und erdend. Denken wir an einen klassischen Vata-Typen, der immer in Bewegung ist, wahrscheinlich recht dünn, feingliedrig und selten eine Pause einlegt. Mit den gerade beschriebenen Wirkungsweisen des süßen Geschmacks ergibt es dann Sinn, dass Vata ausgeglichen wird. Natürlich geht es hier immer um

eine gesunde Süße und keinen Haushaltszucker oder ähnliche ungesunde süße Nahrungsmittel. Wenn der süße Geschmack im Übermaß konsumiert wird, kann das zu Fettleibigkeit, Erkältungen, Trägheit und weiteren Kapha-Störungen führen. Der saure Geschmack regt die Speichelproduktion an und kann so die Verdauung verbessern. Auch Verdauungsprobleme sind typische Herausforderungen für Vata-Konstitutionen. Ein Übermaß an sauren Nahrungsmitteln kann allerdings zu Sodbrennen, Hautproblemen und weiteren Pitta-Störungen führen.

Auch der salzige Geschmack ist gut für Vata-Konstitutionen und gleicht diese, in einem gesunden Maße konsumiert, aus. Dieser Geschmack kann sich positiv auf die Verdauung auswirken und wirkt regulierend auf unseren Elektrolythaushalt im Körper. Zu viel Salz kann Pitta- und Kapha-Störungen hervorrufen, wie Hautprobleme oder Bluthochdruck.

Du hast wahrscheinlich schon herausgelesen, dass der salzige und saure Geschmack scheinbar nicht zuträglich für Pitta ist, und genauso ist es. Auch scharfes Essen ist für die Pitta-Konstitution nicht gut, da diese Menschen meist schon genug Feuer in sich tragen.

Pitta profitiert von den positiven Eigenschaften des süßen Geschmacks. Auch bittere und zusammenziehende Lebensmittel tun dieser Konstitution besonders gut. Bittere Lebensmittel sind sehr gut für unsere Haut. Der bittere Geschmack wirkt entgiftend und kann gegen Blähungen helfen. Bittere Nahrung fördert allerdings auch die Trockenheit in unserem Körper und wirkt bei übermäßigem Konsum eher schwächend als stärkend.

Der herbe Geschmack wirkt gegen die typischen Pitta- und Kapha-Beschwerden und ist somit für diese beiden Konstitutionen empfehlenswert. Er soll zudem die Nährstoffaufnahme unterstützen. Im Übermaß konsumiert, kann er allerdings auszehrend wirken, Blähungen und Trockenheit hervorrufen.

Aufgrund der bisherigen Beschreibungen hast du vielleicht schon eine Vorstellung davon, welche Geschmäcker für Kapha gut sind. Zum einen natürlich der scharfe Geschmack, denn Kapha tendiert zu Trägheit und Schärfe,

er bringt der Kapha-Konstitution den nötigen Schwung und regt den Stoffwechsel an. Zum anderen sind auch bittere und herbe Nahrungsmittel für Kapha gut, wohingegen der Fokus nicht zu sehr auf süßen oder sauren Speisen liegen sollte. Gemeint sind in diesem Fall insbesondere die ungesunden süßen Nahrungsmittel mit viel Haushaltszucker wie Kuchen, Süßigkeiten oder zahlreiche Backwaren. Auf den gesunden süßen Geschmack kann kaum verzichtet werden, da unglaublich viele tägliche Nahrungsmittel einen süßen Geschmack aufweisen, wie zum Beispiel Obst und Getreide.

Was passiert, wenn zwei Doshas besonders präsent sind? Dabei ist die Vikriti-Betrachtung besonders wichtig. Passe die Geschmäcker deinem aktuellen Istzustand an, auch wenn dies von deiner Urkonstitution (Prakriti) abweichen sollte. Bist du beispielsweise ein Vata-Pitta-Typ, hast aber gerade primär Vata-Probleme, dann setze vor allem auf süße, salzige und saure Nahrungsmittel. Fühlst du dich wieder in Balance, gehe zurück zu der »Prakriti-Ernährung«. Im Vata-Pitta-Fall würdest du dann vor allem süße, saure, salzige, bittere und herbe Nahrung integrieren. Setze den Fokus auf die Geschmacksrichtung, die bei beiden Doshas präsent ist. Bei Vata und Pitta demnach süß, bei Pitta und Kapha herb und bitter. Bei einer Vata- und Kapha-Konstitution achtest du darauf, welches Dosha zurzeit präsenter ist, und gehst demnach vor. Berücksichtige auch die Jahreszeiten. Setze im Herbst und frühen Winter mehr auf eine Vata ausgleichende Ernährung, im späten Winter und Frühling auf eine Kapha ausgleichende Ernährung und im Sommer auf eine Pitta ausgleichende Ernährung – immer unter Berücksichtigung deiner Konstitution.

Fokus der Geschmäcker nach Dosha

Minus bedeutet hier, dass die jeweilige Konstitution ausgeglichen wird, du von dieser Geschmacksrichtung also profitierst. Plus bedeutet, dass das Dosha verstärkt wird und sich bei übermäßigem Konsum ansammeln könnte.

süß	V– P– K+	scharf	V+ P+ K–
sauer	V– P+ K+	bitter	V+ P– K–
salzig	V– P+ K+	herb	V+ P – K–

Geschmäcker, deren Wirkung und Lebensmittel-Beispiele		
Geschmack	**Beispiele**	**Wirkung**
süß VP–/K+	Datteln, Ahornsirup, Getreide, Süßkartoffeln, Möhren, Nüsse	nährend, erdend
sauer V–/PK+	Zitrusfrüchte, Essig, Joghurt, Käse, fermentierte Nahrungsmittel, Beeren	verdauungsfördernd, appetitanregend
salzig V–/PK+	Meersalz, Steinsalz, Algen, Sojasoße	verdauungsfördernd, reguliert den Elektrolythaushalt, befeuchtend
scharf VP+/K–	Zwiebeln, Rettich, Knoblauch, Ingwer, Pfeffer, Senf	regt den Stoffwechsel an, vermindert Trägheit
bitter V+/PK–	Rhabarber, Blattgemüse, Rucola, Rosenkohl	entgiftet, ist gut für die Haut
herb V+/PK–	Granatäpfel, viele Hülsenfrüchte, Sprossen, Kurkuma	trocknend

Mein individueller Leitfaden – Checkliste 1

Nun bist du an der Reihe. Schau dir die Möglichkeiten an, die während dieses ersten Schrittes erläutert wurden. Überlege dir gerne, was du in deinem Alltag umsetzen könntest, und beginne langsam mit der Veränderung – so wie es sich für dich gut anfühlt. Kreuze an oder fülle aus, was du als Erstes angehen möchtest. Gibt dir selbst ein kleines Versprechen. Du kannst gerne auch noch andere Optionen hinzufügen und deinen Leitfaden so individualisieren. Viel Spaß dabei!

- Ich möchte 400 Gramm Gemüse am Tag zu mir nehmen.
- Ich möchte meine Gemüseauswahl täglich mehr variieren.
- Ich teste vermehrt Kochmethoden wie Dämpfen, Dünsten und Backen statt Kochen.
- Ich werde ab dem _____ mein aktuelles Abendessen _____ Mal die Woche durch eine Mahlzeit nach ayurvedischen Empfehlungen ersetzen (Inspiration findest du im Rezeptteil).
- Ich werde ab dem _____ mein aktuelles Frühstück _____ Mal die Woche durch eine Mahlzeit nach ayurvedischen Empfehlungen ersetzen (Inspiration im Rezeptteil).
- Ich werde ab dem _____ mein aktuelles Mittagessen _____ Mal die Woche durch eine Mahlzeit nach ayurvedischen Empfehlungen ersetzen (Inspiration im Rezeptteil).
- Ich werde keine Fertiggerichte mehr essen.
- Ich werde mehr auf saisonales Obst und Gemüse achten.
- Ich werde für zwei Wochen ein Ernährungstagebuch führen und meinen Körper besser kennenlernen.
- Ich werde Nüsse und Samen ungesunden Snacks vorziehen.
- Ich werde an _____ Tagen in der Woche Hülsenfrüchte in meine Nahrung integrieren (Menge langsam steigern!).
- Ich werde versuchen, täglich alle Geschmacksrichtungen in meine Nahrung zu integrieren.
- Ich werde achtsamer mit meinem Körper und seinen Bedürfnissen umgehen und meine Nahrung demnach anpassen.

Hier kannst du deine individuellen Ziele eintragen:

_____

_____

Schritt 2: Deinen Insulinspiegel ausbalancieren

Die Basis für eine hormonbalancierende Ernährung ist der Fokus auf die oben genannten Lebensmittelgruppen. Denn sie alle sorgen dafür, dass dein Insulinspiegel nicht zu sehr schwankt. Unser Insulinspiegel hat auf sehr viele andere Hormone Einfluss. Unser Insulin zu managen, ist eine enorm wichtige Voraussetzung, um wieder in die hormonelle Balance zu kommen. Vollkornprodukte, Hülsenfrüchte und natürliche Lebensmittel werden deinen Blutzuckerspiegel niemals so hoch ansteigen lassen wie Weißmehlprodukte, Haushaltszucker oder Fertiggerichte.

ESSENSPAUSEN – KLEINE AUSZEIT FÜR BLUTZUCKER UND VERDAUUNG

Du hast deinen Insulinlevel durch Schritt 1 wahrscheinlich schon ein ganzes Stück weit reguliert. Durch eine weitere Empfehlung aus dem Ayurveda können wir das Ganze aber noch optimieren. Im Ayurveda wollen wir zwischen den Mahlzeiten Pausen einlegen. Grund dafür ist unsere Verdauung, denn wir wollen keine Nahrung zu uns nehmen, bevor die vorherige Mahlzeit verdaut ist. Machen wir das nämlich ständig, kommt unsere Verdauung nicht mehr hinterher und es bleiben immer mehr unverdaute Nahrungspartikel zurück. Die Folge ist Ama, also Stoffwechselzwischenprodukte, die sich in unserem Körper ansammeln und uns letztendlich krank machen.

Die Pausen zwischen dem Essen kommen aber auch unserem Insulinspiegel zugute. Jedes Mal, wenn wir etwas essen, reagiert unser Blutzuckerspiegel. Demnach wird auch jedes Mal wieder Insulin ausgeschüttet und unsere Insulinkurve wird ständig nach oben getrieben und sinkt dann wieder ab. Das geschieht nicht nur bei Nahrung, sondern auch beim Kaffee mit Milch und bei kalorienhaltigen Getränken wie Säften. Vielleicht kennst du es von dir selbst. Wenn wir zwischen den Mahlzeiten naschen, handelt es sich nicht immer um ein paar gesunde Nüsse oder ein Stück Obst, sondern oft um Schokolade oder einen Milchkaffee.

Vorteile von Pausen zwischen den Mahlzeiten

Pausen zwischen den Mahlzeiten sind nicht nur gut für deinen Insulinspiegel, sie können auch zahlreiche Beschwerden wie Blähungen und andere Verdauungsprobleme, Übergewicht und Müdigkeit minimieren oder beseitigen.

Wenn wir weniger Zwischenmahlzeiten essen, nehmen wir also automatisch weniger Industriezucker oder Koffein zu uns. Eigentlich sollte es ganz natürlich sein, dass wir nur dann essen, wenn wir Hunger verspüren. Das Naschen zwischendurch ist aber oft eine Angewohnheit und es lohnt sich, jedes Mal zu hinterfragen, ob du wirklich aus Hunger oder nur aus Appetit isst. Ein großes Glas Wasser zu trinken, kann da manchmal schon kleine Wunder bewirken.

Was bedeutet das aber für die Anzahl deiner Mahlzeiten? Das kommt ein wenig auf deine Konstitution an. Verallgemeinert gesagt, gehen wir von drei Mahlzeiten am Tag aus. Für einen Vata-Typ kann es aber durchaus auch Sinn machen, vier kleinere Mahlzeiten zu sich zu nehmen. Ein Kapha-Typ kann meist gut mit zwei Mahlzeiten am Tag gut zurechtkommen und das Frühstück ausfallen lassen. Ein Pitta-Typ kann oft ziemlich schnell und gut verdauen, hat demnach auch mehr Hunger und braucht meist drei Mahlzeiten und gelegentlich eine kleine Zwischenmahlzeit. Merke dir einfach, dass

du so selten wie möglich deinen Insulinspiegel nach oben treiben solltest und erst etwas isst, wenn du das Gefühl hast, dass deine vorherige Mahlzeit bereits verdaut ist. Das erkennst du an deinem Hungergefühl – nicht zu verwechseln mit Appetit, Durst oder emotionalem Verlangen. Solltest du verlernt haben, auf deinen Hunger zu hören, orientiere dich erst einmal an folgenden Vorgaben. Eine Hauptmahlzeit wird in der Regel in drei bis fünf Stunden verdaut, je nachdem, was und wie viel du gegessen hast. Eine kleinere Zwischenmahlzeit ist hingegen oft schon nach zwei Stunden verdaut. Wenn du also um 7 Uhr frühstückst, um 10 Uhr ein paar Nüsse zu dir nimmst und um 12 Uhr zu Mittag isst, kann das für deine Verdauung wunderbar funktionieren. Zudem führen Nüsse nicht zu einer extremen Insulinausschüttung. Teste gerne auch, wie du dich fühlst, wenn du ganz auf Zwischenmahlzeiten verzichtest und beispielsweise zwischen 7 und 8 Uhr frühstückst, zwischen 12 und 13 Uhr zu Mittag isst und abends um 18 Uhr deine letzte Mahlzeit zu dir nimmst. Ich weiß, dass es eine ganz schön große

Was bewirken einfache Kohlenhydrate und Zucker?

Alles, was du aufnimmst, macht etwas mit deinem Körper – so auch Zucker. Er liefert dir keinen Mehrwert, entzieht deinem Körper aber B-Vitamine und Mineralstoffe wie Kalzium und Magnesium. Bei einem Mangel kann es zu Erschöpfungszuständen kommen. Ständiger Verzehr von Zucker erhöht das Brust- und Darmkrebsrisiko. Zudem kann es zu Arterienverkalkung kommen, was wiederum zu Herz- und Gefäßerkrankungen führt. Zucker kann außerdem das Mikrobiom schädigen, was die Serotoninproduktion negativ beeinflusst und Entzündungen im Körper hervorruft. Auch das Immunsystem wird in Mitleidenschaft gezogen. Die erhöhte Insulinproduktion kann außerdem den Alterungsprozess beschleunigen.

Umstellung sein kann, auf Naschereien zwischendurch zu verzichten, wenn du es dir einmal angewöhnt hast. Auch wenn Schritt 2 nicht so riesig erscheint, nimm dir trotzdem Zeit dafür, denn er hat einen großen Einfluss auf deine Hormone. Sollte dir die Umstellung enorm schwerfallen, fang erst einmal an, nur unter der Woche auf Zwischenmahlzeiten zu verzichten. Es kann auch eine Möglichkeit sein, erst einmal nur Süßigkeiten und den Nachmittagskaffee gegen Nüsse und Samen zu tauschen. So kommst du zumindest weg von dem Zucker. Führe die Umstellung Schritt für Schritt durch, aber fange jetzt an!

Tipps, um deinen Insulinlevel zu managen

- Reduziere oder vermeide Zucker und einfache Kohlenhydrate.
- Bewegung nach dem Essen kann den Blutzuckerspiegel regulieren.
- Vermeide unnötiges Snacken.
- Ballaststoffe regulieren den Blutzuckerspiegel.
- Vermeide Heißhungerattacken mit gesundem pflanzlichem Eiweiß, beispielsweise aus Hülsenfrüchten, Hanfsamen oder Quinoa, gerne auch Bio-Eier, wenn du nicht vegan isst.
- Kombiniere gesunde Fette aus Nüssen, Avocado oder hochwertigen Ölen mit deiner Mahlzeit. Das lässt den Blutzuckerspiegel langsamer ansteigen.

Mein individueller Leitfaden – Checkliste 2

Jetzt bist du wieder dran. Lies dir die Möglichkeiten durch, die dieses Kapitel bietet, und entscheide dich für die Optionen, die du in deinen Alltag integrieren möchtest. Beginne erst einmal mit weniger Punkten und steigere dich dann Schritt für Schritt. So stellst du sicher, dass du durchhältst und es dir nicht nach einer Woche alles schon zu viel wird.

- Ich werde versuchen, mich auf drei Mahlzeiten am Tag zu konzentrieren (zum Beispiel um 8, 13 und 18 Uhr).
- Ich werde zu 90 Prozent auf komplexe Kohlenhydrate zurückgreifen und einfache Kohlenhydrate reduzieren.
- Ich werde, wenn überhaupt, gesunde Snacks zu mir nehmen.
- Ich werden maximal einmal am Tag eine Zwischenmahlzeit (Snack) zu mir nehmen.
- Ich werde mich nach dem Mittagessen 15 Minuten bewegen, zum Beispiel spazieren gehen.
- Ich werde mich nach dem Abendessen 15 Minuten bewegen, zum Beispiel spazieren gehen.
- Ich kombiniere Kohlenhydrate immer mit gesunden Fetten wie Nüssen, Samen, Avocado oder hochwertigen Ölen.
- Ich werde in jede Mahlzeit Ballaststoffe integrieren (Hülsenfrüchte, Gemüse, Chutneys, Vollkornprodukte …).

Hier kannst du deine individuellen Ziele eintragen:

_____

_____

_____

_____

_____

_____

_____

Schritt 3: Deine Verdauung in Topform bringen

Was ist eigentlich eine gute Verdauung im Sinne des Ayurveda? Du kannst dir eine einfache Faustregel merken. Idealerweise gehst du einmal am Tag auf Toilette. Bei Pitta-Konstitutionen kann es daraus auch zweimal werden. Optimal ist, wenn der morgendliche Stuhlgang für dich zur Routine wird. Das kannst du tatsächlich trainieren und deinen Körper durchaus unterstützen, beispielsweise mit heißem Wasser auf leeren Magen oder einigen Twists aus dem Yoga, die du noch liegend im Bett machen kannst.

Lass uns noch einen Schritt weiter gehen: Wie soll das Ergebnis in der Toilette aussehen? Fragen, mit denen wir uns in der Regel nicht so gerne beschäftigen, sind im Ayurveda völlig normal, und das ist auch gut so. Schließlich ist es ein wichtiges Thema! Wenn dein Stuhl mittelbraun, weich, aber nicht zu weich und geschwungen ist, ist er perfekt! Idealerweise bleibt der Stuhl zudem nicht in der Toilette kleben. Ein starker Geruch kann auf Fäulnisprozesse hindeuten; zwar ist ein

Geruch sicherlich immer vorhanden, sollte aber nicht zu penetrant sein.

Menschen, die unter Verstopfung leiden oder eine träge Verdauung haben und dies nicht durch Ernährung ausgleichen, kann ein täglicher Toilettengang ganz schön häufig erscheinen. Die ayurvedische Ernährung ist allerdings sehr verdauungsfreundlich. Durch die Ballaststoffe aus Gemüse und weiteren Lebensmittelgruppen des ersten Schrittes hast du deiner Verdauung bereits einen großen Gefallen getan. Auch der zweite Schritt, also das Ausbalancieren deines Blutzuckerspiegels, hilft deiner Verdauung, da du deinem System vom Magen bis zum Dickdarm ausreichend Zeit gibst, die vorherige Nahrung zu verdauen, bevor immer wieder neue Nahrung dazukommt. Wenn du dich an den folgenden Empfehlungen orientierst, kann quasi gar nichts mehr schiefgehen. Einer der Gründe, warum täglicher Stuhlgang empfohlen wird, ist, dass wir dadurch entgiften. Denn die »Abfallprodukte« der Nahrung sowie der Hormonabfall müssen regelmäßig ausgeschieden werden, da sie sonst unter Umständen wieder in unsere Blutlaufbahn gelangen können.

WARME MAHLZEITEN

Ich bezeichne Ayurveda gerne auch als großes Energiesparmodell. Wir wollen im Ayurveda alles dafür tun, dass unser Körper gut verdauen und so ausreichend Nährstoffe aufnehmen kann. Dabei soll für die Verdauung aber so wenig Energie wie möglich verbraucht werden. Das ist auch der Grund, warum wir im Ayurveda in der Regel dreimal pro Tag warm essen.

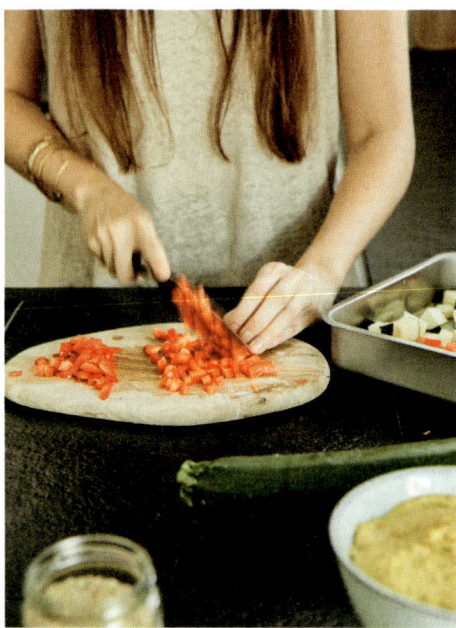

Im Ayurveda werden statt Rohkost warme, frisch gekochte Mahlzeiten empfohlen.

Kochen nimmt dem Verdauungsapparat sozusagen einen Teil der Arbeit ab. So ist die Energieausbeute der Lebensmittel größer, zudem können einige Bestandteile der Nahrungsmittel, die sonst unverdaulich oder sehr schwer zu verdauen wären, bekömmlicher gemacht werden, verdauungshemmende Stoffe können abgebaut und toxische Substanzen deaktiviert werden.

Oft werde ich gefragt, wie es sich denn dann mit Salat und Rohkost verhält, weil diese Lebensmittel grundsätzlich als gesund gelten. Und das stimmt natürlich auch – die Mikronährstoffe sind fantastisch. Erinnern wir uns aber daran, dass wir im Ayurveda nicht das isolierte Lebensmittel betrachten, sondern den Menschen, der sie isst. Wie der Salat oder Rohkost aufgenommen und verdaut wird, ist vielleicht nicht für jeden gut. Wenn du nach einer großen Portion Salat immer mit Luft im Bauch zu kämpfen hast, sind gekochte Speisen wahrscheinlich einfach besser für dich geeignet. Generell können Pitta-Typen mit ihrer starken Verdauung Salat am besten vertragen. Da die Verdauung mittags am stärksten ist, kannst du zu dieser Zeit Salat und Rohkost am besten integrieren, als Beilagensalat oder bei einer starken Verdauung ab und zu auch als Hauptmahlzeit, wenn du Lust darauf hast.

MENGE DER NAHRUNGSMITTEL

Im Ayurveda gibt es einen Richtwert bezüglich der Menge der Nahrung, und zwar solltest du pro Mahlzeit nicht mehr essen, als in deine eigenen Hände passt. Ich sage mit Absicht »Richtwert«, denn auch hier ist jeder individuell und manche Menschen verstoffwechseln Nahrung einfach sehr gut und brauchen daher etwas mehr Energie. Aber die Tendenz wird durch diese Faustregel klar: Wir sollen vermeiden, uns ständig zu überessen. Überfordern wir unser Verdauungssystem die ganze Zeit, kann dieses nicht richtig arbeiten und unsere Verdauung leidet, es kann dadurch zu Ama kommen. Haben wir Ama im Körper, fühlen wir uns müde und lethargisch, es mangelt an Motivation und Inspiration. Unser Magen hat keine DSL-Leitung zu unserem Gehirn. Damit du dich nicht überisst, ergibt es Sinn, mit dem Essen aufzuhören kurz bevor du satt bist. Warte auch etwas, bevor du dir eine zweite Portion gönnst, in vielen Fällen brauchen wir diese nämlich gar nicht.

Im Ayurveda wird ein guter Appetit als gesund wahrgenommen, da er ein Zeichen dafür ist, dass unser Agni stark ist. Wenn unser Agni stark ist, hat es die Kraft, die Nährstoffe zu verstoffwechseln und somit unsere Zellen zu versorgen. Wenn du ständig unter Appetitlosigkeit leidest, ist dies ein Zeichen für ein schwaches Agni beziehungsweise eine schwache Verdauung. Eine Sporteinheit am Morgen kann hier beispielsweise helfen.

PRÄBIOTIKA UND PROBIOTIKA

Präbiotika und Probiotika sind Hilfsmittel für unsere Darmflora. Bei Präbiotika handelt es sich um Lebensmittel, die unsere guten Darmbakterien zum Wachstum anregen, diese sozusagen nähren. Präbiotika sind vor allem pflanzliche Ballaststoffe, wobei es verschiedene Arten von Ballaststoffen gibt. Inulin ist für unsere Darmflora besonders wertvoll. Es ist beispielsweise in Zwiebelgewächsen enthalten, aber auch in Pastinaken, Spargel und Topinambur. Integriere diese Lebensmittel also gerne bevorzugt in deinen Speiseplan.

Probiotika sind nicht dafür da, die vorhandenen guten Bakterien unserer Darmflora zu nähren, sondern fehlende gute Bakterien der Darmflora aufzufüllen. Es handelt sich dabei also um lebende Bakterienstämme. Natürliche Probiotika findest du zum Beispiel in Sauerkraut. Allerdings darf dieses nicht gekocht sein, da sonst die guten Bakterien verloren gehen. Du kannst einfach mehrmals pro Woche eine Gabel

Sauerkraut zu dir nehmen, um von der probiotischen Wirkung zu profitieren. Fermentierte Nahrungsmittel spielen im Ayurveda eigentlich keine große Rolle, da sie Vata und Pitta erhöhen können und zu sauer sind. In Maßen können sie deinem Körper aber sehr guttun, teste gerne selbst Menge und Häufigkeit, die für dich perfekt sind.

Takra ist im Ayurveda sehr beliebt, da das Getränk sich positiv auf unsere Darmflora auswirken. Ein Joghurtdrink, den du gut zum Mittagessen trinken kannst, ist dieser: Verquirle einfach 50 Milliliter Naturjoghurt mit 200 Millilitern zimmerwarmem Wasser. Gib eine Prise Salz dazu und nach Belieben Gewürze wie Kreuzkümmel, Kurkuma, Ingwer oder Fenchel. Achte bei dem Joghurt auf eine gute Bioqualität und bereite das Getränk immer frisch zu.

GETRÄNKE UND TRINKMENGE

Die beste Wahl für deine regelmäßige Flüssigkeitszufuhr ist Wasser. Im Ayurveda ist dies aber typischerweise kein kaltes Wasser mit Kohlensäure, sondern eher lauwarmes bis heißes Wasser, je nach Konstitution. Ebenso kommt es bei der Menge der Flüssigkeit auf die Konstitution an. Oft wird im Ayurveda empfohlen, nur heißes, abgekochtes Wasser zu trinken, und dabei wird die Konstitution vergessen. Vata hat die Eigenschaft kühl. Wollen wir Vata ausgleichen, so ist demnach warmes Wasser optimal. Es sollte allerdings nicht zu heiß sein, da das Wasser dann ausleitend wirken kann. Pitta ist die einzige warme Konstitution und muss demnach nicht unbedingt heißes Wasser trinken. Kalt sollte es allerdings auch nicht sein, da die Verdauung darunter leiden kann. Demnach ist lauwarmes Wasser bei Zimmertemperatur am besten geeignet. Kapha-Konstitutionen können sehr heißes Wasser trinken, da ihnen die ausleitende Wirkung zugutekommt und sie ebenfalls eine kühle Konstitution sind. Solltest du eine Mischkonstitution haben, finde heraus, welches Dosha bei dir aktuell vorherrscht, und passe die Empfehlungen demnach an.

Auf kaltes Wasser wird im Ayurveda in der Regel verzichtet, da es unser Agni schwächt. Wenn du Getränke aus dem Kühlschrank trinkst, ziehen sich deine Blutgefäße im Verdauungstrakt zusammen. Die Verdauungsorgane werden demnach schlechter durchblutet und können ihrer Arbeit, Nährstoffe in unseren Körper zu bringen und Abfallstoffe auszuscheiden, nicht mehr so gut nachkommen. Ausreichend Flüssigkeit ist für unseren Organismus unverzichtbar. Die Menge variiert allerdings von Mensch zu Mensch. Ein Anhaltspunkt, ob du ausreichend trinkst, kann die

Farbe deines Urins sein. Er sollte nur noch leicht gelb sein und eine schwache Farbe haben. Ist er immer sehr dunkel, solltest du deine Trinkmenge langsam steigern, bis du deine ideale Menge gefunden hast.

Für eine regelmäßige Entgiftung ist das Ayurveda-Wasser sehr bekannt. Dafür füllst du einen Topf mit circa einem Liter Wasser, bringst diesen zum Kochen, lässt das Wasser ohne Deckel so lange kochen, bis sich die Menge für Vata um ein Viertel, für Pitta um ein Drittel und für Kapha um die Hälfte reduziert hat.

Du kannst das Wasser einfach in eine Thermoskanne füllen und über den Tag verteilt trinken. Die Wassermoleküle werden nach Ayurveda durch das Kochen feiner und leichter. So kann es vom Körper besser aufgenommen werden und der Körper wird intensiver gereinigt. Dieses Wasser kannst du als kleine Kur für zwei Wochen integrieren oder darauf zurückgreifen, wenn du denkst, dass es deinem Körper guttun könnte. Wegen der Wirkung des heißen Wassers solltest du es als Vata- oder Pitta-Konstitution nicht täglich in großen Mengen trinken.

Anti-Ama-Wasserkur

Solltest du festgestellt haben, dass du Ama in deinem System hast, gibt es eine wirkungsvolle, sehr einfache Entgiftungskur mit Wasser, die du problemlos zu Hause durchführen kannst. Nutze erst einmal das oben beschriebene Ayurveda-Wasser für zwei Wochen und trinke die erste Tasse direkt nach dem Aufstehen. Du kannst es auch schon abends vorbereiten und in einer Thermoskanne aufbewahren, sollte dir morgens die Zeit fehlen. Während dieser zwei Wochen wählst du idealerweise nur die beschriebenen gesunden Lebensmittel und verzichtest auf Alkohol, Kaffee und vermeidest Überessen.

Nach den zwei Wochen kannst du dann fünf Scheiben frischen Ingwer zu dem Wasser geben und sie mitkochen. Trinke dieses Wasser ebenfalls zwei Wochen, eine Tasse als Erstes morgens und das weitere Wasser über den Tag verteilt, allerdings nicht mehr nach 16 Uhr, da Ingwer anregend wirkt. Ingwer stärkt unser Agni sehr gut und hilft so, Ama abzubauen, ohne die Körperhitze oder Pitta übermäßig zu erhöhen, wie es andere Gewürze mit scharfem Geschmack tun. Die Ernährung behältst du wie zuvor bei.

Während des Essens solltest du, wenn möglich, nichts oder nur ein wenig warmes Wasser trinken. Die Ausnahme stellt Takra dar. Deine Verdauung kann sich besser auf die Nahrung konzentrieren, wenn du den Platz im Magen nicht zu sehr mit Flüssigkeit füllst. Ein halber Liter kühle Apfelschorle während des Essens ist für deine Verdauung also alles andere als förderlich. Nach dem Essen sollte dein Magen zu einem Drittel mit Nahrung gefüllt sein, zu maximal einem Drittel mit Flüssigkeit und ein Drittel sollte »leer« sein, damit der Magen Platz hat, den Speisebrei mit der Magensäure durchzumischen. Daher auch der Tipp, dass du mit dem Essen aufhören solltest, kurz bevor du satt bist. Kaltes Wasser reduziert die Verdauungsenzyme und schwächt so auch die Nährstoffaufnahme. Zudem wird viel Energie benötigt, um das Wasser aufzuwärmen.

KLEINER HELFER FÜR EINE GESUNDE VERDAUUNG

Ein außergewöhnlich wirksames Mittel für einen gesunden Darm und im Ayurveda sehr bekannt ist Triphala. Es ist ein Churna, also ein Pulver, das sich aus drei Beeren zusammensetzt, ist also ein rein pflanzliches Mittel. Ein Bestandteil von Triphala ist Amalaki,

die indische Stachelbeere, auch Amla genannt. Es hat eine hohe antioxidative Kraft, wirkt gegen Entzündungen und wirkt leicht abführend. Außerdem hilft es, den Blutzuckerspiegel und die Emotionslage stabil zu halten. Zudem hat es lebertonisierende Eigenschaften. Haritaki, ein weiteres asiatisches Heilgewächs, ist der zweite Bestandteil. Es unterstützt die Darmflora, indem es toxische Stoffe aus dem Dickdarm beseitigt. So verschwinden schlechte Darmbakterien und gute Bakterien sind zahlreicher vorhanden. Das hat wiederum positive Auswirkungen auf unsere gesamte Verdauung und unser Immunsystem. Bibhitaki ist die dritte Komponente von Triphala. Diese Beere hilft uns dabei, Pseudofett abzubauen, indem sie Fette aufspaltet, Lymphbahnen öffnet und so Giftstoffe und Flüssigkeiten aus dem Körper geschleust werden können, die wir nicht brauchen. Dadurch gelangt auch in den Fettzellen gelagertes überflüssiges Östrogen aus unserem Körper.

Triphala erhältst du online in so gut wie jedem Ayurveda-Handel, entweder als Kapsel oder als Churna. Ich nutze meist das Pulver und bereite mir abends einen Tee mit einem gehäuften Teelöffel in 200 Milliliter heißem Wasser zu. Du kannst Triphala gerne als eine Art Kur sehen und es drei bis vier Wochen lang jeden Abend zu dir nehmen. Achte dabei darauf, wie deine Verdauung reagiert. Triphala ist ein Mittel, das du ohne Probleme sehr routiniert nutzen kannst. Deine Verdauung wird sich freuen. Ich nutze Triphala beispielsweise jeden Abend, wenn ich in den Urlaub fahre. Wir setzen unseren Körper durch eine Reise automatisch Stress aus, da er sich an ganz andere Gegebenheiten und Speisen gewöhnen muss. Das ist nicht selten ein Grund für eine schlechte Verdauung im Urlaub.

Im weiteren Verlauf des Buches wirst du noch weitere Ergänzungsmittel kennenlernen und du kannst sie in der Regel auch gut miteinander kombinieren. Allerdings solltest du immer nur ein Ergänzungsmittel in dein Leben einführen und dann zwei bis drei Wochen testen, wie es auf deinen Körper wirkt. Natürliche Mittel brauchen etwas länger, um ihr Potenzial zu entfalten. So hast du Zeit, die Wirkung auf deinen Körper kennenzulernen. Grundsätzlich würde ich dir nicht mehr als zwei Ergänzungsmittel parallel empfehlen, ohne dass du mit einem Therapeuten gesprochen hast.

Solltest du eine sehr träge Verdauung und keinen Pitta-Überschuss haben (Vikriti), kann dir ein Agni-Aperitif ausgesprochen helfen. Ingwer wirkt sich positiv auf den gesamten Magen-Darm-Trakt aus und hat entzündungs-

hemmende Eigenschaften. Dein Agni wird angefeuert und der Aperitif wirkt Blähungen und Magenkrämpfen entgegen. Du presst eine frische Zitrone aus, schälst ein drei Zentimeter langes Stück Ingwer, schneidest es in ganz feine Scheiben, mischst den Zitronensaft mit dem Ingwer und rührst einen halben Teelöffel Steinsalz dazu. Eine Woche lang kannst du vor jedem Mittagessen ein oder zwei Scheiben des Ingwers circa zehn Minuten vor der Mahlzeit kauen. Wenn du mit der Rezeptur gut zurechtkommst, kannst du sie auch durchaus länger als eine Woche integrieren. Vielleicht tut dir der Agni-Aperitif auch während der gesamten Vata-Zeit des Jahres (Herbst und früher Winter) gut. Wichtig ist nur, dass du auf ihn verzichtest, solltest du merken, dass dein Pitta zu hoch wird. Auch im Sommer ist diese Rezeptur nicht empfehlenswert.

MILCH – AYURVEDISCH UND MODERN INTERPRETIERT

Die ursprüngliche Form von Milch hat Eigenschaften wie süß, schwer, weich, ölig und stabilisierend. Sie galt früher im Ayurveda als sehr gesundes, nährendes Lebensmittel, welches sehr gut auf unsere Nerven wirkt – alles Eigenschaften, die unseren stressigen Alltag eigentlich hervorragend ausgleichen könnten. Nun müssen wir bedenken, wie alt Ayurveda bereits ist und wie unterschiedlich die Milch von damals im Vergleich zu unserer Milch heute ist. Damals gab es keine Unterscheidung in bio oder nicht bio – einfach jede Milch hätte die Voraussetzung für bio erfüllt.

Heute sieht es etwas anders aus. Viele Kühe werden mit billigem Futter gefüttert, welches teilweise genetisch modifiziert ist. So wie auch wir manipulierte Nahrung wie Weizen, chemische Süßungsmittel oder andere stark verarbeitete Lebensmittel nicht gut vertragen, ist dies auch für die Kühe ein Problem. Das kann einer der Gründe dafür sein, warum die Tiere heute öfter krank werden als früher und demnach mit Antibiotika behandelt werden, die letztendlich auch in der Milch landen, die wir trinken. Hinzu kommt, dass das Kraftfutter dazu führt, dass die Kühe auch während der Schwangerschaft gemolken werden können. In dieser Zeit produzieren sie mehr Östrogen, welches wir ebenfalls über die Milch aufnehmen. Die kleinen Kälber werden heute oft direkt nach der Geburt von ihrer Mutter getrennt. Das löst bei dem Muttertier wiederum Stresshormone aus, die ebenfalls in die Milch weitergegeben werden. Der wenige Platz, der den Kühen oft zur Verfügung steht, trägt mit Sicherheit auch nicht

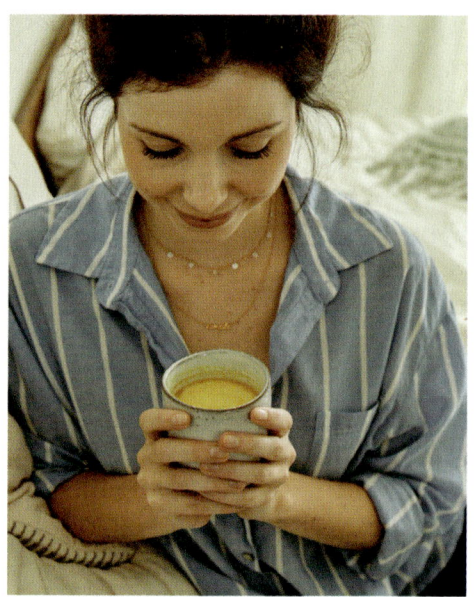

Goldene Milch ist das berühmteste ayurvedische Getränk.

zur Entspannung bei. Die von den Kühen gemolkene Milch wird zudem homogenisiert, pasteurisiert und Fett wird entzogen. Die gängige Supermarktmilch ist heute also leider alles andere als ein natürliches Produkt.

Lass uns an dieser Stelle auch einmal auf den Käse eingehen. Käse hat grundsätzlich Eigenschaften wie feucht, kalt, schwer, klebrig – die gleichen Eigenschaften, die Ama aufweist. Bedenke jetzt noch, dass Käse aus Milch hergestellt wird, die zu einem großen Teil keine optimale Qualität hat, und Käse ein verarbeitetes Produkt ist. Dann kannst du dir sicher denken, dass Käse daher nicht das beste Nahrungsmittel laut

Ayurveda darstellt. Solltest du jetzt in Panik verfallen, weil du deinen geliebten Käse oder ein Glas Milch nicht aufgeben möchtest, kommen ein paar Tipps für dich. Ziegen- und Schafskäse werden im Ayurveda eher empfohlen als Käse aus Kuhmilch. Die Eigenschaften sind wärmer und leichter und somit sind diese Lebensmittel leichter zu verdauen.

Wenn du keine Intoleranz gegenüber Milch hast, ist es natürlich dir überlassen, weiterhin einen Schuss Milch in deinen Gewürz-Chai-Tee zu geben. Du kannst aber gerne auch mal eine der vielen Milchalternativen wie Hafermilch, Mandelmilch oder Kokosmilch im Sommer ausprobieren. Solltest du viel Vata oder Pitta in deiner Konstitution haben, kannst du von den Eigenschaften der Milch in Maßen profitieren, du bist aber nicht in irgendeiner Form auf sie angewiesen. Nutze dann am besten eine hochwertige Milch in Demeter-Qualität. Idealerweise erwärmst du Kuhmilch dann mit einigen Gewürzen wie Zimt, Nelke, etwas Muskat und Kurkuma. Dadurch wird sie bekömmlicher. Für die goldene Milch (S. 243) kannst du aber genauso gut auch Mandelmilch nutzen.

Laktoseintoleranz

Es existieren verschiedene Formen der Laktoseintoleranz, die bekannteste Form ist der Laktasemangel. Laktase ist dafür zuständig, dass die Laktose, also der Milchzucker, im Darm aufgespalten werden kann. In Deutschland sind etwa 15 bis 20 Prozent der Menschen von dieser Laktoseintoleranz betroffen. Ob wir Laktose vertragen, ist genetisch bedingt, das Enzym Laktase wird dann im Laufe des Lebens immer weniger gebildet, sodass irgendwann die Intoleranz auftritt. Zeichen dafür sind ein aufgeblähter Bauch, Magenschmerzen, Luft im Bauch oder auch Durchfall. Das sind nicht sonderlich schöne Begleiterscheinungen, die oft dazu führen, dass die Betroffenen auf Milcherzeugnisse verzichten. Das ist auch gut so, denn der Verzehr von Laktose trotz Intoleranz kann dazu führen, dass Nährstoffe nicht mehr so gut vom Darm aufgenommen werden können. Zudem können Allergene wie Laktose oder Gluten zum Leaky-Gut-Syndrom führen, wenn die Unverträglichkeit ignoriert wird. Solltest du also eine Laktoseintoleranz haben, würde ich dir, unabhängig von der unterschiedlichen Qualität der Milch, dringend dazu raten, Milch und Milchprodukte von deinem Speiseplan zu streichen. Hast du eine Laktoseintoleranz und nimmst eine Tablette, um ein Stück Käse besser zu vertragen, kann ich das durchaus nachvollziehen, allerdings hörst du in dem Moment gar nicht auf deinen Körper und die Warnsignale, die er dir schickt. Du tust weder deiner Verdauung noch deinen Hormonen dann einen Gefallen.

MISCHKOST, VEGAN, VEGETARISCH – WAS DENN NUN?

Ayurveda ist weder vegan noch vegetarisch. Wie immer kommt es auf eine individuelle Betrachtung an. Fleisch gilt im Ayurveda als nährend und blutaufbauend. Daher wird Fleisch empfohlen, wenn ein Mensch stark an Auszehrung leidet. Denke nun aber bitte nicht an ein 300-Gramm-Steak, sondern eher an eine kleine Portion Fleisch in einer Suppe oder schonend zubereitet zu einem Teller voll Getreide und Gemüse. In der alltäglichen Ernährung, wenn sie nicht zum Aufbau dient, muss Fleisch aber keine Rolle spielen. Ein wichtiger Grund dafür ist, dass Fleisch ziemlich schwierig zu verdauen ist, unseren Darm belastet und gerade bei einer schwachen Verdauung zu Ama führen kann.

Wenn du Fleisch in deine Ernährung integrieren möchtest, dann achte bitte auf eine gute Qualität und die Menge. Wie schon bei der Milch erwähnt, ist die Haltung der Tiere heute nicht mehr die, die sie früher einmal war. Allein schon unter ethischen Gesichtspunkten macht es Sinn, Fleisch aus artgerechter Haltung zu bevorzugen. Damit tust du nicht nur den Tieren, sondern auch dir selbst etwas Gutes. Herkömmliches Fleisch steckt heute voller Antibiotika, weil die Tiere durch die Massentierhaltung stän-dig Stress ausgesetzt sind und dadurch, wie Menschen auch, öfter krank werden. Diese Art der Haltung und das damit verbundene Leid führen auch dazu, dass Vitamine, Mineralstoffe und der Eiweißgehalt sich zum Negativen verändern. Die Tiere bekommen Mais, Soja und Getreide als Futter, welches mit Pestiziden behandelt wurde. Das führt dazu, dass wir letztendlich noch mehr Toxine zu uns nehmen, die wiederum unseren Hormonhaushalt durcheinanderbringen. Die moderne Viehzucht hat enorme Einflüsse auf unser Klima, die Abholzung des Regenwaldes und den Wasserverbrauch. Alles gute Gründe, um ein wenig umzudenken.

Wenn du deinen Fleischkonsum minimieren möchtest oder ganz auf Fleisch verzichten willst, aber Angst vor einem Proteinmangel hast, kann ich dich beruhigen. Die Proteine an sich benötigt der Körper gar nicht, sondern die 20 Aminosäuren, die in den Proteinen vorkommen. Zwölf dieser Aminosäuren kann der Körper selbst produzieren, acht müssen über unsere Nahrung aufgenommen werden. Dazu zählen Phenylalanin, Isoleucin, Lysin, Valin, Methionin, Leucin, Threonin und Tryptophan. Alle acht Aminosäuren kommen in Fleisch vor, aber auch pflanzliche Nahrungsmittel weisen diese Aminosäuren auf, nur enthält ein pflanzliches Lebensmittel isoliert in den meisten Fällen nicht alle acht Aminosäuren. Durch die Kombination pflanzlicher Lebensmittel können wir uns aber ganz leicht mit allen acht essenziellen Aminosäuren versorgen, sodass Fleischkonsum für den Proteinhaushalt nicht vonnöten ist. Dabei musst du nicht einmal darauf achten, dass alle acht essenziellen Aminosäuren in einer Mahlzeit enthalten sind. Du kannst sie über den Tag oder auch über zwei Tage verteilt aufnehmen, was völlig in Ordnung ist. Wenn du auf eine abwechslungsreiche pflanzliche Kost mit Hülsenfrüchten, Vollkorngetreide, Samen und Nüssen achtest, brauchst du dir also keine Sorgen zu machen.

Hanfsamen und Quinoa enthalten sogar alle acht Aminosäuren.

Lysin ist eine der acht essenziellen Aminosäuren und einer der Gründe, warum Hülsenfrüchten bei einer vegetarischen Ernährung eine große Bedeutung zugeschrieben wird. Lysin ist wichtig für unseren Hormonhaushalt, für einen guten Kalzium- und Eisenstoffwechsel und spielt eventuell sogar bei Haarausfall eine Rolle. Zwar zeigt der Kasten mit den Proteinquellen, dass Nüsse teils deutlich mehr Proteine haben als einige Hülsenfrüchte, vergessen sollten wir hier aber nicht den Kaloriengehalt. 100 Gramm Nüsse haben eine deutlich höhere Energiedichte als 100 Gramm Hülsenfrüchte. Ein sehr guter Lysinlieferant ist Mung Dal, die im Ayurveda äußerst beliebt sind. Aber auch Linsen und Kichererbsen haben einen hohen Lysingehalt.

Gute Proteinquellen

- Kürbiskerne (35 Gramm Protein pro 100 Gramm)
- Hanfsamen (30 Gramm Protein pro 100 Gramm)
- Leinsamen (24 Gramm Protein pro 100 Gramm)
- Sonnenblumenkerne (22 Gramm Protein pro 100 Gramm)
- Cashewkerne (20 Gramm Protein pro 100 Gramm)
- Haferflocken (13 Gramm Protein pro 100 Gramm)
- Linsen (10 Gramm Protein pro 100 Gramm)
- Gekochte Kichererbsen (8 Gramm Protein pro 100 Gramm)
- Gekochter Quinoa (5 Gramm Protein pro 100 Gramm)

Ich möchte an dieser Stelle gerne noch einmal auf die Ganzheitlichkeit hinweisen. Wie bei unseren Hormonen oder Ayurveda als ganzheitlichem System wollen wir auch hier nicht ein Lebensmittel detailliert nach den Nährstoffen aufschlüsseln. Das ist für die Umsetzung im Alltag selten zielführend. Vielmehr geht es darum, dass Nahrungsmittel immer ein Nährstoffpaket bilden. So hat pflanzliche Nahrung viel mehr Ballaststoffe als tierische Produkte. Die Ballaststoffe sind sehr wichtig für unsere Verdauung und somit auch für die tägliche Entgiftung. Auch die empfohlene Proteinversorgung von 0,8 bis 0,9 Gramm pro Kilogramm Körpergewicht kannst du mit den pflanzlichen Produkten decken, wie du an den oben aufgeführten Proteinquellen erkennen kannst.

PIPPALI-TREPPENKUR

Wenn du die Empfehlungen bis hierher getestet hast und noch immer Probleme mit der Verdauung beziehungsweise Anzeichen von Ama hast, kann die Pippali-Treppenkur etwas für dich sein. Die Pippali-Treppenkur ist ein bekanntes Ausleitungsverfahren gegen Ama. Pippali ist der lange Pfeffer, du erhältst ihn online bei vielen Ayurveda-Fachhändlern. Die Kur ist eine sehr therapeutische Maßnahme und ich empfehle dir, sie gemeinsam mit einem Ayurveda-Experten durchzuführen, solltest du unsicher sein oder andere Medikamente einnehmen.

Bevor du die Pippali-Treppenkur durchführst, mache vorher die bereits beschriebene Anti-Ama-Wasserkur und befreie deine Ernährung so weit wie möglich von belastenden Stoffen. Meide also Fertiggerichte, Koffein, Alkohol und greife nur zu natürlichen Lebensmitteln. Wenn du die Anti-Ama-Wasserkur und diese Art der Ernährung vier Wochen lang durchgeführt hast, kehre nochmals zu den Ama-Anzeichen zurück. Vielleicht sind sie zu einem Großteil schon verschwunden. Dann reicht es aus, wenn du Pippali für zwei bis drei Wochen einfach verstärkt zum Würzen nutzt. Wenn nicht, kannst du die Pippali-Treppenkur wie folgt starten.

Nimm mittags und abends nach dem Essen 0,5 Gramm gemahlenen Pippali mit Honig vermischt ein. Du steigerst die Dosis jeden Tag um 0,5 Gramm, nimmst also am zweiten Tag zweimal 1 Gramm ein, am dritten Tag zweimal 1,5 Gramm, bis du am sechsten Tag bei zweimal 3 Gramm angekommen bist. Diese Dosis hältst du fünf Tage lang. Dann reduzierst du die Dosis pro Tag wieder in 0,5er-Schritten, bis du bei null angekommen bist.

Mein individueller Leitfaden – Checkliste 3

Du hast in diesem Kapitel wieder viele Bausteine kennengelernt, wie du deine Ernährungsgewohnheiten hormonfreundlicher gestalten kannst. Natürlich ist es wie immer deine Entscheidung, wie viel und was du umsetzten möchtest. Geh mit Leichtigkeit an die Umstellungen heran und habe Spaß dabei!

- [ ] Ich werde dreimal täglich warm essen (Kapha gegebenenfalls nur zweimal).
- [ ] Ich werde mich nicht mehr überessen, sondern höre auf zu essen, kurz bevor ich ganz satt bin.
- [ ] Ich werde nicht direkt nach der Mahlzeit etwas trinken.
- [ ] Ich werde, wenn überhaupt, nur eine kleine Menge warmes Wasser zur Mahlzeit trinken.
- [ ] Ich werde meine Trinkmenge so anpassen, dass mein Urin hell ist.
- [ ] Ich werde warmes Wasser zu meiner primären Flüssigkeitsversorgung machen (je nach Dosha unterschiedlich temperiert).
- [ ] Ich werde Triphala ausprobieren.
- [ ] Ich werde maximal _____ Mal im Monat Alkohol in Maßen genießen.
- [ ] Ich werde bis zum _____ auf Naturkosmetik beziehungsweise nicht schädigende Kosmetikprodukte umgestiegen sein.
- [ ] Ich möchte mir bis zum _____ eine Alternative zu hormoneller Verhütung suchen.

Hier kannst du deine individuellen Ziele eintragen:

_____

_____

_____

_____

_____

_____

_____

Die ersten drei Schritte haben sich der Ernährung gewidmet. Du hast einen tieferen Einblick bekommen, welche Lebensmittelgruppen dich optimal nähren können, wie du deinen Blutzuckerspiegel regulieren kannst und wie du deine Verdauung bei ihrer täglichen Arbeit unterstützt. Kommen wir nun zu deinem Lebensstil.

Schritt 4: Pausen integrieren und Cortisol balancieren

Nicht weniger wichtig als die Ernährung ist für deinen Hormonhaushalt dein Lebensstil, genauer gesagt dein Stresslevel. Daher befassen wir uns nun mit Cortisol. Es ist das Hormon, das ganz massiv zu Disbalancen beitragen kann, wenn du es immer und immer wieder forderst. Aus ayurvedischer Sicht ist Entspannung gerade für das Vata-Dosha wichtig. Es ist das Dosha, das am leichtesten aus der Balance gerät, und gleichzeitig ist es das Dosha, mit dem die meisten Frauenleiden beginnen. Wenn Vata erhöht ist, funktioniert auch die Verdauung meist nicht mehr richtig, die Gewebe werden nicht mehr optimal versorgt und letztendlich leiden unsere Hormone. Daher müssen wir besonders darauf achten, Vata wann immer möglich auszugleichen.

»Wenn du keine Stunde Zeit hast zu meditieren, dann meditiere zwei Stunden.« Dieses Sprichwort ist dir vielleicht auch schon über den Weg gelaufen. Es sagt einfach nur aus, dass wir uns gerade in stressigen Phasen Zeit für uns nehmen sollen. Daher ist es ideal, wenn du nun direkt damit beginnst, dir zumindest eine Entspannungsroutine zu eigen zu machen. Gib deinem Kopf gar nicht die Zeit, Gründe zu finden, warum du es gerade nicht schaffst. Fang einfach an!

Jede Routine an sich trägt schon dazu bei, Stress zu minimieren und sich Zeit für sich zu nehmen. Routinen, die aktiv zum Stressmanagement beitragen, werden dich nicht nur während besonders kräftezehrender Phasen, sondern auch grundsätzlich entspannen. Wenn du dein Nervensystem so zur Ruhe bringst, wird auch weniger oft Cortisol ausgeschüttet und du unterstützt dein Hormonsystem nachhaltig.

Wie viele und welche der Methoden du in deinen Alltag integrieren möchtest, ist natürlich ganz dir überlassen. Das ist sehr individuell und auch situationsabhängig. Vielleicht passt Meditation momentan besonders gut, in einem halben Jahr tauschst du sie aber für einige Zeit gegen Pranayama, also Atemübungen, aus. Das ist völlig in Ordnung. Probiere einfach aus, wie dein Körper und dein Geist reagieren und was dir am besten gefällt. Wichtig ist, dass du zumindest mit einer Methode startest und grundsätzlich dranbleibst.

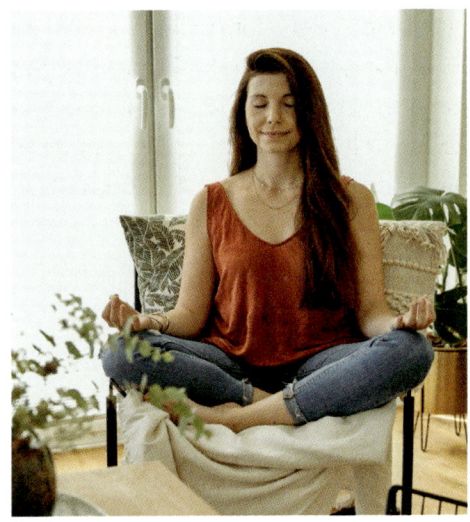

Meditation ermöglicht dir eine Pause vom Alltag.

MEDITATION – KRAFTVOLLES WERKZEUG

Meditation wird schon seit Tausenden von Jahren praktiziert. Nach und nach werden immer mehr Studien veröffentlicht, die die verschiedenen Wirkungsweisen von Meditation wissenschaftlich belegen. Dies ist sicherlich einer der Gründe, warum Meditation auch in Europa immer größere Beliebtheit erfährt.

Es gibt verschiedene Arten von Meditation, von visueller Meditation über Energiemeditation bis hin zu Klangme-

ditation ist alles möglich. Für den Anfang ist es vollkommen ausreichend, wenn du dich an der Atemmeditation versuchst. Ich liebe diese Art der Meditation noch immer und kann mich dabei am besten mit mir verbinden. Sie ist ganz einfach und fast überall zumindest kurz anwendbar.

Atemmeditation

Setze dich für die Meditation auf einen bequemen Platz, an dem du einigermaßen ungestört bist. Wie du sitzt, ist dabei irrelevant, nur deine Wirbelsäule sollte aufgerichtet sein. Schließe die Augen, wenn du magst und in der Situation kannst. Versuche nun, dich auf deinen Atem zu fokussieren. Atme ganz normal weiter, versuche nicht, deine Atmung zu beeinflussen.

Spüre, wie sich deine Bauchdecke im Takt der Atmung hebt und senkt. Du kannst während der Einatmung gerne denken »Ich atme ein« und während der Ausatmung »Ich atme aus«. Du musst nichts weiter tun, als bei deinem Atem zu bleiben. Nach ein paar Momenten, Minuten oder wie lange du magst, versuche, deinen Körper zu spüren, beispielsweise die Füße auf dem Boden oder deine Hände auf deinen Knien, je nachdem, wie du gerade sitzt. Nimm dann ganz bewusst noch drei tiefe Atemzüge, bei denen du durch die Nase ein- und durch den Mund ausatmest, und öffne dann langsam deine Augen, sollten sie geschlossen sein.

Du kannst diese Meditation natürlich immer für dich anpassen. Vielleicht startest du mit einer Minute, vielleicht mit zehn Minuten oder noch mehr. Hauptsache, du beginnst, Raum für dich zu schaffen. Ich persönlich meditiere gerne morgens, um ganz für

Positive Effekte einer regelmäßigen Meditationspraxis

- Unterstützt die Entspannung
- Reduziert Stress, reguliert unseren Cortisollevel
- Balanciert unsere Sexualhormone
- Kann unseren Serotoninlevel steigern
- Verbessert die Verdauung
- Stärkt das Immunsystem
- Verbessert die Zusammenarbeit zwischen Gehirn und Darm durch positiven Einfluss auf das zentrale Nervensystem
- Unterstützt die Zell- und Gewebereparatur
- Beruhigt die Atmung
- Normalisiert den Blutdruck
- Beruhigt den Puls
- Beruhigende Wirkung auf das Gehirn
- Kann Depression und Angstzustände lindern
- Fördert gesunden Schlaf
- Bewusste Selektion der eigenen Gedanken und Handlungen im Alltag
- Verbessert die Aufmerksamkeit

mich in den Tag zu starten. Im Laufe des Tages kannst du die Meditation wunderbar auf bestimmte Situationen anpassen, zum Beispiel wenn du merkst, dass du im Stress bist. Denk dann bei der Einatmung »Ich bin …« und bei der Ausatmung »... ganz entspannt«.

Wenn du merkst, dass dir das Meditieren hilft, du aber gerne etwas mehr Anleitung möchtest, gibt es verschiedene Meditationsapps. Meist kannst du sie kostenfrei testen und dann entscheiden, ob du die kostenpflichtige Version erwerben möchtest. Das ist gerade zu Beginn eine angenehme Unterstützung.

YOGA ODER EINFACH SPAZIEREN GEHEN

Yoga ist kein Sport. Yoga ist die Geschwisterwissenschaft von Ayurveda und betrachtet den Menschen ebenso ganzheitlich. Es steckt eine ganze Lebensphilosophie dahinter, wobei viele Menschen über die Bewegung zum Yoga kommen und vielleicht auch nur deswegen dabei bleiben und von den positiven Effekten profitieren. Stress wird gemindert, dein Cortisollevel sinkt, Verspannungen werden gelöst und dein Geist kann eine Pause einlegen. Während des Praktizierens von

Asanas (Yogahaltungen) in Kombination mit dem Fokus auf deine Atmung ist es ganz leicht, im Hier und Jetzt zu sein und zu bleiben, auch wenn dir beispielsweise Meditationen vielleicht noch nicht so leichtfallen. Mit der Zeit lernst du so auch, in deinem täglichen Leben außerhalb vom Yoga mehr im Moment zu bleiben, machst dir weniger Sorgen um zukünftige Situationen und erhöhst so deine Entspannungsreaktionen. Yoga kann alles sein, und sei es das Abspülen der benutzten Teller. Wenn du dich dabei nur auf diese Tätigkeit konzentrierst, das Wasser spürst und dir deine Bewegungen bewusst machst, bist du im Hier und Jetzt. Versuche, dich so oft wie möglich auf die gegenwärtige Situation zu fokussieren. So überwindest du Sorgen, Ängste und das sich ständig drehende Gedankenkarussell.

Wenn du mit Yoga auf körperlicher Ebene beginnen möchtest, empfehle ich dir, in ein Yogastudio zu gehen, um Fehlhaltungen zu vermeiden. Es gibt auch wunderbare Einsteigerworkshops, die dir danach das Üben allein zu Hause ermöglichen, da du die Grundlagen kennenlernst. Gerade morgens ist es wunderbar, den Körper mit der Kombination aus Dehnung und Kräftigung von Yoga zu wecken. Du kannst dich aber auch ganz intuitiv ein paar Minuten bewegen.

Deiner Kreativität sind keine Grenzen gesetzt. Grundsätzlich ist jede Art von Bewegung gut und kann zu einer Art Meditation werden, sogar die ursprünglichste und einfachste Form der Bewegung: Gehen. Wenn du dir morgens schon Zeit für einen kurzen Spaziergang nimmst, verbindest du dich als Erstes am Tag mit der Natur. Du spürst das Wetter, das Licht, die Jahreszeit, kannst ein paar tiefe Atemzüge nehmen und frische Luft in deine Lungen füllen. So lernst du, wie die Jahreszeiten auf dich wirken, und verinnerlichst, wie du diese Wirkung von außen einfach ausgleichen kannst.

Wenn du dir nach dem Mittagessen Zeit für einen kleinen Spaziergang nimmst, hilfst du gleichzeitig deinem Blutzuckerspiegel, wieder zu sinken, da die Energie der Nahrung direkt wieder verbraucht wird – ein Trick, den ich immer anwende, sollte ich mittags kohlenhydratreiche Nahrung zu mir genommen haben, die einen hohen glykämischen Index hat, wie Kartoffeln oder Pasta.

Hier noch ein kleiner Extra-Anreiz: Es wurde gezeigt, dass fünf Stunden schnelles Gehen pro Woche das Herzinfarktrisiko um 50 Prozent senken soll. Drei Stunden sollen Herzerkrankungen immerhin bis zu 40 Prozent minimieren können.

PRANAYAMA – ATME DICH GELASSEN

Hast du dich bei einem stressigen Meeting, einem Streit oder bei einem spannenden Film schon einmal dabei ertappt, dass du die Luft angehalten oder sehr flach geatmet hast? Das passiert uns ziemlich häufig, besonders wenn wir im Stress sind. Ganz oft atmen wir nicht mehr wirklich in unseren Bauch, spüren nicht, wie er sich hebt und senkt oder ziehen ihn automatisch durchgehend nach innen. In Yogastunden übe ich daher oft zu Beginn einer Stunde erst einmal, wieder richtig zu atmen. Unser Atem ist unsere Lebensenergie, unser Prana, und kann uns ein sehr nützliches Tool zum Entspannen sein.

Nadi Shodhana

Nadi Shodhana, die Wechselatmung, kennen viele Menschen aus den Yogastunden. Es ist eine der bekanntesten Atemübungen, da sie sehr ausgleichend wirkt und Stress reduziert.

Setze dich als Erstes aufrecht und bequem hin. Lege den Zeige- und Mittelfinger deiner rechten Hand auf dein drittes Auge, beziehungsweise auf den Punkt zwischen deinen Augenbrauen. Dein Daumen sollte dein rechtes Nasenloch sanft schließen können und dein Ringfinger sollte dein linkes Nasenloch sanft schließen können. Atme

Die tiefe Bauchatmung

Lege dich auf deinen Rücken, schließe die Augen und lege eine Hand auf deinen unteren Bauch und eine Hand auf dein Herz. Atme nur noch durch die Nase, soweit möglich. Beginne nun, ganz tief einzuatmen und auszuatmen, spüre, wie dein Bauch sich hebt und senkt. Integriere nach ein paar Atemzügen bewusst die Brust in die Atmung ein. Atme tief ein, erst in den Bauch, dann in die Brust, und spüre in diesen Bereichen deines Körpers die Bewegung. Lasse die Luft dann zuerst aus deiner Brust und dann aus deinem Bauch entweichen.

Wenn du bemerkst, dass du oft flach atmest, integriere diese Übung täglich für drei bis fünf Minuten in deine Routine. Es kann vorkommen, dass dir zu Beginn etwas schwindelig wird – ein Zeichen, dafür, dass du oft nicht tief genug atmest. Dann nimm ein paar nicht ganz so tiefe Atemzüge und steige wieder ein, wenn sich das Schwindelgefühl gelegt hat.

durch beide Nasenlöcher ein und wieder aus, schließe dann mit dem Daumen das rechte Nasenloch und atme durch das linke Nasenloch langsam ein. Schließe nun das linke Nasenloch mit dem Ringfinger, öffne das rechte Nasenloch und atme durch das rechte Nasenloch langsam aus und langsam wieder ein. Schließe das rechte Nasenloch und atme durch das linke Nasenloch aus und wieder ein. So kannst du 5 bis 15 Minuten fortfahren. Ende mit einer Ausatmung des linken Nasenlochs. Gerne kannst du bei jedem Atemzug mitzählen, in der Regel bietet sich eine Zahl zwischen 4 und 8 an. So behältst du deinen Rhythmus leichter bei. Bleibe nach dieser Pranayama-Übung noch einen Moment ruhig sitzen und spüre nach. Was hat sich verändert? Atmest du freier? Konnten sich deine Gedanken beruhigen? Fühlst du dich entspannt?

SELBSTLIEBE AUF AYURVEDISCH

Selbstliebe kommt heute oft zu kurz. Wir vergleichen uns, sehen durch Social Media, wie viel besser das Leben der anderen vermeintlich ist, und werden mit uns selbst immer unzufriedener. Neben den zahlreichen Vorteilen der Onlineplattformen sind auch die negativen Einflüsse unsere tägliche Realität. Dies ist ein guter Grund, morgens nicht als Erstes in den sozialen Netzwerken Zeit zu verbringen, sondern den Fokus auf sich selbst zu richten – auch wenn deine Zeit es nur ein- oder zweimal pro Woche erlaubt. Eine wunderschöne Methode aus dem Ayurveda ist die Selbstmassage. Du kannst sie besonders gut in den Herbst integrieren oder zu jeder Jahreszeit, wenn du eine ausgeprägte Vata-Konstitution bist. Die Massage gleicht durch sanfte, langsame, bewusste Berührungen das Vata-Dosha aus. Das (warme) Öl hilft zudem gegen Trockenheit und Kälte.

Selbstmassage

Erwärme 40 Milliliter Sesamöl auf dem Herd, bis es eine angenehme Temperatur hat. Nimm es mit ins Badezimmer, wo du ein Handtuch auf dem Boden ausbreitest. Nutze nur Textilien, die ölig werden dürfen, da Öl sich nicht immer rückstandsfrei auswaschen lässt.

Du führst die Massage von oben nach unten durch. Du kannst etwas Öl in die rechte Hand nehmen und es mit kreisenden Bewegungen auf der linken Schulter verteilen, dann auf dem Ellenbogen und auf dem Handgelenk, alles in sanften, kreisenden Bewegungen. Streiche dann einige Male über den Ober- und Unterarm. Gehe ebenso mit dem rechten Arm vor. Massiere dann mit großen kreisenden Bewegungen über dein Dekolleté bis hin zu den Rippen. Nimm immer neues Öl, wenn du es für nötig hältst. Ziehe dann vom Bauchnabel ausgehend immer größer werdende Kreise über deinen Bauch im Uhrzeigersinn, das unterstützt deine Verdauung. Beginne dann die Oberschenkel nach unten hin auszustreichen, kreise ganz sanft um deine Kniescheibe und streiche dann die Waden aus. Deine Fußknöchel kannst du ebenfalls sanft umkreisen. Wenn du möchtest, kannst du mit einer kleinen Fußmassage enden.

Ruhe dich mit dem Öl auf deiner Haut 15 Minuten in ein Handtuch oder einen Bademantel eingehüllt aus. Du kannst die Zeit auch zum Meditieren oder Lesen nutzen. Dusche danach das Öl in der Dusche ab, verwende allerdings kein Duschgel und trockne dich vorsichtig ab, sodass du auch nach der Dusche noch vom Öl profitieren kannst.

JOURNALING – ODER AUCH »TAGEBUCH FÜHREN«

Tagebuch zu führen ist keine neue Erfindung, bekommt aber durch das Wort »Journaling« heute ein neues Gewand und wird mehr praktiziert. Es ist keine ayurvedische Praktik, aber es ist ein wunderschönes Instrument, um bei dir zu bleiben, zu reflektieren, dich besser kennenzulernen und dir vielleicht auch zu mehr Klarheit bezüglich deiner Ziele oder Tagesaufgaben zu verhelfen.

Alles, was du brauchst, ist ein Block oder ein hübsches Notizheft und ein Stift. Je nachdem, wann du dir ein paar Minuten Zeit für dich nehmen möchtest, kannst du dich auf unterschiedliche Fragen fokussieren. Beim Journaling werden neben dem Aufschreiben des Tages oder der Gedanken weitere Fragen hinzugezogen, die dich in eine positive Haltung versetzen. Und das hilft uns auch immer zu entspannen.

Wenn du dir morgens diese bewusste Auszeit für dich nehmen möchtest, kannst du beispielsweise aufschreiben, wofür du dankbar bist. Wenn du dich beim Aufwachen schon gestresst fühlst, an Mediation nicht zu denken ist und die Gedanken viel zu schnell kreisen, kannst du dir auch direkt morgens eine To-do-Liste schreiben. Meistens geht es dir dann schon besser. Die Morgenstunden eignen sich auch hervorragend, um dir eine Intention für den Tag zu setzen, sei es: Ich werde heute Yoga praktizieren, ich werde 400 Gramm Gemüse essen oder ich werde heute jedem, der mir entgegenkommt, ein Lächeln schenken.

Wenn du dich dafür entscheidest, abends ein Tagebuch zu nutzen, kannst du dir beispielsweise aufschreiben, was an deinem Tag heute besonders schön war oder worauf du stolz bist. Zusätzlich kannst du auch immer aufschreiben, was dir an diesem Tag vielleicht nicht so gutgetan hat, welche Menschen dir Energie geraubt haben oder welche Nahrungsmittel dir ein schlechtes Gefühl gegeben haben. So fällt es dir leichter, diese Sachen auszusortieren. Du kannst natürlich auch deinen Tag im klassischen Tagebuch-Stil aufschreiben und so das Erlebte verarbeiten und schneller zur Ruhe kommen. Letztendlich kannst du diese Methode auf deine Bedürfnisse anpassen und immer wieder abwandeln.

WIE ENTSTRESSE ICH BEIM ESSEN?

Morgens auf dem Weg zur Arbeit schnell etwas vom Bäcker geholt, gehetzt auf der Arbeit angekommen, fix einen Kaffee mit der netten Kollegin getrunken, das Mittagessen zwischen zwei Terminen eingenommen, abends erschöpft nach Hause kommen und froh sein, wenn ein schnelles Käsebrot den Hunger stillt. Das ist leider für viele die Realität.

Das Problem ist hier nicht nur, dass nicht unbedingt zu gesunden Lebensmitteln gegriffen wird, sondern auch, dass unter Stress gegessen wird. Wenn du das regelmäßig machst, hat es zahlreiche negative Folgen. Deine Verdauung wird leiden, du kannst das Essen nicht genießen, du tendierst zu mehr Zwischenmahlzeiten, du konzentrierst dich während des Essens auf alles, nur nicht auf deine Nahrung und den Geschmack.

Um wieder ein Bewusstsein für die Nahrungsaufnahme zu etablieren, findest du im unten stehenden Kasten einige Tipps.

Tipps für ein ungestresstes Essen

- Kaue deine Nahrung richtig. Die Verdauung beginnt schon hier.
- Lege Messer und Gabel beiseite, solange du kaust. So isst du automatisch langsamer.
- Gerade Vata-Typen wird es schwerfallen, versuche trotzdem, während des Essens anderen das Reden zu überlassen, und konzentriere dich auf die Nahrung, die du zu dir nimmst.
- Versuche, nicht zu essen, wenn du akut im Stress oder emotional aufgebracht bist. Gehe vorher kurz spazieren oder mach eine Mini-Atemübung.
- Schau während des Essens nicht aufs Handy, den Fernseher oder den PC.
- Iss nicht im Gehen.

Mein individueller Leitfaden – Checkliste 4

Was meinst du – welche Entspannungsmethode passt zu dir? Probiere vielleicht einfach die für dich infrage kommenden Vorschläge aus und entscheide dich dann für eine Methode, die du in deine Routine integrierst. Je nach aktueller Situation kannst du natürlich auch immer mal eine andere Methode für eine Weile testen. Hauptsache, du schaffst dir jeden Tag deine kleinen Entspannungsmomente nur für dich.

- ☐ Ich werde ＿＿＿ Mal in der Woche ＿＿＿ Minuten meditieren.
- ☐ Ich werden täglich ＿＿＿＿ Minuten Yoga oder eine andere Art von leichter Bewegung praktizieren.
- ☐ Ich werde ＿＿＿ Mal in der Woche Sport treiben.
- ☐ Ich werde ＿＿＿＿ Mal in der Woche Pranayama praktizieren.
- ☐ Ich werde verstärkt auf eine tiefe Atmung achten.
- ☐ Ich werde einmal in der Woche eine Selbstmassage durchführen.
- ☐ Ich werde jede Mahlzeit richtig kauen.
- ☐ Ich werde, wann immer es mir möglich ist, in einer entspannten Atmosphäre essen.
- ☐ Ich werde mich während des Essens nur auf meine Nahrung konzentrieren. suchen.

Hier kannst du deine individuellen Ziele eintragen:

＿＿＿＿＿＿＿＿＿＿＿＿＿＿＿＿＿＿＿＿＿＿＿＿＿＿＿＿＿＿＿＿＿＿＿＿＿＿

＿＿＿＿＿＿＿＿＿＿＿＿＿＿＿＿＿＿＿＿＿＿＿＿＿＿＿＿＿＿＿＿＿＿＿＿＿＿

＿＿＿＿＿＿＿＿＿＿＿＿＿＿＿＿＿＿＿＿＿＿＿＿＿＿＿＿＿＿＿＿＿＿＿＿＿＿

＿＿＿＿＿＿＿＿＿＿＿＿＿＿＿＿＿＿＿＿＿＿＿＿＿＿＿＿＿＿＿＿＿＿＿＿＿＿

＿＿＿＿＿＿＿＿＿＿＿＿＿＿＿＿＿＿＿＿＿＿＿＿＿＿＿＿＿＿＿＿＿＿＿＿＿＿

＿＿＿＿＿＿＿＿＿＿＿＿＿＿＿＿＿＿＿＿＿＿＿＿＿＿＿＿＿＿＿＿＿＿＿＿＿＿

＿＿＿＿＿＿＿＿＿＿＿＿＿＿＿＿＿＿＿＿＿＿＿＿＿＿＿＿＿＿＿＿＿＿＿＿＿＿

Schritt 5:
Lebensstil und Zeit für dich

Neben den Entspannungstechniken gibt es noch wundervolle weitere Routinen, die du für dich nutzen kannst. Sie alle helfen dir dabei, dich als Priorität wahrzunehmen, dich weniger stressen zu lassen und einen achtsamen Lebensstil zu integrieren. Jeder der folgenden Vorschläge hat unterschiedliche Vorteile, alle dienen aber dazu, den Stress aus deinem Alltag herauszunehmen.

ZUNGENSCHABEN – BIOFEEDBACK WAHRNEHMEN UND SICH SELBST KENNENLERNEN

Das Zungenschaben ist eine sehr einfache Maßnahme zur täglichen Oralhygiene. Es entfernt den Belag auf der Zunge, der sich über Nacht angesammelt hat, welcher im Ayurveda als Mala (Abfallstoffe) bezeichnet wird. Durch die Entfernung des Zungenbelags wird eine Großzahl der Bakterien entfernt, die für Mundgeruch sowie Zahnfleischentzündungen und Karies verantwort-

lich sind. Zudem wird durch diese Stimulation der Zunge ein Signal an den Körper gegeben, das unsere Verdauung anregt. Denk daran, dass du überprüfst, wie dick dein Belag morgens ist. Ein sehr dicker Belag kann für Ama sprechen. Prüfe, wenn dies der Fall ist, die anderen Anzeichen für Ama.

Zwar gibt es im klassischen Ayurveda Empfehlungen pro Dosha bezüglich des Materials, mit welchem die Zunge geschabt werden soll, allerdings ist ein Zungenschaber aus Edelstahl völlig ausreichend. Wenn du diese Technik erst einmal ausprobieren möchtest und noch keinen Zungenschaber hast, kannst du auch einfach erst einmal einen Teelöffel benutzen.

Setzte den Zungenschaber so weit hinten auf der Zunge an wie möglich, ohne dass du einen Würgereiz verspürst, und ziehe ihn dann einige Male zur Zungenspitze. Zwischen jedem Durchgang kannst du ihn unter etwas laufendem Wasser reinigen. In der Regel lässt sich der Großteil des Belags recht leicht lösen. Sehr hartnäckiger Belag kann ein Zeichen für Ama sein. Wenn du nur an einem Morgen einen dickeren Belag auf deiner Zunge feststellst, kann sich einfach zeigen, dass du am vorherigen Abend etwas über die Stränge geschlagen hast. Eventuell hast du etwas gegessen, das du nicht gut verdauen kannst, oder du hast einfach zu spät Nahrung zu dir genommen. Nutze dieses morgendliche Ritual, um dich mit deinem Körper zu verbinden. Er gibt dir hier bereits das erste Feedback des Tages.

ÖLZIEHEN – ENTGIFTUNG MIT NULL ZEITAUFWAND

Ölziehen ist meine persönliche Lieblingsroutine – du brauchst keine zusätzliche Zeit morgens, sie ist schnell und einfach integriert und die Wirkung ist fantastisch. Im Ayurveda dient das Ölziehen, ebenso wie das Zungenschaben, der Entgiftung. Während des Ölziehens werden fettlösliche Stoffe der Mundschleimhaut gebunden, das Zahnfleisch wird gestärkt, die Zähne werden gepflegt und Ablagerungen können sich besser lösen, sodass die Zähne mit der Zeit weißer werden. Schlechte Bakterien können entfernt werden und Mundgeruch wird minimiert. Außerdem wird der Geschmackssinn verbessert. Mir persön-

lich hat das Ölziehen mit meinen freiliegenden Zahnhälsen sehr geholfen. Zwar entwickelt sich natürlich kein neues Zahnfleisch, aber es ist nicht weiter zurückgegangen, was auch meinem Zahnarzt positiv aufgefallen ist.

In der Regel wird Sesamöl genutzt, ich wechsle im Sommer aber auch gerne zu Kokosöl, es wirkt kühlend und ist gut für Konstitutionen mit Pitta geeignet. Achte bitte immer auf ein hochqualitatives Öl. Gerade wenn du eine Substanz so lange im Mund hast, nimmt die Zunge schädliche Stoffe besonders gut auf.

Ölziehen funktioniert ganz einfach. Nimm circa einen Teelöffel bis einen Esslöffel (5 bis 10 Milliliter) Öl in den Mund. Bewege die Flüssigkeit dann in deinem Mund hin und her, ziehe sie durch die Zahnzwischenräume und mache ab und an eine Kaubewegung. Das kannst du wunderbar unter der Dusche machen, wenn du dich anziehst, schminkst oder das Frühstück vorbereitest – es sind also genau null Minuten zusätzlicher Aufwand morgens. Danach spuckst du das Öl in etwas Papier und entsorgst es im Müll. Entsorge es bitte nicht über die Abflüsse, da die Abflussrohre mit der Zeit verstopfen können. Spüle deinen Mund danach mehrmals mit lauwarmem Wasser aus und putze deine Zähne wie gewohnt.

WARMES WASSER – DER KLASSIKER IM AYURVEDA

Im Ayurveda gehört eine große Tasse warmes Wasser fest zum morgendlichen Ritual. Am besten eignet sich das Ayurveda-Wasser von Seite 163. Wenn ich morgens mal keine Zeit habe oder im Urlaub bin und keine Möglichkeit habe, Wasser abzukochen, nutze ich immer einen normalen Wasserkocher und lasse diesen offen. Zwar koche ich das Wasser dann nicht so lange wie auf dem Herd, profitiere aber trotzdem schon ganz gut von der reinigenden Wirkung. Bedenke, dass du das abgekochte Ayurveda-Wasser als Vata- und Pitta-Konstitution nicht in großen Mengen jeden Tag trinken solltest. Für die morgendliche Routine eignet es sich allerdings gut.

Warmes Wasser am Morgen hat direkt mehrere Vorteile. Zunächst das Offensichtlichste: Wir trinken in der Regel die gesamte Nacht über nichts, was auch gut und gewollt ist, damit wir unseren Schlaf nicht unterbrechen müssen, um zur Toilette zu gehen. Allerdings ist es dann umso wichtiger, dass wir uns morgens ausreichend hydrieren und die Nacht so ausgleichen. Würden wir etwas Kaltes trinken, würden wir die Flamme unseres Agnis schwächen und somit eher nachteilig auf die Ausschei-

dung wirken. Zudem ist es mit kaltem Wasser wie mit kalten Speisen. Unser Körper hätte mehr Arbeit damit, das wäre nicht im Sinne des ayurvedischen Energiesparmodells.

Ayurveda wäre nicht Ayurveda, wenn es nicht auch einen positiven Einfluss auf unsere Verdauung hätte. Warmes Wasser regt den Stuhlgang an und kann uns morgens helfen, zur Toilette zu gehen. Zusätzlich wird der Stoffwechsel angefeuert.

Das warme Wasser am Morgen hat für sich genommen schon viele positive Wirkungen, du kannst es aber gerne noch etwas anreichern, wenn es zur aktuellen Lage und deiner Konstitution passt. Beispielsweise eignen sich im Sommer Kurkuma oder Koriandersamen. Kurkuma gleicht Pitta durch den bitteren Geschmack aus, Koriandersamen wirken kühlend. Außerdem wirkt Kurkuma positiv auf die Darmschleimhaut. Wenn du dich für Kurkuma entscheidest, macht es Sinn, noch etwas Fett, wie ein wenig Öl, zum Wasser und eine Prise Pippali hinzuzugeben. Die positiven Wirkstoffe der Kurkuma werden dann besser vom Körper aufgenommen. Das gilt im Übrigen auch immer, wenn du mit Kurkuma kochst. Im Herbst kannst du sehr gut frischen Ingwer mit abkochen oder zum heißen Wasser geben. Das ist wiederum gut für Vata und hilft direkt der Verdauung, solltest du im Herbst verstärkt damit zu kämpfen haben. Im Frühling kannst du zu getrocknetem Ingwer übergehen.

So oft die klassische Ernährungswissenschaft und Ayurveda auch übereinstimmen, können wir an diesem Beispiel einen wichtigen Unterscheid erkennen. Zwar sind die Inhaltsstoffe des Ingwers die gleichen, die Eigenschaften ändern sich allerdings durch die Verarbeitung. Stell dir eine Ingwerwurzel vor, die du gerade aufgeschnitten hast. Sie ist ganz und gar nicht trocken, das Pulver hingegen schon. Demnach wirkt es auch anders auf den Körper. Achte darauf, wie dein Körper auf die Unterschiede reagiert, und teste beide Varianten.

NASENSPÜLUNG – RICHTIG TIEF DURCHATMEN

Die Nasenspülung ist enorm gut für Allergiker und Asthmatiker geeignet, wirkt aber auch effektiv zur Prävention von Infekten. Durch dieses Spülen der Nase werden Bakterien, Viren und Pollen abtransportiert sowie Schleimablagerungen entfernt. Zudem werden angeschwollene Schleimhäute beruhigt und tiefes Atmen fällt nach Durchführung dieser Methode leichter. Die vertiefte Atmung verhilft uns im Alltag

wiederum dazu, ruhiger zu werden und Stress abzubauen. Das Nasenspülen kann auch eine lindernde Wirkung auf Migräne und Kopfschmerzen haben.

Diese Methode erfordert meiner Erfahrung nach etwas mehr Übung als die vorherigen, ist prinzipiell aber auch ganz leicht. Ich kann mich noch gut an meine erste Nasenspülung erinnern und war zunächst gar nicht begeistert. Beim zweiten oder dritten Mal habe ich die kurzfristigen positiven Effekte, besonders das tiefe und freie Atmen, aber schon genossen und nutze dieses Werkzeug seither regelmäßig. Wundere dich bei den ersten Malen nicht, wenn deine Nase danach mehr läuft als vorher. Das liegt daran, dass sich festgesetzter Schleim löst, das lässt mit der Zeit nach und deine Atmung wird freier und deine Nase ist wunderbar gereinigt.

Du brauchst für die Durchführung ein Nasenspülkännchen. Die Spülung erfolgt mit Salzwasser. Lasse zunächst warmes Leitungswasser (das Wasser muss Trinkwasserqualität haben) 30 Sekunden lang laufen. So vermeidest du, dass Bakterien, die eventuell in den Rohren sind, in das Wasser zum Spülen gelangen. Gib dann die entsprechende Menge Speisesalz dazu. Es braucht gar nicht das Spezialsalz für Nasenspülungen. Es sollte eine 0,9-

bis 1-prozentige Lösung entstehen, auf 100 Milliliter also 0,9 bis 1 Gramm Salz. In der Regel wird mit 400 bis 500 Milliliter Wasser insgesamt für beide Nasenlöcher gespült. Mir reichen oft auch schon 200 bis 300 Milliliter. Teste einfach, was sich für dich gut anfühlt. Das Wasser sollte während des Spülens eine angenehm warme Temperatur haben. Wenn du die Lösung im Kännchen vorbereitet hast, beuge dich über ein Waschbecken. Setze dann das Kännchen an das rechte Nasenloch an, atme ab jetzt durch den Mund, beuge deinen Kopf etwas nach links und hebe das Kännchen leicht an. Das Wasser gelangt durch das rechte Nasenloch in deine Nase und fließt durch das linke Nasenloch wieder heraus. Es kann passieren, dass etwas Flüssigkeit in den Rachen läuft, das ist aber nicht schlimm und passiert mit der Zeit so gut wie gar nicht mehr. Wenn circa die Hälfte des Wassers verbraucht ist, wechselst du die Seite. Schnäuze dich nach der Anwendung ganz leicht und ohne viel Druck.

Ich weiß, dass diese Methode etwas mehr Zeit braucht und sie daher nicht ganz so leicht täglich zu integrieren ist. Finde hier deine individuelle Vorliebe. Läute am Samstagmorgen beispielsweise mit dieser Routine das Wochenende ein und beginne erst einmal damit, die Spülung einmal pro Woche durchzuführen. Im Frühling, wenn Kapha dominanter wird, die Frühjahrsgrippe herumgeht und das Allergiepotenzial steigt, kannst du die Frequenz dann einfach erhöhen. Dies ist nur ein Beispiel, wie wir auf die wechselnden Gegebenheiten um uns herum reagieren können.

Nasya

Um deine Nase noch ein wenig mehr zu pflegen, kannst du nach der Nasenspülung ein bis zwei Tropfen Öl in jedes Nasenloch geben und leicht hochziehen. Sesamöl eignet sich gut, aber auch ein spezielles Nasenöl, Anu Thailam, ist sehr angenehm. Das Öl verhindert das Austrocknen der Nasenschleimhaut und pflegt diese. Zu Allergiezeiten kann es problemlos mehrmals täglich Anwendung finden, beispielsweise jedes Mal, bevor du nach draußen gehst. So legt es sich schützend auf deine Schleimhäute und Allergiesymptome können gelindert werden.

ASHWAGANDHA – ENTSPANNENDES ADAPTOGEN

Ashwagandha ist ein sogenanntes Adaptogen. Adaptogene sind aktive Pflanzenstoffe, die uns helfen können, uns besser auf körperlichen oder emotionalen Stress einzustellen und anzupassen.

Ashwagandha kann dich also sehr gut in stressigen Phasen unterstützen, es stärkt deine Nerven und beruhigt aufgewühlte Emotionen, zudem wirkt es gegen Energielosigkeit. Bei ständiger innerer Unruhe, Ängsten und Sorgen kannst du Ashwagandha zweimal täglich einnehmen, rühre dazu einen Teelöffel des Pulvers in warmes Wasser. Als Vata-Konstitution eignet sich auch jede Art von Milch.

Ergänzend kannst du Maca in deine Speisen integrieren, wenn du möchtest. Streue einfach einen Teelöffel über deine Mahlzeit oder nutze es als Bestandteil für einen Pancake-Teig. Maca ist eine leicht nussig schmeckende Knolle, die es ebenfalls in Pulverform gibt. Sie wirkt regulierend auf den Hormonhaushalt, da sie einen guten Einfluss auf den Cortisolspiegel hat. Sie hilft ebenfalls bei depressiven oder nervösen Verstimmungen und steigert zudem die Libido.

WAS IST EIGENTLICH MIT KAFFEE?

Du kennst die negativen Effekte von einer zu hohen Cortisol- beziehungsweise Adrenalinausschüttung und weißt, dass Kaffee auf diese Spiegel wirkt. Nun bin ich selbst leidenschaftlicher Kaffeetrinker und möchte dir zu dem Thema gerne noch etwas mit auf den Weg geben. In Kaffee stecken auch viele gesunde Stoffe, die beispielsweise das Risiko für Alzheimer oder Parkinson senken können, das Gedächtnis verbessern und vor Hautkrebs schützen können.

Auch hier kommt es auf eine gesunde Balance und dein Dosha an. So wirkt Kaffee Vata und Pitta erhöhend, gleicht aber Kapha etwas aus. Als Vata-Typ solltest du so wenig Kaffee wie möglich trinken, die anregende Wirkung verstärkt deine Tendenz zu Nervosität unnötig. Maximal eine Tasse am Tag kannst du genießen, gerne mit Milch deiner Wahl und idealerweise morgens mit oder nach dem Frühstück, aber nicht auf nüchternen Magen, da das deinen Magen zu sehr reizen kann. Die Pitta-Konstitution kann ebenfalls eine Tasse Kaffee am Tag genießen, gerne zu oder nach einer Mahlzeit und auch mit Milch. Im Sommer würde ich dir allerdings empfehlen, den Konsum nicht zu überschreiten oder ganz zu minimieren. Für Kapha kann Kaffee die positivste Wirkung erzielen und ist in der Regel für diese Konstitution gut verträglich. Aber auch mit einer Kapha-Konstitution sollten nicht mehr als zwei bis drei Tassen am Tag konsumiert werden. Idealerweise trinkst du nach 14 Uhr keinen Kaffee mehr, um deinen Schlaf nicht zu gefährden.

Im Optimalfall trinkst du Kaffee nicht, weil du das Gefühl hast, dass du den Koffeinkick brauchst, sondern weil es ein Genuss für dich ist. Das kannst du ganz gut testen, indem du mindestens drei Tage lang auf Kaffee verzichtest. Als ich es das erste Mal gemacht habe, hatte ich unglaubliche Kopfschmerzen – Entzugserscheinungen. Dann ist es an der Zeit, deinen Kaffeekonsum stark zu minimieren und vielleicht eine Zeit lang ganz darauf zu verzichten.

Es gibt Phasen, in denen du komplett auf Kaffee verzichten solltest, beispielsweise in Zeiten, in denen du viel Stress hast. Dann erhöht Kaffee deinen Cortisollevel noch zusätzlich, was wir vermeiden sollten. Wenn deine Hormone ohnehin im Ungleichgewicht sind, würde ich dir auch hier für einige Zeit zum Verzicht raten. Dein Körper muss sich erst einmal wieder einpendeln, idealerweise ohne Stressoren von außen. Vielleicht ist Getreidekaffee für dich eine Alternative, auch ein

leckerer Gewürz-Chai mit etwas Hafermilch kann das Bedürfnis nach einem leckeren, warmen Getränk oft stillen.

Wenn du Kaffee trinkst, kannst du ihn ganz wunderbar mit einigen Gewürzen ayurvedisieren. Ich habe beispielsweise immer eine Mischung aus drei Teilen Zimt zu einem Teil Kardamom und einem Teil Nelken griffbereit und gebe etwas davon in meinen Kaffee. Das schwächt die negativen Effekte der Säure des Kaffees etwas ab und er ist besser bekömmlich. Außerdem schmeckt ein Gewürzkaffee einfach unglaublich gut.

Mein individueller Leitfaden – Checkliste 5

Hast du dir vielleicht schon beim Lesen überlegt, welche deine Lieblingsroutine werden könnte? Oder hast du direkt Lust, mehrere ayurvedische Routinen zu integrieren? Nutze gerne die Checkliste, um mit dir selbst eine kleine Abmachung zu treffen und deine ausgewählten Möglichkeiten zu einem festen Bestandteil deines Alltags zu machen.

- [ ] Ich werde Zungenschaben zur Routine machen.
- [ ] Ich werde Ölziehen zur Routine machen.
- [ ] Ich werde jeden Morgen warmes (abgekochtes) Wasser trinken.
- [ ] Ich werde Nasenspülungen zu meiner Routine machen.
- [ ] Ich werde Nasya zu meiner Routine machen.
- [ ] Ich werde meinen Kaffee mit Gewürzen ayurvedisieren.
- [ ] Ich werde gemäß meiner Konstitution und situationsbedingt meinen Kaffeekonsum anpassen.

Hier kannst du deine individuellen Ziele eintragen:

_____

_____

_____

_____

_____

_____

_____

_____

_____

Schritt 6: Gesunder Schlaf, große Wirkung

Neben Ernährung und Lebensstil ist Schlaf eine sehr wichtige Säule unserer Hormonbalance. Dies ist unter anderem so, weil Schlafmangel dazu führt, dass mehr Ghrelin produziert, Leptin unterdrückt wird und wir so ständig Hunger verspüren, dadurch mehr snacken und unseren Blutzuckerspiegel aus der Balance bringen.

ENTWICKLE EINE SCHLAFHYGIENE

Oft denken Menschen, dass bei Schlafproblemen nicht viel unternommen werden kann. Das stimmt aber ganz und gar nicht. Du kannst aktiv an deiner Schlafhygiene arbeiten und viel ausgeglichener durchs Leben gehen. Schlafprobleme können ayurvedisch betrachtet mit allen drei Doshas zusammenhängen. In sehr vielen Fällen hängen sie allerdings mit einem Ungleichgewicht von Vata zusammen. Vata wird von Stress, Hektik und den vielen täglichen Reizen erhöht. Dir fällt es dann abends schwer abzuschalten, deine Gedanken kreisen, wenn du im Bett liegst, und du spürst eine innere Unruhe. Vata kannst du insbesondere durch einen gleichbleibenden Rhythmus und Routinen ausgleichen. Das heißt, du kannst schon am Tag für einen guten Schlaf am Abend vorsorgen. Stehe zu den gleichen Zeiten auf, iss zu den gleichen Zeiten am besten warm, nimm dir die Zeit für deine Routinen und trinke nach 14 Uhr keinen Kaffee mehr. Entspannungsübungen am Abend können dir helfen abzuschalten. Pranayama und Meditation oder ein paar leichte Yin-Yoga-Übungen eignen sich dafür optimal. Du solltest mindestens drei Stunden vor dem Zubettgehen keinen Alkohol mehr trinken, da dieser die Schlafqualität verschlechtert.

Vielleicht möchtest du durch die Erklärungen der Tageszeiten des ersten Kapitels für dich testen, was frühes Zubettgehen mit dir macht. Wie im ersten Kapitel schon erwähnt, solltest du dich nicht von einem auf den anderen Tag umstellen. Gewöhne dich langsam an eine frühere Schlafenszeit. Dann hat dein Körper Zeit für die Umstellung und auch du lernst die Vorteile des früheren

Aufstehens langsam kennen, ohne dich zu quälen. Außerdem liegst du nicht endlos wach und bist der Überzeugung, dass du nicht der Typ bist, der um 22 Uhr schlafen kann. Versuche einfach jede Woche, 15 bis 20 Minuten eher schlafen zu gehen, bis du eine Zeit um die 22 Uhr erreicht hast, je nach Dosha auch etwas später. Zu einer guten Schlafhygiene gehört auch, keinen aufreibenden Sport kurz vor dem Zubettgehen mehr zu betreiben. Idealerweise hast du circa drei Stunden, bevor du ins Bett gehst, dein Abendessen eingenommen. Solltest du später noch einmal Hunger verspüren, ist die goldene Milch ideal (Seite 243), da sie deine Verdauung nicht überfordert, durch die Gewürze sehr bekömmlich ist und sie zudem den Schlaf fördert. Du solltest außerdem vermeiden, auf helle Bildschirme vom Fernseher, PC oder Smartphone zu schauen. Sie hindern unser Schlafhormon Melatonin

daran, seine Arbeit richtig zu machen, und das führt zu Einschlafproblemen. Mache dein Schlafzimmer zu einem Ort, der nur dem Schlafen dient, und natürlich der Oxytocinausschüttung, deinem Kuschelhormon. Arbeite nicht im Schlafzimmer, habe keinen Fernseher dort und mache es nicht zu einem Ritual, im Bett stundenlang im Internet zu surfen. Du solltest außerdem dein Schlafzimmer nicht überhitzen. Meist ist eine Temperatur um die 20 Grad angenehm.

Solltest du sehr hartnäckige Schlafprobleme haben, kannst du dir abends eine Fußmassage mit Sesamöl gönnen. Idealerweise erwärmst du das Öl etwas im Wasserbad. Das ist aber kein Muss, wenn es dir zu aufwendig erscheint. Gerne kannst du noch ein paar Tropfen hochwertiges Lavendelöl dazugeben und deine Füße ein paar Minuten damit massieren, dann warme Wollso-

Besser einschlafen

Du kannst es dir einfach nicht abgewöhnen, vorm Schlafen noch mal das Handy zu checken? Vielleicht hilft es dir, sämtliche Elektrogeräte einfach aus dem Schlafzimmer zu verbannen. Besorge dir einen Wecker, vielleicht sogar einen, der dich mit Tageslicht morgens sanft weckt. Lies stattdessen abends noch ein paar Seiten in einem schönen Buch oder einer Zeitschrift, schreibe drei Dinge auf, die dich heute glücklich oder stolz gemacht haben, oder reflektiere deinen Tag nochmals in Gedanken, das alles hilft beim Abschalten.

Köstliche Schlafmilch

Brahmi ist ein wundervolles Mittel bei Nervosität, Ängstlichkeit und Unruhe. Es wirkt beruhigend und positiv auf die Stimmung. Du kannst einen gestrichenen Teelöffel abends zu deiner goldenen Milch (Seite 243) geben und diese Schlafmilch für drei bis vier Wochen täglich als kleine Kur nutzen. Du erhältst Brahmi in fast jedem Ayurvedahandel als Churna, also als Pulver. Brahmi steigert außerdem die Konzentration und Aufnahmefähigkeit. Es hilft dir auch dabei, dich nicht mehr zu überessen, da es eine hemmende Wirkung auf Heißhungerattacken hat. Du kannst Brahmi sehr gut mit Ashwagandha kombinieren, die beiden Heilpflanzen wirken positiv aufeinander. Beide Mittel kannst du auch längerfristig zu dir nehmen, wenn du während der drei- bis vierwöchigen Kur positive Veränderungen merkst. Sie sind rein pflanzlich und wirken einfach sehr gut auf neuroregenerativer Ebene. Auch Shatavari eignet sich sehr gut als Ergänzung bei Schlafproblemen. Du kannst einen Teelöffel Pulver alternativ zu Brahmi in deine goldene Milch geben. Es wirkt beruhigend auf die Nerven und positiv auf die weiblichen Fortpflanzungsorgane – das klassische Frauenheilmittel im Ayurveda.

cken anziehen und ins Bett gehen. Das wird dir sicher beim Einschlafen helfen und ist gleichzeitig eine schöne Entspannungsübung.

Hartnäckige Schlafprobleme

Solltest du trotzdem nicht einschlafen können, bleibe nicht stundenlang im Bett liegen und dreh dich von einer Seite zur anderen. Überlege, warum es dir gerade schwerfällt einzuschlafen. Vielleicht war der Kaffee um 15 Uhr zu spät, dann achte darauf, Koffein nicht zu spät zu dir zu nehmen. Eventuell hattest du auch einen nervenaufreibenden Tag auf der Arbeit. Dann versuche, deinen Tag einfach von morgens bis abends noch einmal in Gedanken durchzugehen, das hilft bei der Verarbeitung des Geschehenen. Wenn deine Gedanken zu sehr kreisen, nimm einen Zettel und einen Stift und schreibe die Gedanken auf. Nachts erscheinen Probleme immer größer als morgens mit einem frischen Blick darauf. Grundsätzlich ist es eine schöne abendliche Routine, ein kleines Dankbarkeitstagebuch zu führen. Dort kannst du jeden Abend hineinschreiben, welche drei Dinge dich diesen Tag mit Dankbarkeit erfüllt haben. Das entspannt dich ganz automatisch.

Mein individueller Leitfaden – Checkliste 6

Solltest du unter Schlafproblemen leiden, wirst du deine neuen Gewohnheiten lieben. Sie können wirklich einen großen Unterschied machen. Gib dir und deinem Körper für die Umstellung aber ein wenig Zeit.

- ☐ Ich werde jeden Abend _____ Minuten Entspannungsübungen integrieren (Yin Yoga, Pranayama, Meditation).
- ☐ Ich werde versuchen, an meine Konstitution und Jahreszeit angepasst ins Bett zu gehen.
- ☐ Ich werde drei Stunden vor dem Zubettgehen keine großen Mahlzeiten mehr zu mir nehmen.
- ☐ Ich werde mindestens eine Stunde vor dem Schlafengehen Bildschirme meiden.
- ☐ Ich werde mir abends eine kurze Fußmassage mit Sesamöl (und eventuell Lavendelöl) geben.
- ☐ Ich werde eine goldene Milch trinken, statt abends zu Chips und Süßigkeiten zu greifen.
- ☐ Ich werde nach 14 Uhr keinen Kaffee mehr trinken.

Hier kannst du deine individuellen Ziele eintragen:

_____

_____

_____

_____

_____

_____

_____

Schritt 7: Spezielle Tipps für einzelne Hormone

Mit den Schritten 1 bis 6 bist du deiner hormonellen Balance einen riesigen Schritt nähergekommen, vielleicht sogar so weit, dass du den siebten Schritt nicht mehr benötigen wirst. Hast du allerdings nach einigen Monaten, in denen du zahlreiche Tipps der Schritte 1 bis 6 befolgt und vielleicht auch durchgetauscht hast, noch immer Beschwerden, steht der siebte Schritt für dich bereit. Du hast im zweiten Kapitel die Symptome bei Mangel oder Überschuss des jeweiligen Hormons kennengelernt und vielleicht so auch bei dir feststellen können, welches Hormon insbesondere aus der Balance ist. Im siebten Schritt erhältst du noch ein paar spezielle Empfehlungen für die jeweiligen Hormone beziehungsweise werden bereits beschriebene Empfehlungen gegeben, die besonders auf das entsprechende Hormon wirken. Insulin und Cortisol klammern wir an dieser Stelle aus, da sich die ersten drei Punkte des Leitfadens bereits viel mit Insulin und die Schritte 3 bis 6 viel mit Cortisol auseinandergesetzt haben. Wenn diese beiden Hormone optimal funktionieren, kommen oft auch die anderen Hormone wieder in Balance. Somit ist ein stabiler Blutzuckerspiegel und ein ausgeglichener Cortisollevel für unseren gesamten Hormonhaushalt essenziell. Du findest nach jedem Abschnitt die zusammengefassten Tipps. Solltest du zu diesem Zeitpunkt noch hormonelle Probleme haben, macht es durchaus Sinn, allen Empfehlungen zu dem bestimmten Hormon zu folgen, daher ist in diesem Schritt keine Checkliste mehr enthalten. Schau natürlich auch, was für dich umsetzbar ist, ohne dass du dich unter Druck setzt. Es ist an dieser Stelle ausreichend, wenn du dich auf die Hormone fokussierst, bei denen du im zweiten Kapitel eine Disbalance identifiziert hast.

ÖSTROGENMANGEL

Gluten haben wir uns bereits angeschaut und ich habe versucht, dir die Angst ein wenig zu nehmen, solltest du keine Intoleranzen haben. Solltest du allerdings unter einem Östrogenmangel leiden, kann es sinnvoll sein, dich auf Zöliakie testen zu lassen. Besonders wenn du zwar typische Symptome wie Luft im Bauch, Durchfall oder Magenschmerzen nicht hast, dafür aber unter Amenorrhöe (deine Periode ist mehr als drei Monate ausgeblieben) oder Unfruchtbarkeit leidest. Sollte ein Zöliakie-Test negativ ausfallen, kann immer noch eine Unverträglichkeit vorliegen und bei einem Östrogenmangel kann es Sinn machen, einige Monate auf Gluten zu verzichten und zu testen, ob die Symptome sich auflösen.

Bei zu wenig Östrogen ist es zudem sinnvoll, auf Kaffee zu verzichten, da dieser den Östradiolspiegel senken kann. Teste als Alternative zu Kaffee einen leckeren Gewürz-Chai (Latte), eine goldene Milch oder frischen Ingwertee.

Bei zu wenig Östrogen kannst du in einem gesunden Maß gut vollwertige Sojaprodukte zu dir nehmen, wie Tofu, Tempeh, Sojamehl oder Tamari (glutenfreie Sojasoße). Sie können durch ihre pflanzlichen Östrogene helfen, den Mangel etwas auszugleichen. Ein weiteres Lebensmittel, welches du so oft wie möglich integrieren darfst, sind gemahlene Leinsamen. Sie enthalten Lignane, eine weitere Art von Phytoöstrogenen. Eine regelmäßige Integration von Granatapfelkernen in die Ernährung kann auf Dauer Hitzewallungen minimieren, ein häufig vorkommendes Symptom von zu viel Östrogen. Auch einige Nahrungsergänzungsmittel können bei Östrogenmangel helfen, wie beispielsweise Vitamin E oder Maca-Pulver. Maca hilft beispielsweise bei Schlaflosigkeit, Konzentrationsschwierigkeiten, Scheidentrockenheit, gerin-

Spezielle Tipps bei Östrogenmangel

- Du kannst mindestens sechs Wochen lang testen, ob der Verzicht auf Gluten deine Symptome lindert.
- Versuche, auf Kaffee und andere koffeinhaltige Getränke zu verzichten.
- Integriere Sojaprodukte in einem gesunden Maß in deine Ernährung.
- Teste, wie sich ein Magnesiumbad einmal in der Woche anfühlt.
- Setzte nach Absprache mit deinem Arzt oder Heilpraktiker Nahrungsergänzungsmittel wie Maca, Vitamin E oder Magnesium ein.

ger Energie oder Hitzewallungen – alles Zeichen von zu wenig Östrogen. Es gibt Maca in Pulverform, das du zum Beispiel über dein Porridge geben kannst. Auch Magnesium kann helfen. Du kannst es zum Beispiel in Form von Magnesiumcitrat aus der Apotheke einnehmen oder regelmäßig ein Magnesiumbad nehmen. Letzteres hilft zudem beim Entspannen. Für ein Bad mit 50 Litern Wasser sollten mindestens 500 Gramm Magnesiumflakes genutzt werden. Eine gute Orientierung ist demnach eine einprozentige Lösung. Entspanne 20 bis 30 Minuten in der Badewanne mit einem guten Buch und vielleicht ein paar Kerzen.

ÖSTROGEN-ÜBERSCHUSS

Es ist grundsätzlich eine gute Idee, soweit es geht Xenoöstrogene zu meiden, gerade bei Östrogenüberschuss ist es jedoch zusätzlich wichtig. Beginne mit den offensichtlichen Dingen und kaufe primär Glasverpackungen, weniger Plastik und überlege, ob vielleicht eine Biokiste aus der Region mit Obst und Gemüse für dich Sinn macht. Wirf einen genaueren Blick auf deine Kosmetik und Haushaltsreinigungsprodukte und halte Ausschau nach Alternativen. All diese kleinen Veränderungen können in Summe viel bewirken.

Bei einem Östrogenüberschuss kann es sinnvoll sein, einige Zeit auf Milchprodukte und auf Fleisch, vor allem solches aus konventioneller Haltung, zu verzichten. Um überschüssiges Östrogen abzubauen, ist die Verdauung maßgeblich. Achte also besonders darauf, die empfohlene Menge an Ballaststoffen zu dir zu nehmen. Greife zu komplexen Kohlenhydraten und Nahrungsmitteln mit hohem Magnesiumgehalt wie Sonnenblumenkerne, Leinsamen, Spinat, Kohlrabi, Bananen oder Himbeeren. Solltest du nicht einmal täglich auf Toilette gehen können, teste Triphala wie beschrieben aus. Alkoholkonsum kann deinen Östrogenspiegel erhöhen und die Leber muss aktiv werden. Diese ist allerdings auch dafür verantwortlich, Östrogen abzubauen, und wird durch den Alkohol mehr belastet.

Frühes Zubettgehen bietet sich bei erhöhtem Östrogenspiegel ebenso an, da die Melatoninproduktion optimal ist. Melatonin reduziert Östradiol, eines der drei Hauptöstrogenarten.

Kurkuma hat zahlreiche gesundheitsförderliche Einflüsse und kann eine gute Ergänzung bei einem Östrogenüberschuss sein. Du kannst sowohl vermehrt damit kochen als auch ein natürliches Nahrungsergänzungsmittel nutzen.

Spezielle Tipps bei Östrogenüberschuss

- Vermeide nach Möglichkeit Xenoöstrogene.
- Teste mindestens vier Wochen lang aus, ob sich der Verzicht auf Milchprodukte und Fleisch positiv auswirkt.
- Nimm ausreichend Ballaststoffe zu dir.
- Achte auf eine ausreichende Magnesiumzufuhr.
- Teste bei Verdauungsproblemen Triphala aus.
- Versuche, einige Wochen um circa 22 Uhr ins Bett zu gehen.
- Nutze Kurkuma vermehrt zum Kochen oder nimm es als Nahrungsergänzungsmittel ein.

PROGESTERON-MANGEL

Ein zu hoher Cortisollevel reduziert unser Progesteron. Neben den Empfehlungen in den Schritten 4, 5 und 6 kann es dir zudem helfen, wenn du dich mit anderen Frauen austauschst. Wenn du dich mit einer Gruppe Frauen umgibst, ihr über Probleme sprecht, euch gegenseitig unterstützt und sicher beieinander fühlt, kann sich dies positiv auf deine Oxytocinproduktion auswirken, welche wiederum die Effekte von Cortisol abfedert.

Bei einem Progesteronmangel macht es außerdem Sinn, auf zwei Nahrungsmittel zu verzichten: zum einen auf Kaffee und zum anderen auf Alkohol.

Kaffee regt die Cortisolproduktion an und schadet so deinem Progesteronlevel. Wenn du aktuell mehr als zwei Tassen Kaffee am Tag trinkst, ist es wahrscheinlich, dass du mit Entzugserscheinungen zu kämpfen hast, wenn du Kaffee von heute auf morgen von deinem Speiseplan streichst. Versuche daher erst einmal, von Kaffee auf grünen Tee zu wechseln, Matcha ist durch die antioxidative Wirkung eine gute Alternative.

Reduziere dann langsam die Menge. Trinke zum Beispiel eine Woche lang so viele Tassen Matcha, wie du vorher Kaffee getrunken hast, und reduziere dann nach und nach. Nachdem du eine Woche lang nur eine Tasse getrunken hast, kannst du ganz auf Koffein verzichten, bis deine Symptome sich gebessert haben.

Alkohol kann zu zahlreichen hormonellen Problemen beitragen und du solltest ihn daher immer nur in Maßen konsumieren. Alkohol kann dazu führen, dass du gerade in der Phase vor deiner Periode mehr Angst entwickelst, unter Stimmungsschwankungen leidest, und das Risiko von Kopfschmerzen ist höher. Das Risiko für Brustkrebs wird erhöht, wenn mehr als drei bis sechs Gläser Alkohol in der Woche getrunken werden, und er trägt zur Anreicherung von Bauchfett bei. Sollten deine Symptome auch nach Schritt 6 noch immer anhalten, ist es jetzt eine gute Idee, eine strikte Pause von Alkohol zu machen.

Nahrungsergänzungsmittel, über die du nachdenken kannst, sind Vitamin C und Mönchspfeffer. Ein ayurvedisches Nahrungsergänzungsmittel, welches viel Vitamin C bietet, ist Chyavanprash. Es sollte allerdings nur von Vata- und Pitta-Konstitutionen genutzt werden, da es, neben der Vitamin-C-reichen Amla-Frucht, viel Fett und Süße enthält. Herkömmliche Vitamin-C- und Mönchspfeffer-Präparate findest du in der Apotheke. Safran ist zwar kein Nahrungsergänzungsmittel, allerdings gilt er im Ayurveda als Rasayana, also als besonders nährend. Er kann sich ebenfalls gut auf den Progesteronhaushalt auswirken. Du kannst ihn beispielsweise abends mit einer Milch deiner Wahl und ein bis zwei klein geschnittenen Trockenaprikosen aufkochen und trinken.

Spezielle Tipps bei Progesteronmangel

- Tausche dich mit Freundinnen aus, denn Gespräche können unseren Oxytocinlevel positiv beeinflussen.
- Verzichte mindestens sechs Wochen lang auf Kaffee und Alkohol, achte darauf, wie sich deine Symptome ändern.
- Vitamin C in Form eines herkömmlichen Präparates oder Chyavanprash können gute Ergänzungsmittel sein.
- Mönchspfeffer ist eine weitere Option.
- Integriere Safran in deine Ernährung.

TESTOSTERON-ÜBERSCHUSS

Bei einem Testosteronüberschuss ist ein balancierter Blutzuckerspiegel das A und O. Die Schritte 1 bis 3 im Leitfaden helfen dabei schon ungemein. Grundsätzlich solltest du darauf achten, gesunde Fette in deine Mahlzeiten zu integrieren, um deinen Blutzuckerspiegel langsamer ansteigen zu lassen. Achte darauf, so wenig Haushaltszucker zu essen wie möglich, das inkludiert auch den Verzicht auf zahlreiche Fertigprodukte. Zudem kannst du ausprobieren, Milchprodukte für sechs Wochen zu meiden, da sie zu einem erhöhten Testosteronspiegel und Akne führen können.

Da Testosteron und Insulin sehr eng zusammenhängen, ist an dieser Stelle Zimt ein wunderbares Nahrungsmittel, von dem du täglich gut einen halben Teelöffel integrieren kannst. Iss außerdem gerne Nahrungsmittel, die Zink enthalten, wie grüne Bohnen, Sesamsamen oder Kürbiskerne. Als Nahrungsergänzungsmittel kannst du über Omega-3 und Vitamin D nachdenken.

Spezielle Tipps bei Testosteronüberschuss

- Integriere gesunde Fette in deine Ernährung.
- Verzichte auf herkömmlichen Zucker.
- Verzichte sechs Wochen lang auf Milchprodukte und schau, wie sich deine Symptome verändern.
- Integriere Zimt in deine Nahrung.
- Lass deine Vitamin-D-, Zink- und Omega-3-Werte testen und ergänze bei Bedarf.

SCHILDDRÜSEN-UNTERFUNKTION

Probleme mit der Schilddrüse sind ein weiteres Indiz dafür, dass du mit Gluten vorsichtig sein solltest. Zöliakie oder eine Glutensensitivität erhöhen das Risiko für eine Schilddrüsenunterfunktion, da Entzündungen im Körper entstehen, Nährstoffe auf Dauer nicht mehr richtig aufgenommen werden können und die Schilddrüse nicht mehr richtig versorgt wird. Solltest du Probleme mit der Schilddrüse haben, lass dich auf Zöliakie testen. Sollte der Test negativ sein, kann immer noch eine Glutensensitivität vorliegen, gerade wenn du weißt, dass du nach glutenhaltigen Lebensmitteln oft Probleme mit der Verdauung hast. Dann lohnt es sich, einige Wochen zu testen, wie dein Körper mit dem Verzicht auf Gluten reagiert. Das kann auch deiner Schilddrüse zugutekommen. Sprich gerne auch mit deinem Arzt, ob ihr vor und nach dem Verzicht die Schilddrüsenwerte testen könnt, um gegebenenfalls die Verbesserungen festhalten zu können.

Bei einer Schilddrüsenunterfunktion solltest du auf eine ausreichende Zufuhr von Zink achten, da dieses nötig ist, um T4 in T3 umzuwandeln. Zink ist in vielen Samen und Kernen enthalten, wie in Kürbiskernen, Sonnenblu-

menkernen, Mohnsamen, Leinsamen, aber auch in Haferflocken. Eine Nahrungsergänzung ist in der Regel nicht notwendig. Jod ist ein weiterer Nährstoff, der wichtig für die Funktion der Schilddrüse ist. Achte auf die Zufuhr der empfohlenen Tagesdosis von 200 Mikrogramm. Zudem sind Selen, Vitamin A und Eisen für eine optimale Jodverwertung vonnöten.

Selen schützt die Schilddrüse vor freien Radikalen. Viele Anzeichen von Eisenmangel, wie Müdigkeit, geringe Libido oder Konzentrationsschwäche, sind auch Anzeichen einer Schilddrüsenunterfunktion. Bei zu viel Eisenzufuhr kann es zu Problemen mit der Leber kommen. Daher ist meist eine Versorgung über die Nahrung, beispielswiese durch Kürbiskerne, Sesam, Hanfsamen, Leinsamen, Haferflocken, Aprikosen oder Mandeln, ausreichend. Die Gewürzmischung Trikatu kann ein gutes ayurvedisches Mittel sein, um die Schilddrüsenunterfunktion auszugleichen. Auch eine Pippali-Treppenkur kann in Kombination mit gesunder Ernährung und Stressreduktion helfen. Hier solltest du allerdings mit einem Ayurveda-Therapeuten zusammenarbeiten.

Bezüglich der Ernährung kannst du dich gut an eine vegetarische Kost halten. Verzichte zudem auf Nahrungsmittel wie Käse oder Süßwaren, da sie das Kapha-Dosha erhöhen, welches bei einer Schilddrüsenunterfunktion meist angesammelt ist. Folge zudem den allgemeinen Empfehlungen zum Kapha-Dosha – achte also beispielsweise auf ausreichend Bewegung und eine angemessene Dauer an Schlaf, allerdings auch nicht zu viel.

Spezielle Tipps bei Schilddrüsenunterfunktion

- Verzichte mindestens vier Wochen lang auf Gluten und beobachte die Veränderungen.
- Achte auf eine ausreichende Zink-, Jod-, Selen-, Vitamin-A- und Eisenzufuhr. Lass deine Werte bei Unsicherheiten testen und ergänze bei Bedarf.
- Du kannst einen halben bis einen gestrichenen Teelöffel Trikatu pro Tag zum Würzen nutzen. Schau dabei aber genau, wie es dir geht, und minimiere eventuell die Dosis.

Du hast nun sehr viele Optionen kennengelernt und hast dadurch die Möglichkeit, für dich auszuprobieren, was zu dir passt und was dir am besten hilft. Denk daran: Du kennst deinen Körper am besten. Hör einfach ganz genau hin, was er dir sagen möchte. Scheu dich nicht, bei Unsicherheiten mit deinem Arzt, deinem Heilpraktiker oder Ayurveda-Therapeuten zu sprechen, und gönne dir die Unterstützung, die du brauchst. Grundsätzlich kannst du bei all deinen Symptomen immer versuchen, Eigenschaften zuzuordnen. Hitzewallungen sind heiß, versuche also mit kühlenden Nahrungsmitteln wie Kokosöl zu arbeiten. Bei einer Schilddrüsenunterfunktion kann es zu einer Gewichtszunahme kommen, die Eigenschaft ist schwer, versuche, dem Symptom also mit leichter Nahrung oder Bewegung zu begegnen. Durch dieses Vorgehen kannst du alle Empfehlungen immer individuell auf dich abgestimmt anpassen. Das ist Ayurveda.

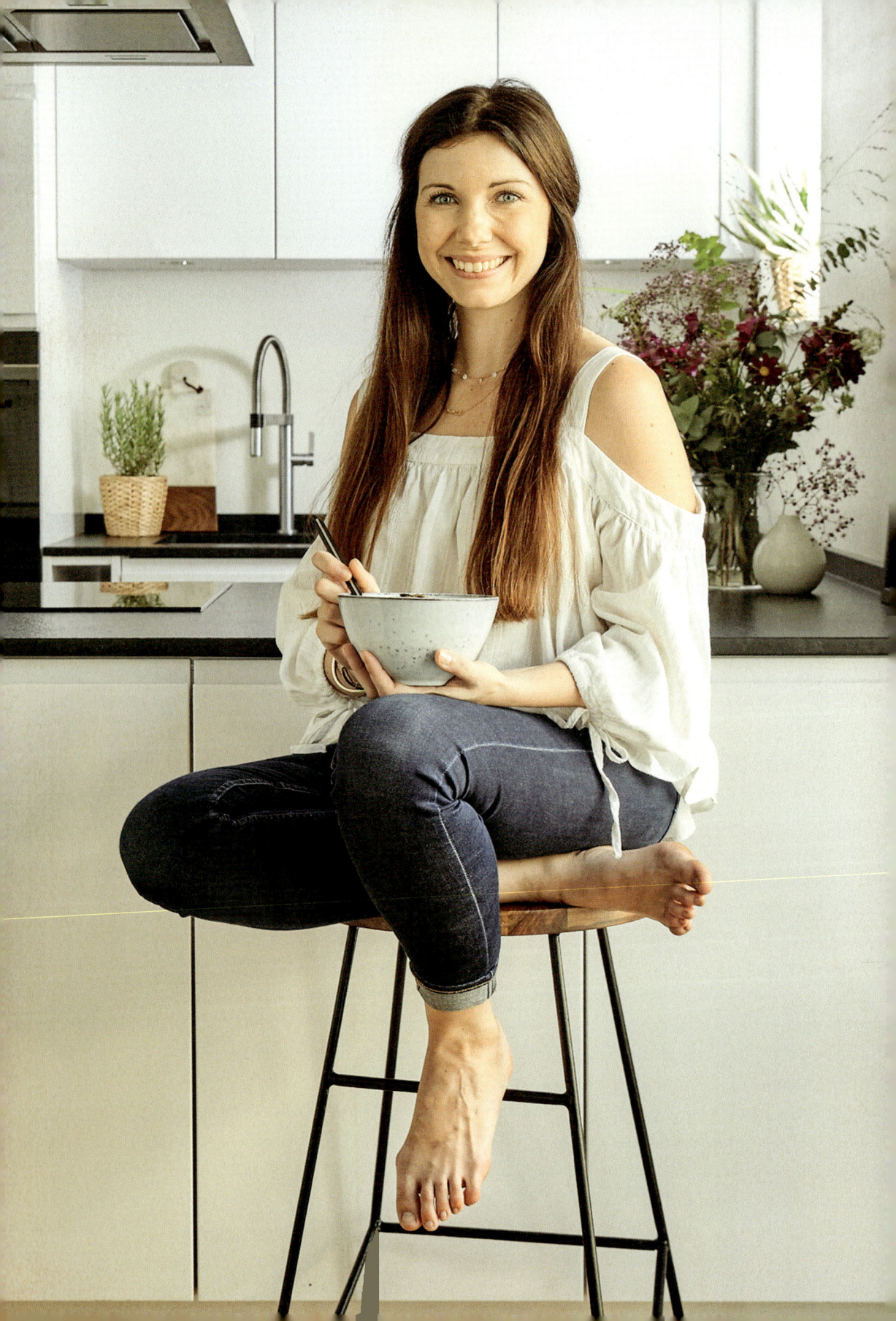

KAPITEL 4

Ayurveda-Ernährung in der Praxis

*U*m deine Hormone in Balance zu bringen, bleibt es nicht aus, dass du dich ein wenig in der Küche aufhalten wirst, sei es, um dir ein leckeres, leicht verdauliches Abendessen zu kochen oder für den nächsten Tag ein wenig Essensvorbereitung durchzuführen, sodass du auf der Arbeit ein Gericht hast, welches du nur erwärmen musst. Im Ayurveda soll möglichst alles frisch zubereitet werden, das stimmt. Aber bleiben wir an dieser Stelle realistisch, immer ist das nicht praktikabel. Bedenke, dass eine aufgewärmte, nahrhafte Speise mit guten Zutaten immer noch besser ist als beispielsweise die Pizza in der Kantine.

Deine gesunde Vorratskammer

Um dir die Umstellung leichter zu machen, habe ich dir eine Liste an Lebensmitteln erstellt, die du auf Vorrat zu Hause lagern kannst. Dann kaufst du einmal in der Woche, vielleicht sogar an einem bestimmten Tag, saisonales Obst und Gemüse dazu ein und bist immer bestens versorgt.

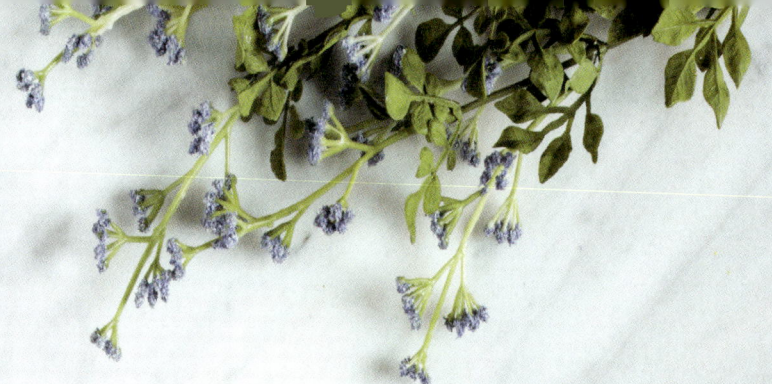

Mehle, Getreide und Pseudogetreide

- Buchweizenmehl
- Kichererbsenmehl
- Vollkornreis
- Haferflocken
- Quinoa
- Hirse
- Buchweizen

Hülsenfrüchte

- Rote Linsen
- Mung Dal
- Weiße Bohnen
- Kichererbsen

Nüsse, Samen, Kerne

- Walnüsse
- Mandeln
- Paranüsse
- Tahin (Sesammus)
- Mandelmus
- Leinsamen
- Sonnenblumenkerne
- Kürbiskerne
- Sesam
- Chiasamen

Milch

- Hafermilch
- Mandelmilch
- Kokosmilch
- Kuhmilch in Demeter-Qualität

Trockenfrüchte und Süßungsmittel

- Datteln
- Rosinen
- Honig
- Ahornsirup

Gewürze

- Ceylon-Zimt
- Pippali (langer schwarzer Pfeffer) oder schwarzer Pfeffer
- Frischer Ingwer
- Gemahlener Ingwer
- Basilikum
- Rosmarin

- Oregano
- Thymian
- Chiliflocken
- Kreuzkümmel
- Muskat
- Kurkuma
- Kardamom
- Fenchelsamen
- Anissamen
- Steinsalz
- Koriandersamen oder -pulver
- Steinsalz (Himalajasalz)

Essig und Öl

- Ghee
- Kokosöl
- Olivenöl
- Sesamöl
- Apfelessig

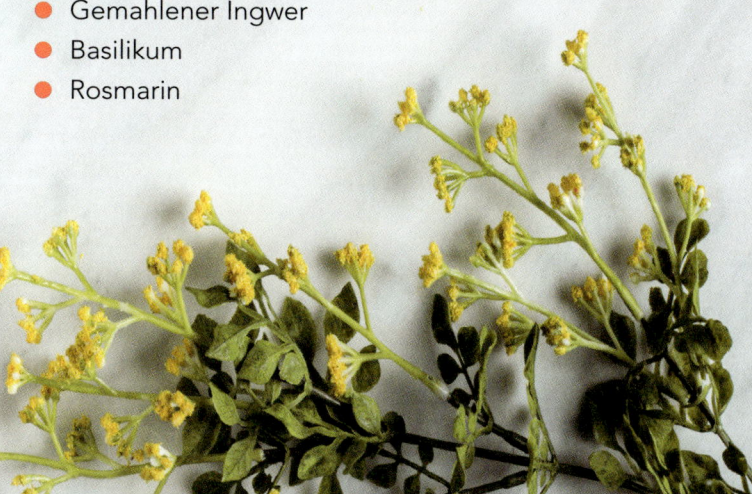

Rezepte für deinen Alltag

Die Gerichte auf den nächsten Seiten sollen für dich nur eine kleine Inspiration sein. Für eine gesunde Lebensweise ist es unglaublich wertvoll, mit verschiedenen Lebensmitteln zu experimentieren. Du kannst in Rezepten immer verschiedene Getreidesorten ausprobieren, Spinat durch Mangold ersetzen oder statt einem groben Apfelmus ein Birnenmus zubereiten. Irgendwann kochst du dann viel intuitiver.

Die Rezepte sind teilweise Gerichte, die wir aus dem klassischen Ayurveda kennen, wie zum Beispiel Kitchari, aber auch moderne Alternativen. Sie enthalten grundsätzlich viele Ballaststoffe, was deiner Verdauung auf Dauer guttun wird. Solltest du bisher eher weniger Ballaststoffe gegessen haben, stelle dich langsam um.

Das gilt auch ganz grundsätzlich: Tausche das abendliche Brot zum Beispiel durch Ofengemüse oder eine leckere Suppe aus. Wenn das nach ein paar Tagen oder Wochen zur Routine geworden ist, machst du mit dem Frühstück weiter. Und dann beginnst du irgendwann, vorzukochen und ein selbstg ekochtes Mittagessen mit auf die Arbeit zu nehmen.

Pikante Gewürzmischung

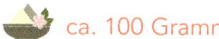 ca. 100 Gramm   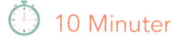 10 Minuten

Diese Gewürzmischung enthält alle Geschmacksrichtungen
und gleicht alle Doshas aus.

1 EL Basilikum, getrocknet
1 EL Kreuzkümmel, gemahlen
1 EL Fenchelsamen
1 EL Rosmarin, getrocknet
1 EL Paprikapulver, edelsüß
1 EL Thymian, getrocknet
1 EL Kurkuma, gemahlen
½ EL Ingwer, gemahlen
¼ EL Pippali, gemahlen
¼ EL Knoblauch

1   Alle Kräuter und Gewürze in einer Schüssel gut miteinander vermischen.

2   In ein Glas mit Schraubverschluss füllen und dunkel lagern.

Kleine Kräuter- und Gewürzkunde

- Basilikum: konzentrationsfördernd, entzündungshemmend, entblähend, entspannend (gleicht Vata und Kapha aus)

- Kreuzkümmel: stoffwechselanregend, entblähend, verdauungsfördernd, krampflösend (gleicht Vata und Kapha aus)

- Fenchelsamen: entblähend, verdauungsfördernd, beruhigend (gleicht Vata, Pitta und Kapha aus)

- Rosmarin: verdauungsfördernd, entblähend, durchblutungsfördernd (gleicht Vata und Kapha aus)

- Paprikapulver: entzündungshemmend, verdauungsfördernd, schmerzstillend (gleicht Vata, Kapha und Pitta mäßig aus)

- Thymian: kräftigend, entzündungshemmend, menstruationsfördernd, verdauungsfördernd (gleicht Vata und Kapha aus)

- Kurkuma: lebertonisch, verdauungsanregend, entzündungshemmend, reinigend (gleicht Pitta und Kapha aus)

- Ingwer: erhitzend, verdauungsfördernd, entblähend, immunisierend (gleicht Kapha aus)

- Pippali: verdauungsfördernd, immunisierend (gleicht Kapha aus)

- Knoblauch: immunisierend, entzündungshemmend, entblähend, blutreinigend (gleicht Vata, Kapha und Pitta in kleinen Mengen aus)

Süße Gewürzmischung

 ca. 80 Gramm   10 Minuten

Diese Gewürzmischung ist für alle Gerichte geeignet, die eher süßlich sind –
Porridge, Chutneys oder auch eine Kürbissuppe schmecken mit dieser Mischung
hervorragend. Die Gewürzmischung ist circa ein halbes Jahr haltbar.

2 EL Zimt, gemahlen
1 EL Kardamom, gemahlen
1 EL Kurkuma, gemahlen
¼ EL Muskat, gemahlen

1 Alle Kräuter und Gewürze in einer Schüssel gut miteinander vermischen.

2 In ein Glas mit Schraubverschluss füllen und dunkel lagern.

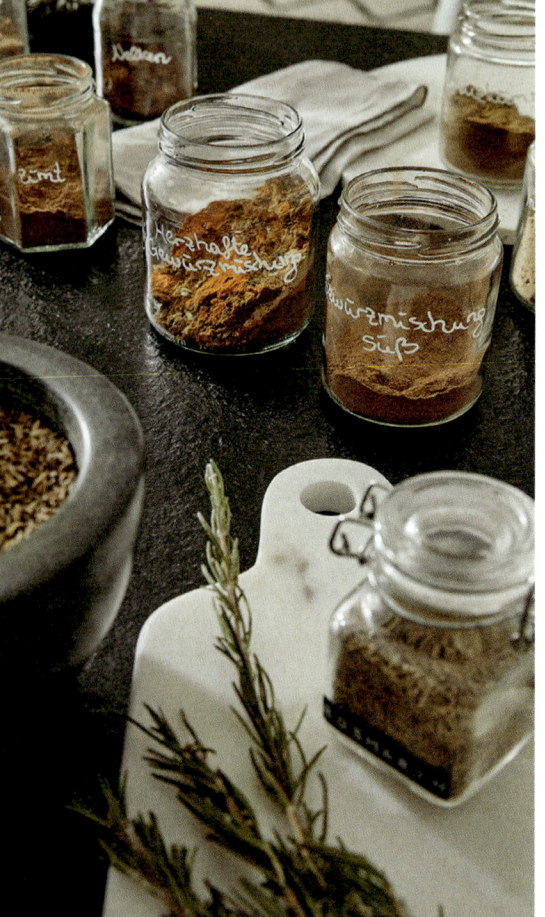

Kleine Kräuter- und Gewürzkunde

- Zimt: reguliert den Blutzuckerspiegel, verdauungsfördernd, schmerzstillend (Vata, Kapha)
- Kardamom: verdauungsfördernd, antiseptisch, aphrodisierend (Vata, Kapha, Pitta mäßig)
- Kurkuma: lebertonisch, verdauungsanregend, entzündungshemmend, reinigend (Pitta, Kapha, Vata mäßig)
- Muskat: menstruationsfördernd, aphrodisierend, stoffwechselanregend, verdauungsfördernd (Vata, Kapha)

Müslimischung

 ca. 15 Portionen 10 Minuten

Ich nutze diese Müslimischung gerne für mein Porridge oder meine Overnight Oats. Sie hat etwas mehr Biss als nur die Haferflocken. Die Flocken halten lange satt und lassen den Blutzuckerspiegel nur langsam ansteigen. Verstärkt wird der Effekt noch durch das Fett der zugemischten Nüsse und Samen. Hafer enthält außerdem Tryptophan, welches für die Produktion des Glückshormons Serotonin genutzt wird.

500 g Haferflocken
(kernig oder fein)
50 g Walnüsse, grob
zerkleinert
50 g Paranüsse, grob
zerkleinert
50 g Leinsamen, geschrotet
50 g Sesamsamen
50 g Sonnenblumenkerne

1 Alle Zutaten in eine große Schüssel geben und gut durchmischen.

2 In einen luftdichten Glasbehälter geben und verschließen.

Tipp

Die Leinsamen wenn möglich frisch schroten, dann kannst du sichergehen, dass die gesundheitsförderlichen Stoffe noch nicht entwichen sind. So gelangt der Körper besser an die wertvollen Inhaltsstoffe. Die geschroteten Leinsamen sind circa vier Monate ohne Qualitätsverlust gut haltbar. Für Porridge gib die Leinsamen erst nach dem Kochen dazu.

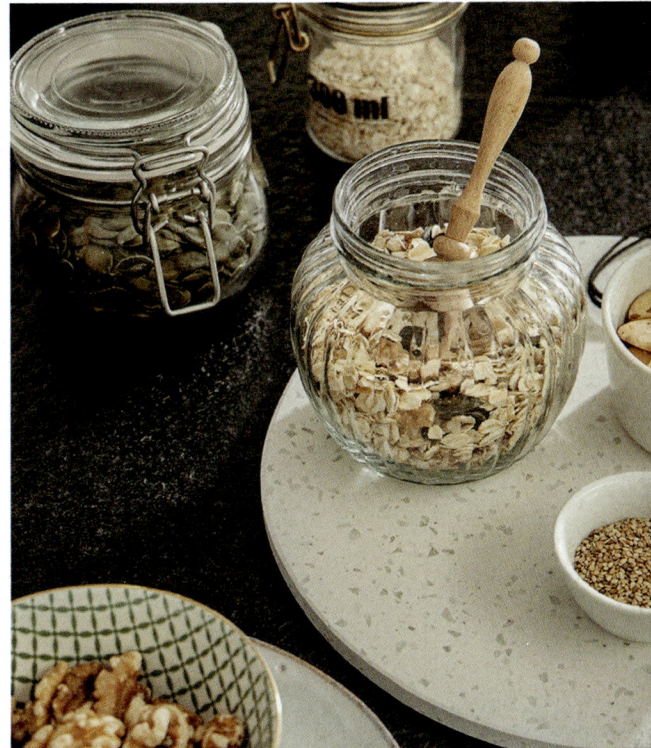

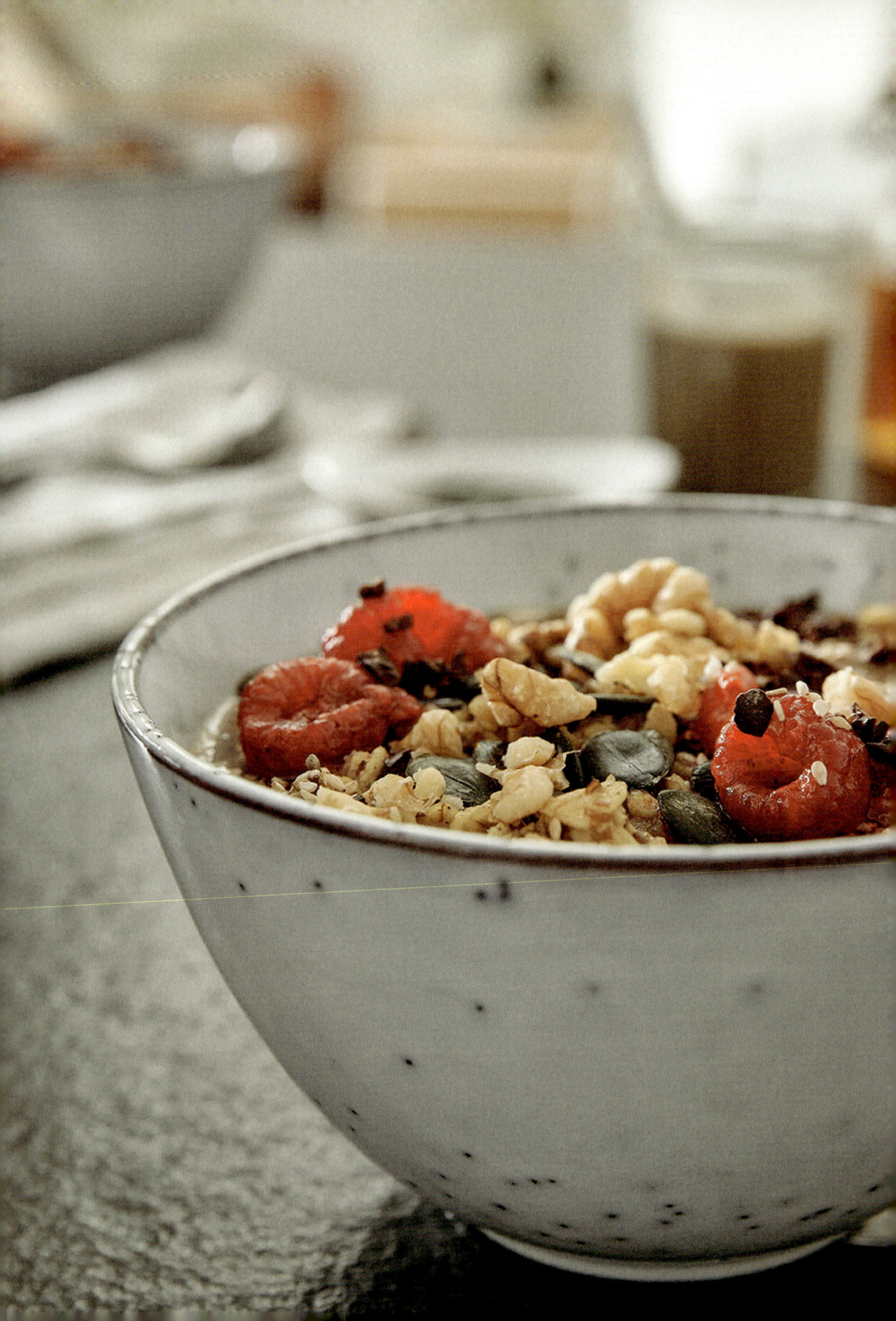

Porridge mit Himbeerkompott

 2 Portionen 10 Minuten

Porridge ist in den letzten Jahren auch hierzulande immer beliebter geworden. Du kannst dich bei den Toppings je nach Saison austoben. Du kannst gerne etwas gehackte Schokolade mit mindestens 72 Prozent Kakaogehalt oder Kakao-Nibs über das Porridge geben. In Maßen kannst du auch von Schokolade profitieren. Sie enthält viel Magnesium, hat eine blutdrucksenkende Wirkung und ist antioxidativ. Kardamom ist morgens ein ideales Gewürz, solltest du Kaffee trinken. Er minimiert die negativen Effekte des Kaffees auf die Magenschleimhaut und wirkt verdauungsfördernd und aphrodisierend.

2 TL Kokosöl oder Ghee
2 TL süße Gewürzmischung (S. 208)
1 kleines Stück Ingwer (ca. 3 × 3 cm), durch die Knoblauchpresse gedrückt
8 EL Müslimischung (S. 209) oder Haferflocken
2 Handvoll Himbeeren
1 EL Ahornsirup

Nach Belieben:
Nüsse, Kakao-Nibs, Samen, Ahornsirup oder Honig, Tahin (Sesammus)

1 Das Kokosöl in einem kleinen Topf schmelzen.

2 Die Gewürze und den gepressten Ingwer hinzugeben und kurz anbraten, bis sie duften.

3 Müslimischung oder Haferflocken dazugeben und kurz unter Rühren anrösten.

4 350–400 ml Wasser dazugießen und alles gut miteinander verrühren. Auf kleiner Hitze kochen, bis das Wasser vollständig aufgenommen wurde, der Brei aber noch recht flüssig ist. Er wird mit der Zeit noch etwas fester.

5 Währenddessen die Himbeeren mit 2 EL Wasser und 1 EL Ahornsirup in einen kleinen Topf geben und auf kleiner Flamme kurz erhitzen.

6 Das Porridge in eine Schale geben, die Himbeeren darauf verteilen und nach Belieben mit Nüssen, Kakao-Nibs, Nussmus und Co. garnieren.

Für **Vata**-Typen kannst du das Porridge statt mit Wasser auch mit Hafermilch zubereiten.

Für **Kapha**-Typen eignet sich Honig besser zum Süßen, auf das Nussmus kann gut verzichtet werden. Du solltest Honig allerdings nie stark erwärmen und daher lieber als Topping über das Porridge geben und nicht mitkochen.

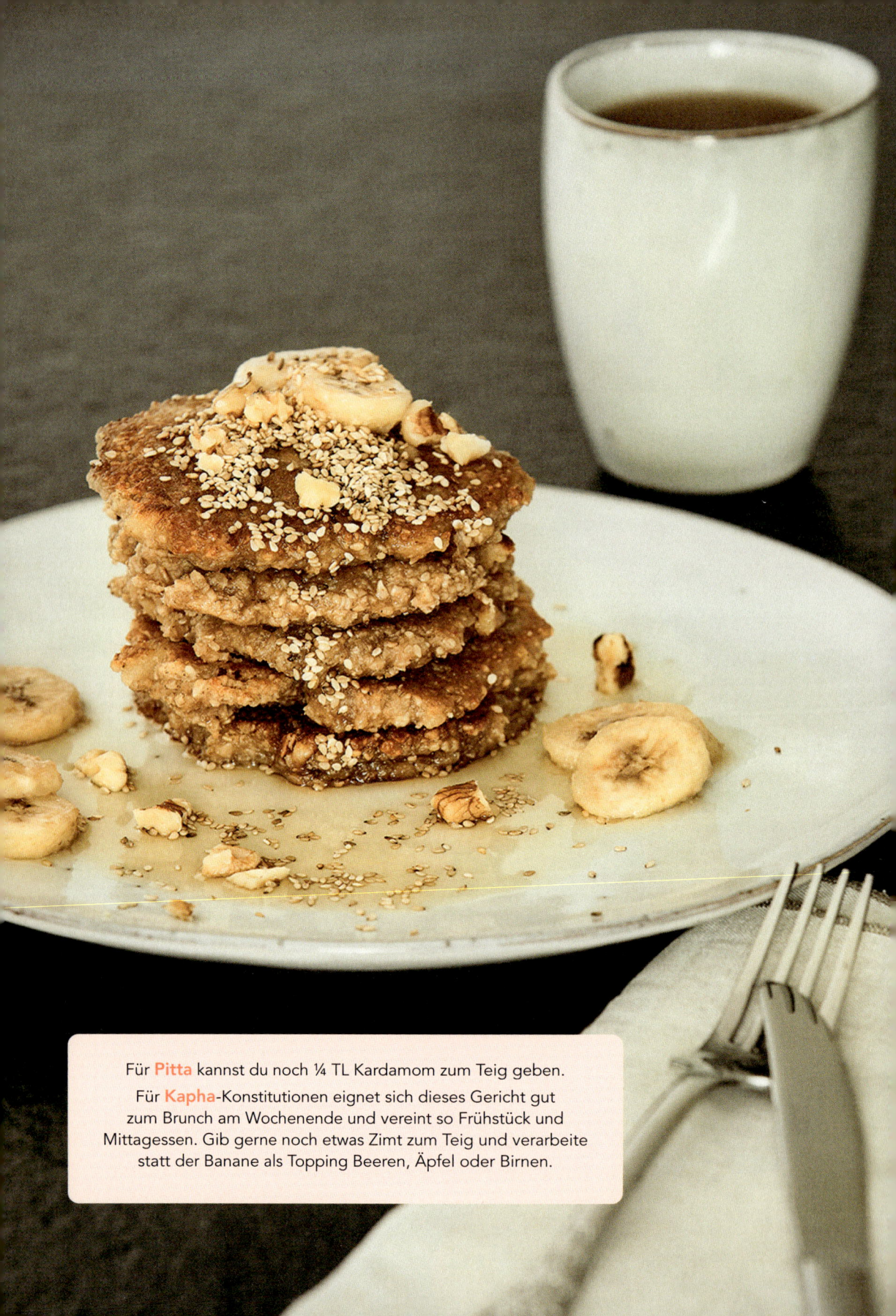

Für **Pitta** kannst du noch ¼ TL Kardamom zum Teig geben.

Für **Kapha**-Konstitutionen eignet sich dieses Gericht gut zum Brunch am Wochenende und vereint so Frühstück und Mittagessen. Gib gerne noch etwas Zimt zum Teig und verarbeite statt der Banane als Topping Beeren, Äpfel oder Birnen.

Pancakes mit karamellisierter Banane

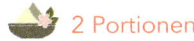 2 Portionen   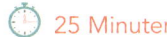 25 Minuten

Ich verarbeite in diesem Rezept meist Sesam und Maca. Sesam ist reich an Kalzium, Zink und guten Fetten und gilt im Ayurveda als hormonausgleichend. Maca ist eine Knolle aus den Anden. Sie hilft unter anderem, den Cortisolspiegel zu regulieren, bei schwacher Libido, bei Disbalancen des Hormonsystems und hellt die Stimmung auf.

100 g Haferflocken, gemahlen
2 TL Sesam
2 TL Maca (optional)
1 Handvoll Walnüsse, zerkleinert
1 TL Weinsteinbackpulver
2 TL Leinsamen, geschrotet
2 reife Bananen
150 ml Hafermilch
1 EL Kokosöl
1 EL Hafermilch
1 EL Ahornsirup

Toppings:
Walnüsse, Sesam, Ahornsirup oder Honig (optional)

1 Die gemahlenen Haferflocken in eine Schüssel geben, Sesam, Maca, zerkleinerte Walnüsse, Weinsteinbackpulver und geschrotete Leinsamen dazugeben und vermischen.

2 Eine Banane in einer Schüssel mit einer Gabel zerdrücken und mit der Hafermilch zu einem flüssigen Brei verarbeiten.

3 Die Bananen-Hafermilch-Mischung zu den Haferflocken geben und alles gut miteinander verrühren, dann 5 Minuten quellen lassen.

4 Währenddessen das Kokosöl in eine Pfanne geben und schmelzen lassen.

5 Pro Pancake einen großen Esslöffel Teig in die Pfanne geben und von beiden Seiten circa 3–4 Minuten braten.

6 Während die Pancakes braten, die zweite Banane in Scheiben schneiden.

7 1 EL Hafermilch und 1 EL Ahornsirup in einen kleinen Topf geben und die Banane dazugeben. Auf kleiner Flamme erhitzen.

8 Die Pancakes auf einem Teller mit den Bananenscheiben anrichten und nach Belieben weitere Toppings hinzugeben. Das Innere der Pancakes bleibt durch die Banane immer etwas feucht – also nicht wundern, das ist ganz normal.

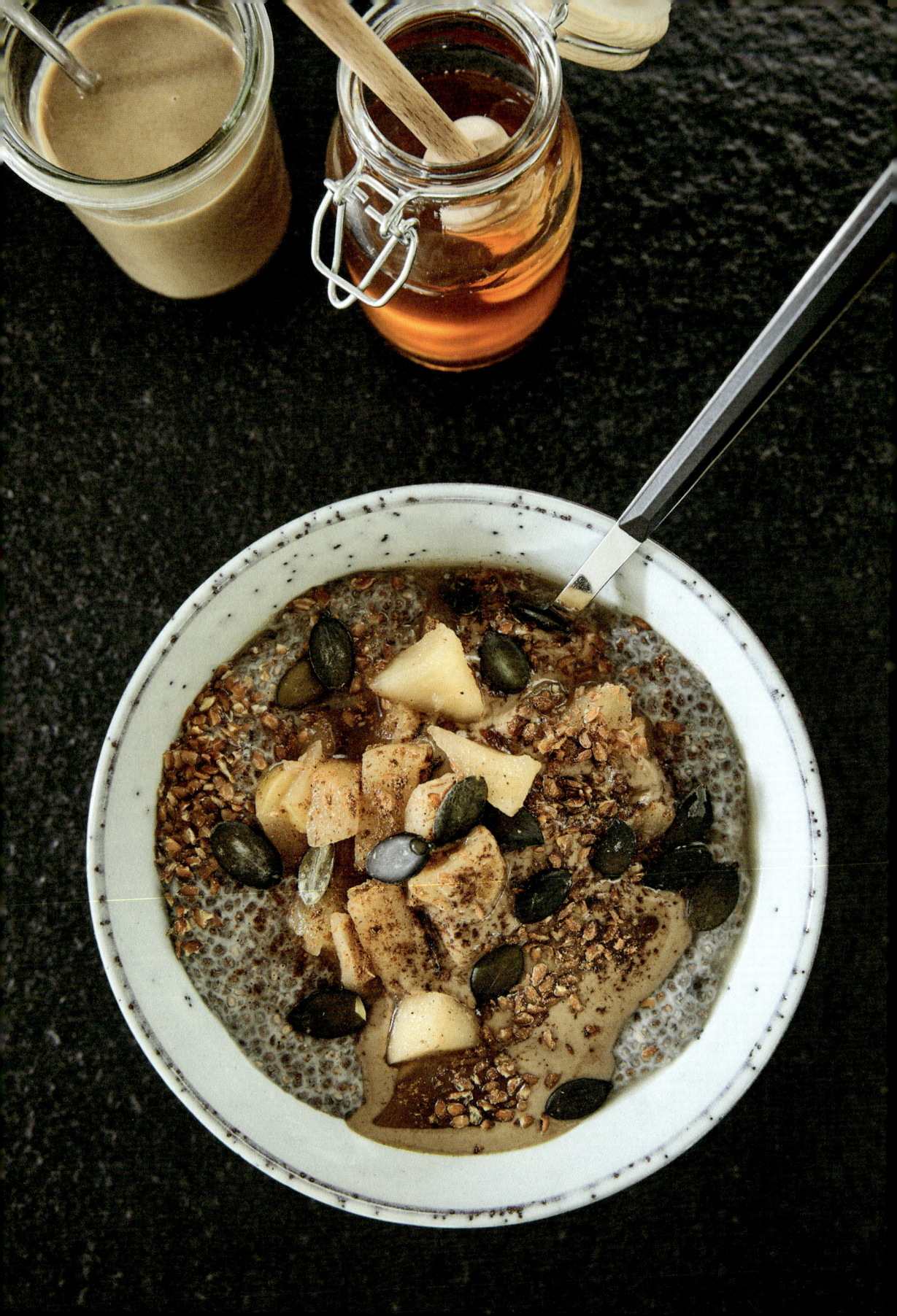

Chia-Pudding mit grobem Apfelmus

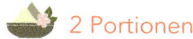 2 Portionen   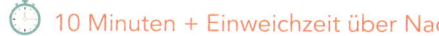 10 Minuten + Einweichzeit über Nacht

Dies ist definitiv kein klassisches ayurvedisches Gericht. Trotzdem genieße ich dieses Frühstück gerade im Sommer, wenn das Pitta hoch ist. Chiasamen haben zwar fantastische Inhaltsstoffe, unsere heimischen Leinsamen stehen ihnen aber in nichts nach. Chiasamen müssen ebenso wie Leinsamen »aufgebrochen« werden, damit unser Körper von den Mikronährstoffen Gebrauch machen kann. Für die Verdauung sind sie aber in jedem Fall gut.

50 ml Kokosmilch (Vollfett)
4 EL Chiasamen
2 TL süße Gewürzmischung
(S. 208)
¼ TL Ingwerpulver
2–3 TL Honig
1 EL grobes Apfelmus
(Seite 241)

Toppings nach Belieben:
Tahin oder Nussmus,
verschiedene Samen

1 Die Kokosmilch mit 200 ml Wasser vermischen. Chiasamen und Gewürze dazugeben und alles gut umrühren. Zehn Minuten quellen lassen, dann nochmals umrühren.

2 Nun über Nacht im Kühlschrank quellen lassen.

3 Den Pudding am nächsten Morgen aus dem Kühlschrank holen und Raumtemperatur annehmen lassen. Sollte er zu trocken geworden sein, noch etwas warmes Wasser dazugeben. Mit dem Apfelmus, etwas Honig und nach Belieben mit Tahin und verschiedenen Samen garnieren.

Für **Vata** kannst du noch 1 EL Nussmus unter den Pudding heben.
Für **Pitta** kannst du den Zimt durch etwas mehr Kardamom ersetzen.
Für **Kapha** kannst du zusätzlich noch etwas Ingwer unter den Pudding heben und statt der Kokosmilch nur Wasser nehmen.

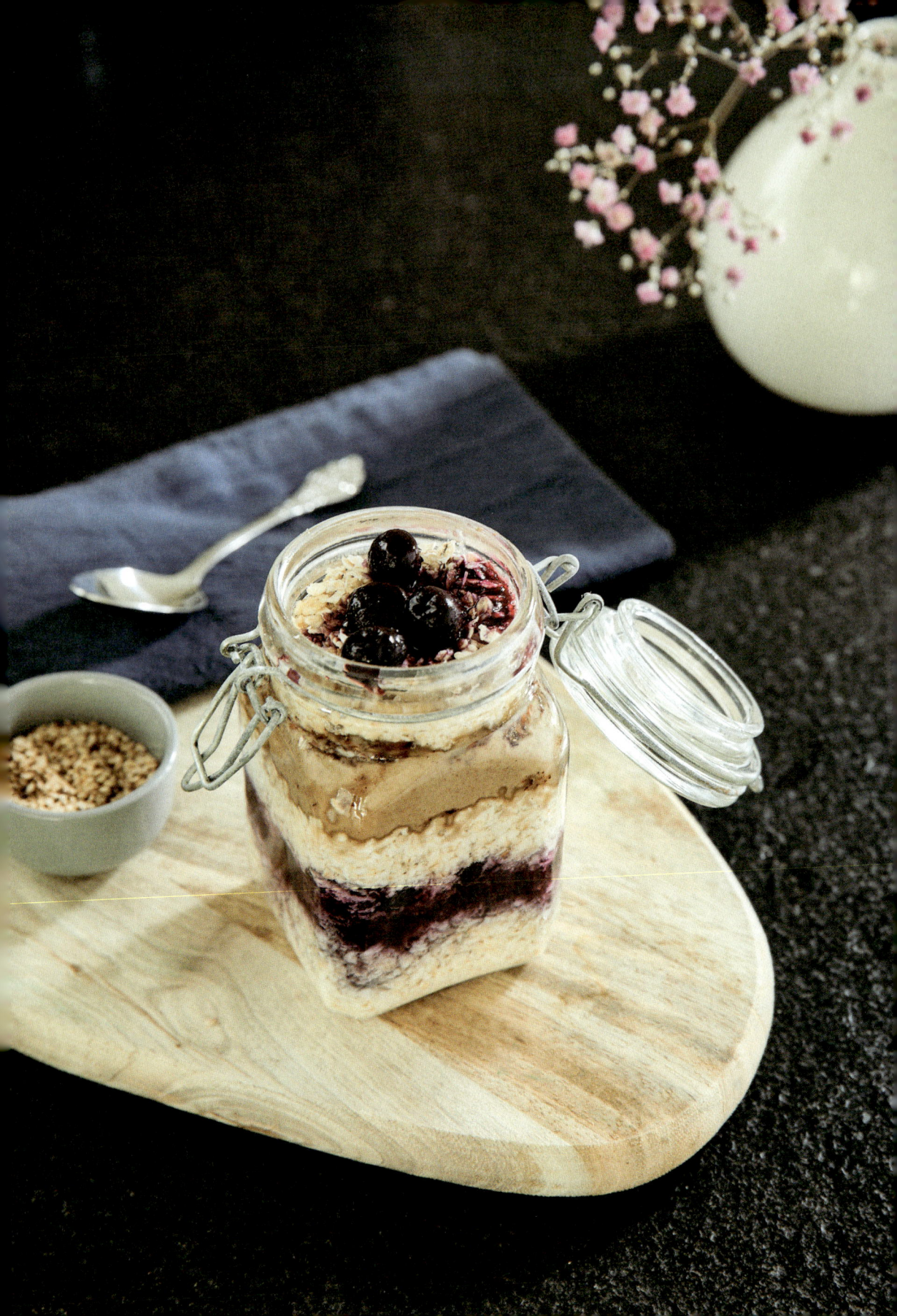

Overnight Oats mit gedünsteten Blaubeeren

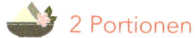 2 Portionen   10 Minuten + Einweichzeit über Nacht

Overnight Oats sind für mich eine gute Alternative,
wenn es morgens schnell gehen muss.
Neben Haferflocken eignen sich auch Dinkelflocken, Roggenflocken
oder Buchweizenflocken. Letztere sind glutenfrei.
Die Datteln sind reich an Kalium, Eisen, Magnesium und Selen und
unterstützen durch lösliche Faserstoffe die Verdauung. Im Ayurveda sind sie ein
sogenanntes Rasayana, ein Verjüngungsmittel, und nähren unsere Dhatus.
Die Hanfsamen liefern alle essenziellen Aminosäuren und versorgen dich ebenso
wie die Walnüsse mit entzündungshemmenden Omega-3-Fettsäuren.

8 EL kernige Haferflocken
2 EL Hanfsamen
200 ml Hafermilch
1 TL Zimt, gemahlen
¼ TL Kardamom, gemahlen
¼ TL Ingwerpulver
1 Handvoll Walnüsse,
zerkleinert
4 Datteln, klein geschnitten
2 Handvoll Blaubeeren
Nussmus nach Belieben

1   Alle Zutaten außer den Blaubeeren miteinander mischen und über Nacht in einem verschlossenen Gefäß in den Kühlschrank stellen.

2   Am nächsten Morgen die gewaschenen Blaubeeren kurz mit 2 EL Wasser aufkochen.

3   Falls die Overnight Oats etwas zu trocken geworden sein sollten, noch bis zu 50 Milliliter heißes Wasser dazugeben. Die Oats mit den Blaubeeren und nach Belieben Nussmus abwechselnd schichten.

Für **Vata** lieber ein kleines Stück frischen, geriebenen
Ingwer nutzen und eine Prise Salz dazugeben.
Für **Pitta** kannst du im Verhältnis drei zu eins auch Kokosmilch
mit Wasser vermischen und statt der Hafermilch nutzen.
Für **Kapha** mische gerne die Hälfte der Hafermilch mit Wasser.

Galette mit gegrilltem Gemüse und Hummus aus weißen Bohnen

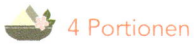 4 Portionen   1 Stunde + Ruhezeit für den Teig über Nacht

Galettes sind Buchweizen-Pfannkuchen, die hier mit Gemüse und Hummus gefüllt werden. Buchweizen ist kein Weizen, sondern ein nährstoffreiches Pseudogetreide. Es enthält viel Eiweiß, Aminosäuren, Eisen, Kalium und B-Vitamine. Solltest du allerdings viel Vata in dir haben, musst du ganz besonders auf deinen Körper hören. Fahre deinen Konsum langsam hoch und kombiniere Hülsenfrüchte immer mit verdauungsfördernden und entblähenden Gewürzen. Idealerweise isst du sie zur Mittagszeit, wenn dein Agni stark ist.

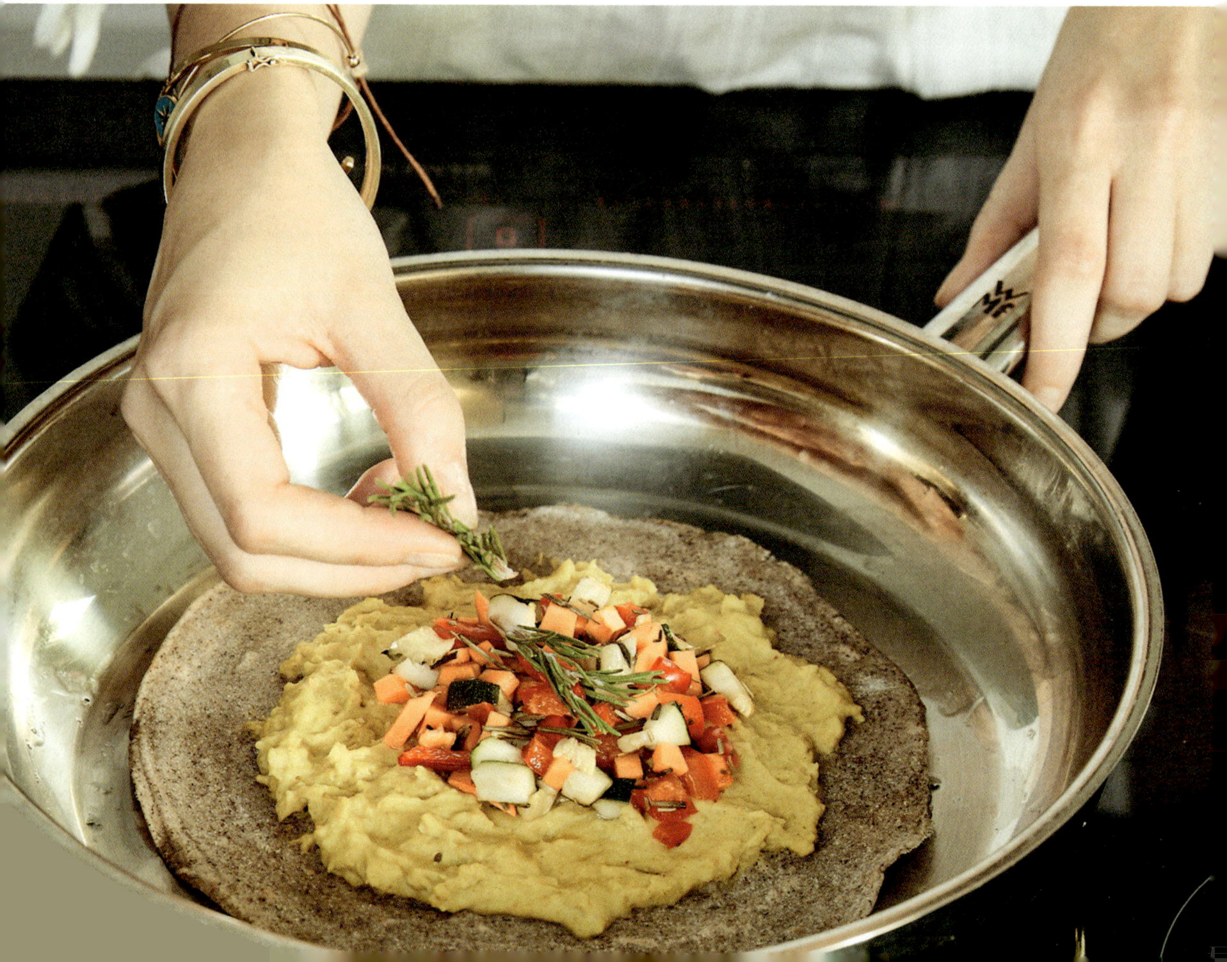

Für den Galette-Teig

200 g Buchweizenmehl
550 ml Wasser
½ TL Salz

Für das Gemüse

1 Paprikaschote nach Wahl
1 mittelgroße Süßkartoffel
2 EL flüssiges Kokosöl
oder Ghee
4 Zweige frischer Rosmarin,
gehackt (alternativ 5 TL
getrockneter Rosmarin)
1 ½ TL Steinsalz
2 Zucchini
1 TL Korianderpulver

Für den Hummus

800 Gramm weiße Bohnen
im Glas
1 Knoblauchzehe, gepresst
2 EL Apfelessig
10 EL Olivenöl
4 El Wasser
Saft von ½ Zitrone
2 EL Tahin
3 TL Kreuzkümmel
2 TL Koriander
1 TL Kurkuma
½ TL Pippali oder
schwarzer Pfeffer
½ TL Salz

Zusätzlich

1–2 EL Kokosöl oder Ghee
zum Ausbacken der Galettes

1 Für den Teig alle Zutaten gut miteinander vermischen und über Nacht im Kühlschrank aufbewahren. Solltest du das einmal vergessen haben, reicht auch 1 Stunde Ruhezeit.

2 Die Paprika und die Süßkartoffel waschen und in sehr kleine Stücke schneiden.

3 Klein geschnittene Süßkartoffel und Paprika mit dem flüssigen Kokosöl oder Ghee in eine Schüssel geben mit dem gehackten Rosmarin und der Hälfte des Steinsalzes vermengen.

4 Auf ein Backblech geben und den Ofen auf 180 °C Umluft (200 °C Ober-/Unterhitze) vorheizen, dann 20 Minuten backen.

5 Die Zucchini waschen und ebenfalls in kleine Stücke schneiden, mit dem restlichen Kokosöl vermischen, Koriander und restliches Salz dazugeben und nach den 20 Minuten zum restlichen Gemüse geben. Nochmals 15 Minuten backen.

6 Währenddessen alle Zutaten für den Hummus in eine Küchenmaschine geben und zu einem Mus verarbeiten. (Ein guter Pürierstab funktioniert auch.)

7 Das Kokosöl in eine Pfanne geben, auf mittlerer Hitze schmelzen lassen. Eine Kelle des Galette-Teigs in die Pfanne geben und schwenken, sodass der ganze Pfannenboden bedeckt ist. Wenn sich der Rand des Pfannkuchens von allein löst, vorsichtig wenden. So mit dem restlichen Teig fortfahren.

8 Die Galettes mit Hummus bestreichen und das Gemüse daraufgeben.

Tipp

Du kannst den Hummus auch wunderbar als Aufstrich oder
für andere Gerichte als eine Art Soße nutzen.

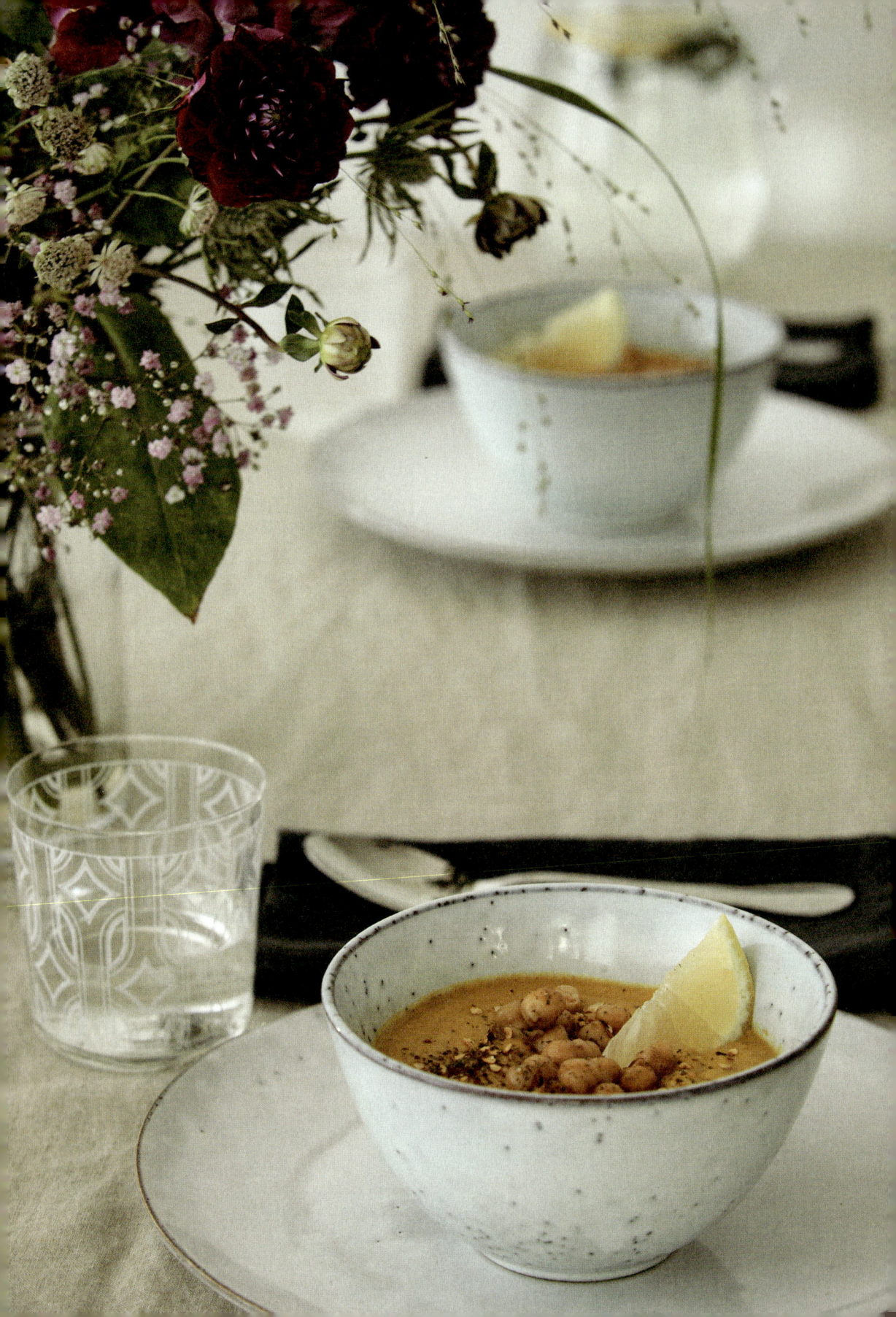

Linsensuppe mit gerösteten Kichererbsen

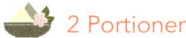 2 Portionen   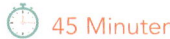 45 Minuten

Dieses Gericht eignet sich wegen der Hülsenfrüchte eher als Mittagsgericht.
Linsen enthalten neben Proteinen Folat, Eisen, Magnesium und Ballaststoffe.
Rote Linsen müssen über Nacht nicht eingeweicht werden.
Kichererbsen enthalten Zink, welches Entzündungen der Darmschleimhaut
entgegenwirkt, unser Immunsystem stärkt und bei PMS und Erschöpfung helfen kann.

Für die Suppe
1 gelbe Paprikaschote
5 Möhren
1 EL Kokosöl
1 Knoblauchzehe
3 TL Kurkuma
3 TL Korianderpulver
2 gestr. TL Fenchelsamen,
zerstoßen
1 Prise Pippali
Chili nach Belieben
150 g rote Linsen
200 ml Kokosmilch
Saft von 1 Zitrone
1 TL Steinsalz

Für die Kichererbsen
1 TL Kokosöl oder Ghee
2 TL Kreuzkümmel
1 Glas Kichererbsen
(Abtropfgewicht 220 g)
½ TL Steinsalz

Für **Vata** und **Pitta**
Chili weglassen.

Für **Kapha** statt der
Kokosmilch nur Wasser
nutzen. Nach der Mahlzeit
können alle Konstitutionen
noch etwas Fenchel- und
Anissamen kauen, um die
Verdauung zu unterstützen.

1 Die Paprika waschen und das Kerngehäuse entfernen. Die Möhren schälen und beides grob klein schneiden.

2 Das Kokosöl in einem Topf auf mittlerer Hitze schmelzen lassen. Die Knoblauchzehe schälen, klein schneiden oder durch eine Knoblauchpresse drücken und zu dem Öl geben. Dann die Gewürze dazugeben und warten, bis sie leicht schaumig werden. Aus der Pfanne nehmen.

3 Die Linsen waschen, in einen Topf geben, das Gemüse ebenfalls dazugeben und mit 700 ml Wasser ablöschen. Einmal umrühren, Deckel auflegen und 20 Minuten köcheln lassen. Gelegentlich umrühren.

4 Nach 20 Minuten die Suppe mit einem Pürierstab pürieren, Kokosmilch, Zitronensaft, Salz und je nach gewünschter Konsistenz noch etwas Wasser dazugeben. Nochmals 2 Minuten auf der warmen Herdplatte erwärmen, dabei gelegentlich umrühren. Während die Suppe kocht, die Kichererbsen zubereiten.

5 Etwas Kokosöl in einer Pfanne erhitzen, den Kreuzkümmel dazugeben und warten, bis er duftet. Dann die Kichererbsen und 50 ml Wasser dazugeben. Unter Rühren 10 Minuten anbraten, dann salzen.

6 Die Suppe in Schüsseln anrichten und mit den Kichererbsen garnieren.

Kichererbsen-Pfannkuchen mit Rote-Bete-Chutney

 4 Portionen (8 Pfannkuchen)   50 Minuten

Dies ist ein leckeres Mittagsgericht und optimal für Gäste.
Der Farbkontrast auf dem Teller ist wirklich schön.
Kichererbsenmehl hat im Vergleich zu herkömmlichem Mehl einen hohen
Eiweiß- und Ballaststoffgehalt. Es lässt den Blutzuckerspiegel somit nicht
so stark ansteigen. Das in Rote Bete enthaltene Betain ist gut für die Leber,
schützt vor Herz- und Gefäßerkrankungen und wirkt positiv auf unsere
Stimmung. Rote Bete hat zudem eine starke antioxidative Kraft.

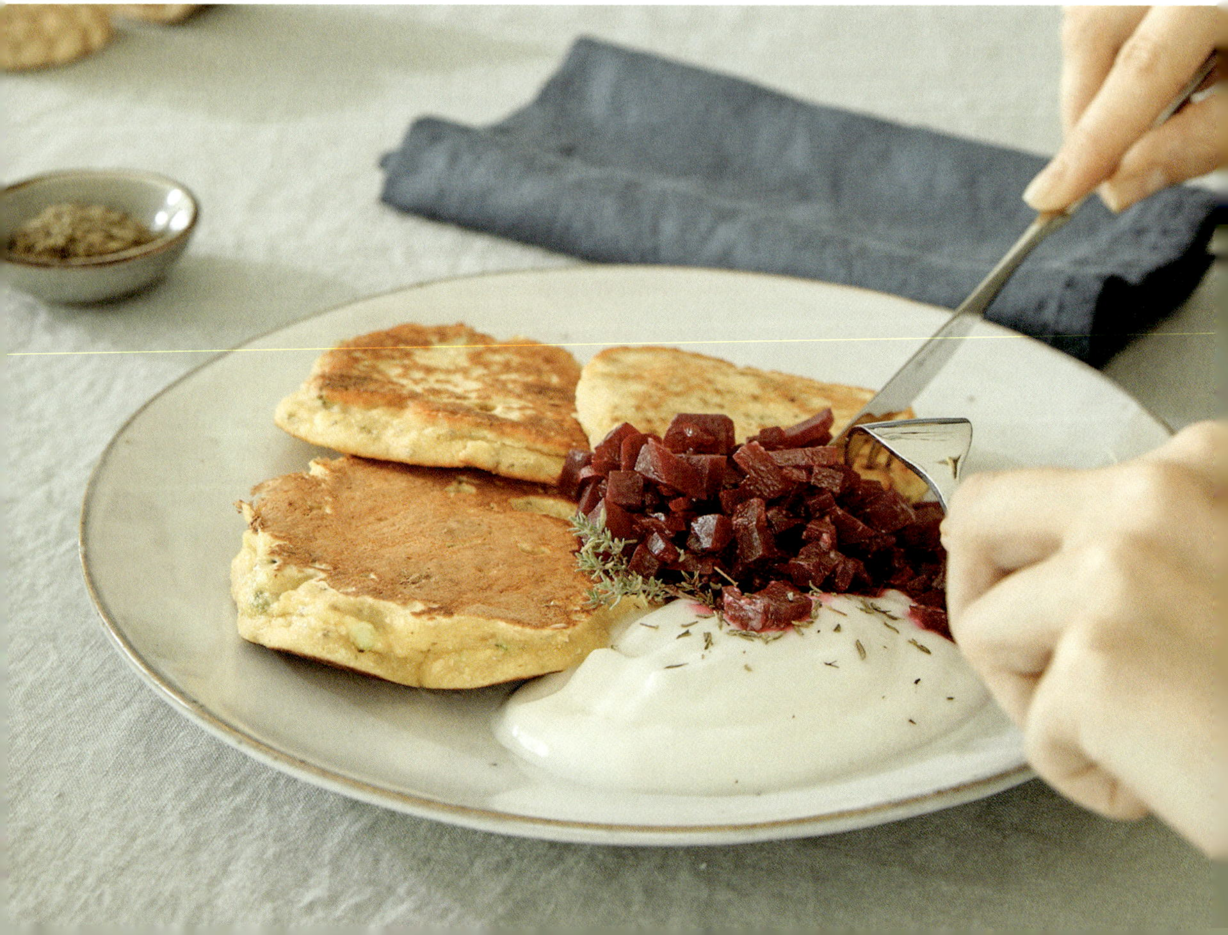

Für das Chutney
3 große Rote Bete
1 Zwiebel
1 daumengroßes Stück
Ingwer
2 TL Anissamen
1 EL Kokosöl oder Ghee
200 ml Apfelsaft
¼ TL Steinsalz

Für die Pfannkuchen
1 EL Chiasamen
250 g Kichererbsenmehl
1 TL Weinsteinbackpulver
1 TL Steinsalz
275 ml Hafermilch
100 g Brokkoli
1 EL Kokosöl (optional)
Thymian (optional)
roter Pfeffer (optional)

Für **Vata** noch
1 TL zerstoßene
Fenchelsamen zum
Chutney geben.

Für **Pitta** nur die
Hälfte des Ingwers
verwenden.

Für **Kapha** noch
etwas Chili zum
Chutney geben.

1 Die Rote Bete schälen und raspeln (mit der Küchenmaschine, wenn vorhanden) oder in sehr kleine längliche Stücke schneiden. Zwiebel und Ingwer schälen und klein schneiden.

2 Den Anis mörsern. Das Kokosöl oder Ghee mit dem Anis und Ingwer zusammen in einem Topf auf mittlerer Flamme kurz erhitzen. Die Zwiebel dazugeben und glasig anbraten. Rote Bete dazugeben und mit dem Apfelsaft und 300 ml Wasser ablöschen. Auf mittlerer Hitze köcheln lassen. Bei Verwendung von geraspelter Rote Bete 10–15 Minuten köcheln lassen, bei klein geschnittener Rote Bete 25–30 Minuten köcheln lassen. Am Ende das Salz dazugeben.

3 Für den Pfannkuchenteig 1 EL Chiasamen mit 5 EL Wasser in einer kleinen Schüssel vermischen. 5 Minuten stehen lassen.

4 Das Kichererbsenmehl mit dem Backpulver und dem Salz vermischen. Dann die Hafermilch und die gequollenen Chiasamen dazugeben.

5 Den Brokkoli waschen, die Röschen in ganz kleine Stücke hacken und zum Teig geben. Alles vermengen.

6 In einer Pfanne 1 EL Kokosöl schmelzen und drei bis vier Pfannkuchen mit einem Löffel in die Pfanne geben. Von jeder Seite 3–4 Minuten bei mittlerer Temperatur ausbacken. Mit dem restlichen Teig ebenso verfahren.

7 Die ausgebackenen Pfannkuchen, wenn gewünscht, im Ofen warm halten. Zusammen mit dem Chutney anrichten. Nach Belieben etwas Kokosjoghurt in Zimmertemperatur dazu reichen. Mit Thymian und rotem Pfeffer garnieren.

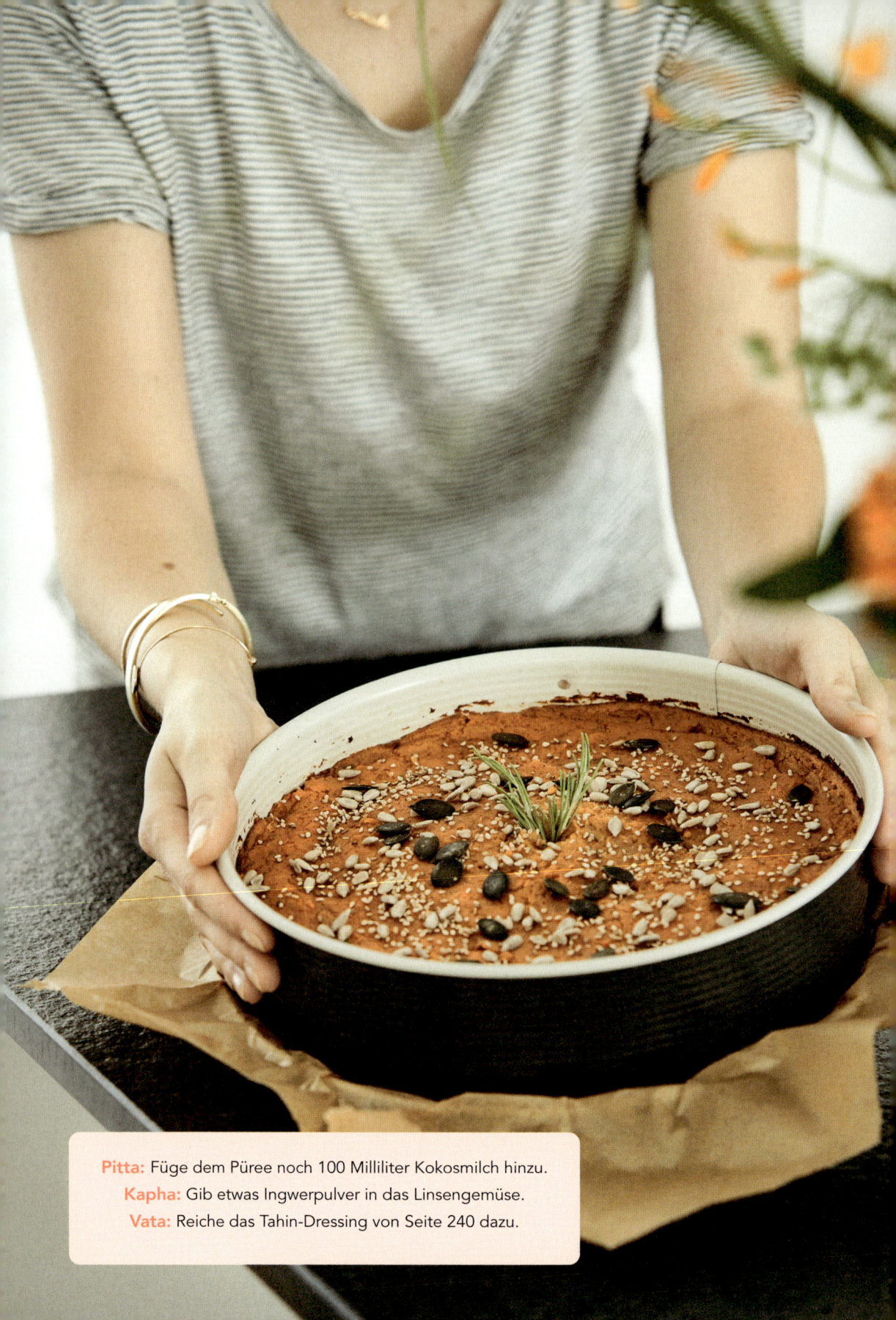

Pitta: Füge dem Püree noch 100 Milliliter Kokosmilch hinzu.

Kapha: Gib etwas Ingwerpulver in das Linsengemüse.

Vata: Reiche das Tahin-Dressing von Seite 240 dazu.

Linsen-Süßkartoffel-Kuchen (herzhaft)

 6 Portionen   40 Minuten + 40 Minuten Backzeit

Ein wunderbares Gericht, wenn viele Personen satt werden sollen. Es ähnelt ein wenig dem Shepherd's Pie, doch habe ich für dieses Rezept Linsen und Süßkartoffeln verwendet. Jede Art von Gemüse ist geeignet, besonders aber Zwiebelgewächse, Brokkoli und dunkelgrünes Blattgemüse. Spinat und Knoblauch haben eine hohe antioxidative Wirkung. Die Zitrone hilft bei der Verdauung der Linsen.

Für das Süßkartoffelpüree
3 Süßkartoffeln, ca. 800 g
1 TL Salz
etwas Pippali
¼ TL Muskat

Für das Linsengemüse
1 TL Kokosöl
2 Knoblauchzehen
2 gehäufte TL Kreuzkümmel
2 TL Kurkuma
1 TL Zimt
½ TL Pippali
200 g Brokkoli
300 g rote Linsen
100 g Spinat
1 TL Steinsalz

Zum Anrichten
Sesam
Rosmarinzweige
Kürbiskerne
Sonnenblumenkerne
6 Scheiben Zitrone

1 Die Süßkartoffeln schälen und in grobe Stücke schneiden. In einen Topf mit kochendem Salzwasser geben und 20 Minuten kochen.

2 Währenddessen für das Linsengemüse das Kokosöl in einen Topf geben, den Knoblauch schälen, klein schneiden oder durch eine Knoblauchpresse geben und hinzugeben. Gewürze dazugeben und anbraten. Den Strunk des Brokkolis abschälen und in sehr kleine Stücke schneiden. Zusammen mit den gewaschenen Linsen und 600 ml Wasser in den Topf geben und 15 Minuten köcheln lassen.

3 In der Zwischenzeit die Brokkoliröschen zerkleinern.

4 Die Röschen und den Spinat zu der Linsenmischung geben und mit circa 1 TL Steinsalz abschmecken.

5 Die Süßkartoffeln nach dem Kochen abgießen, stampfen, mit circa 1 TL Salz, etwas Pippali und Muskat abschmecken.

6 Eine runde Kuchenform mit Backpapier auslegen, das Linsengemüse hineingeben und die Süßkartoffelmasse darauf verteilen.

7 40 Minuten bei 200 °C Umluft (220 °C Ober- und Unterhitze) im vorgeheizten Backofen backen.

8 Mit Sesam, Rosmarinzweigen, Kürbis- und Sonnenblumenkernen und Zitronenscheiben garnieren.

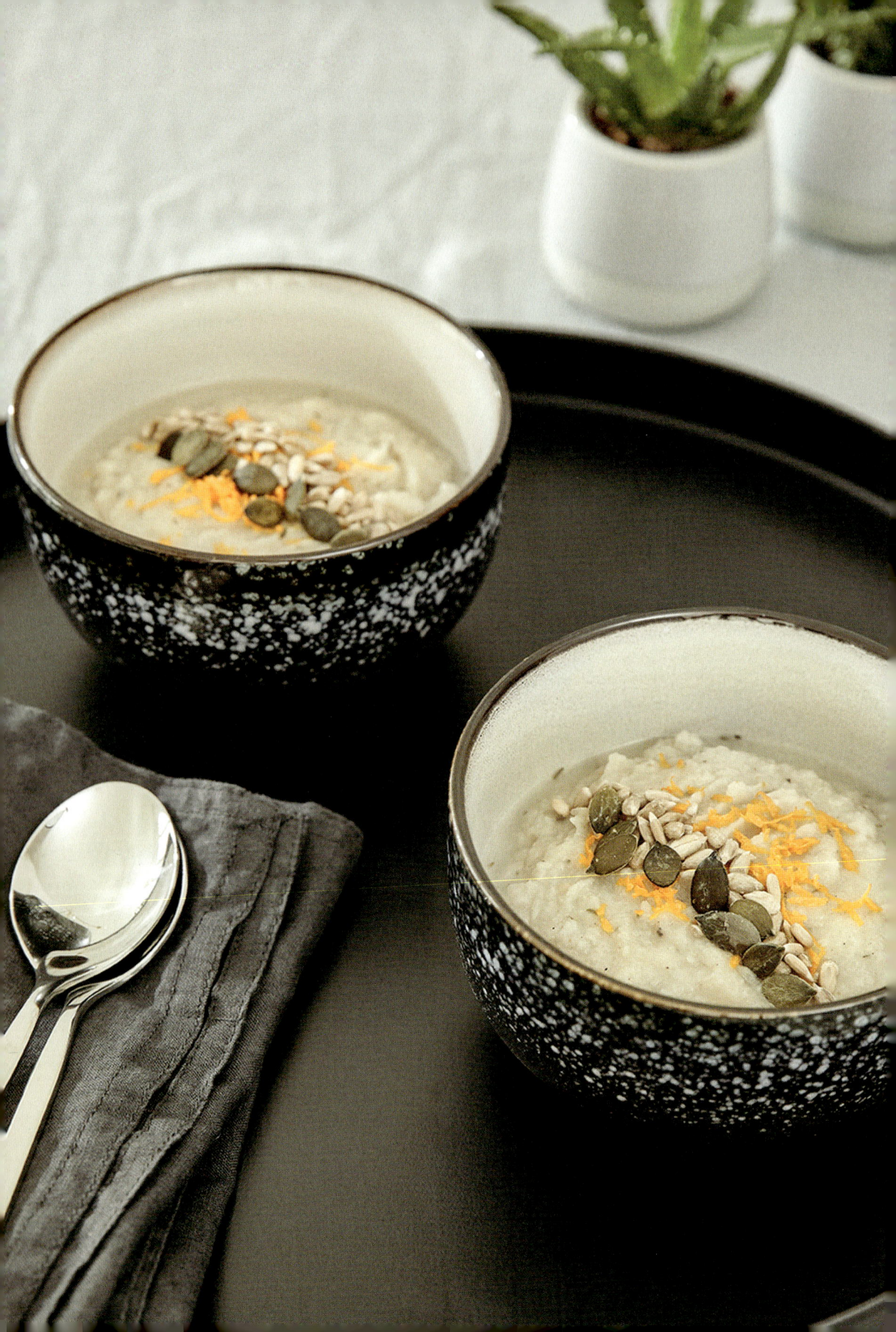

Blumenkohlsuppe mit Orangenschale und Samenvariation

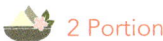 2 Portionen   30 Minuten

Die besondere Geschmacksnote dieser Suppe macht vor allem die Orangenschale aus. Die Mischung aus Kernen und Samen versorgt dich mit gesunden Fetten und Blumenkohl wirkt ausgleichend auf unseren Hormonhaushalt. Er hilft bei der Ausscheidung überflüssiger Östrogene. Kohlgemüse machen Personen mit hohem Vata-Anteil oft Probleme. Das Pürieren und die Gewürze machen die Suppe aber auch abends gut verdaulich.

2 Knoblauchzehen
1 Zwiebel
1 TL Kokosöl
½ TL Muskat
¼ TL Piment
3 TL Thymian, getrocknet
1 TL Salz
1 Kopf Blumenkohl
(500–600 g)
1 Orange, davon der Abrieb
Salz und Pfeffer

Zum Bestreuen:
Kürbiskerne,
Sonnenblumenkerne, Sesam

1 Die Knoblauchzehen und die Zwiebel schälen und klein schneiden.

2 Das Kokosöl mit den Gewürzen, dem Knoblauch und der Zwiebel zusammen in einen großen Topf geben und kurz anrösten.

3 Dann 600–700 ml Wasser und 1 TL Salz dazugeben und zum Kochen bringen.

4 In der Zwischenzeit den Blumenkohl waschen und grob zerkleinern. In den Topf mit dem kochenden Wasser geben und 20 Minuten kochen.

5 Die Schale einer Orange abreiben und bereitstellen.

6 Die Suppe pürieren, Orangenabrieb dazugeben und mit Salz und Pfeffer abschmecken.

7 In zwei Schälchen füllen und mit reichlich Kernen und Samen bestreuen.

Vata: Du kannst 200 ml des Wassers durch 200 ml Milch oder Sahne deiner Wahl ersetzen.

Pitta: Es eignet sich die Zugabe von 200 ml Kokosmilch. Diese aber erst am Ende dazugeben.

Kapha: Du kannst die Suppe noch mit etwas Chili verfeinern.

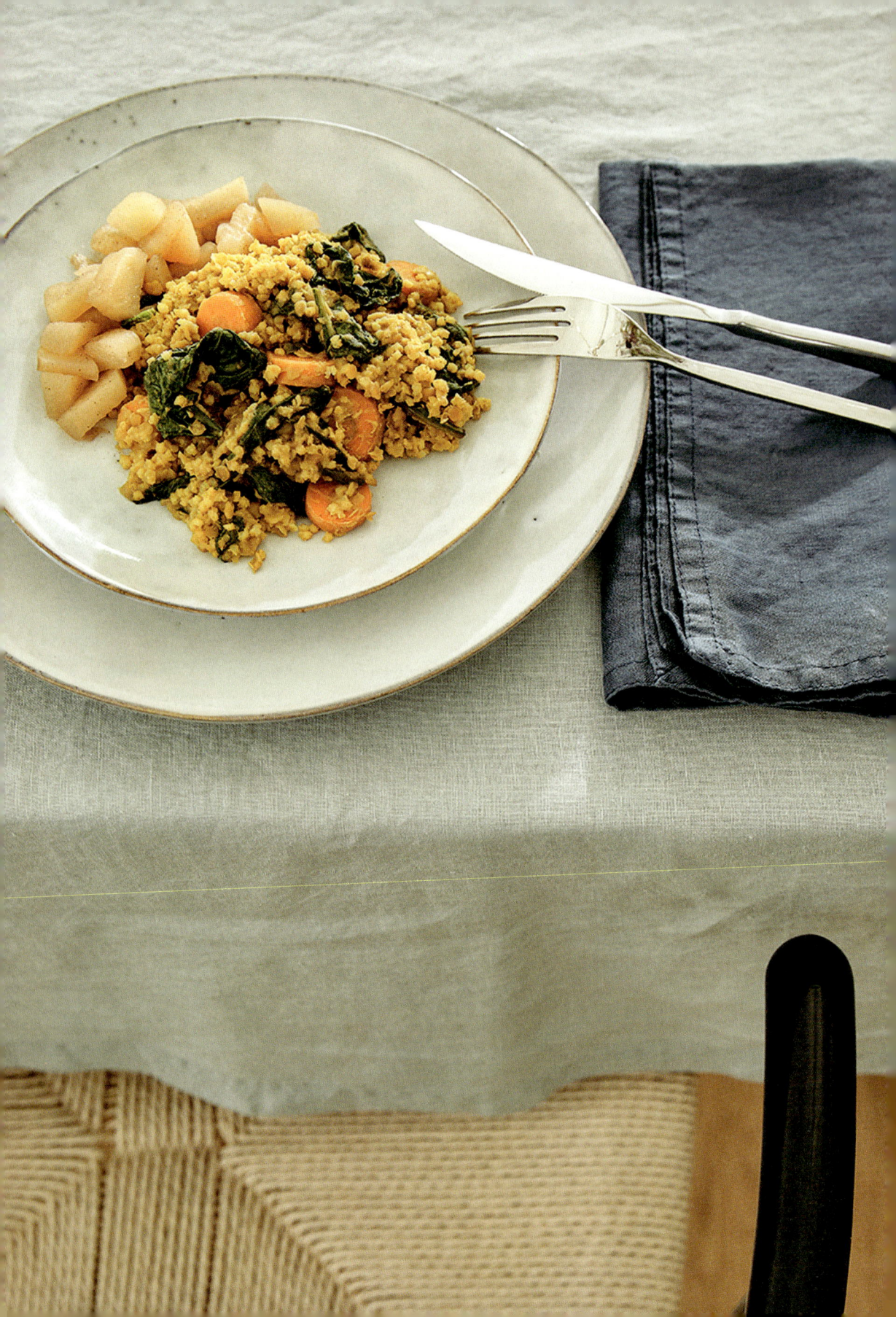

One Pot Kitchari

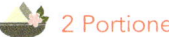 2 Portionen   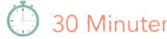 30 Minuten

Kitchari ist ein klassisches Detox-Gericht im Ayurveda. Ursprünglich besteht es aus Reis und Mung Dal, da es dann alle acht Aminosäuren enthält. Ich persönlich tausche die Zutaten gerne mal aus.
Du kannst die Linsen gerne durch Mung Dal austauschen und die Hirse gegen Reis – und schon hast du den Klassiker auf den Tisch gezaubert.

1 EL Kokosöl oder Ghee
1 TL Kurkuma
1 TL Kreuzkümmel
1 TL Koriander
1 TL Thymian
1 daumengroßes Stück frischen Ingwer
1 Knoblauchzehe
70 g Hirse
70 g rote Linsen
2 Karotten
150 g Spinat
Salz und Pippali oder schwarzer Pfeffer

1 Das Kokosöl in einem Topf schmelzen lassen, Gewürze und geschälten und klein geschnittenen Knoblauch und klein geschnittenen Ingwer dazugeben.

2 Hirse und Linsen abwaschen, in den Topf geben und alles vermengen.

3 600 ml Wasser dazugeben und auf mittlerer Hitze 10 Minuten kochen lassen.

4 Die Karotten waschen, schälen und in feine Scheiben schneiden, zum Linsen-Hirse-Mix geben und nochmals 10 Minuten bei geschlossenem Deckel kochen. Gegebenenfalls nochmals 100 Milliliter Wasser dazugeben.

5 In den letzten 2 Minuten den Spinat dazugeben und unterrühren.

6 Mit Salz und Pippali abschmecken.

Tipp

Als glutenfreie Alternative kannst du auch Quinoa nutzen. Das Gemüse kannst du je nach Saison anpassen. Dazu schmeckt auch das grobe Apfelmus (siehe Seite 241).
Vata und **Pitta:** Du kannst gerne Gemüsesorten mit etwas mehr Substanz wählen.
Kapha: Lieber leichtere Gemüsesorten und grünes Blattgemüse verwenden.

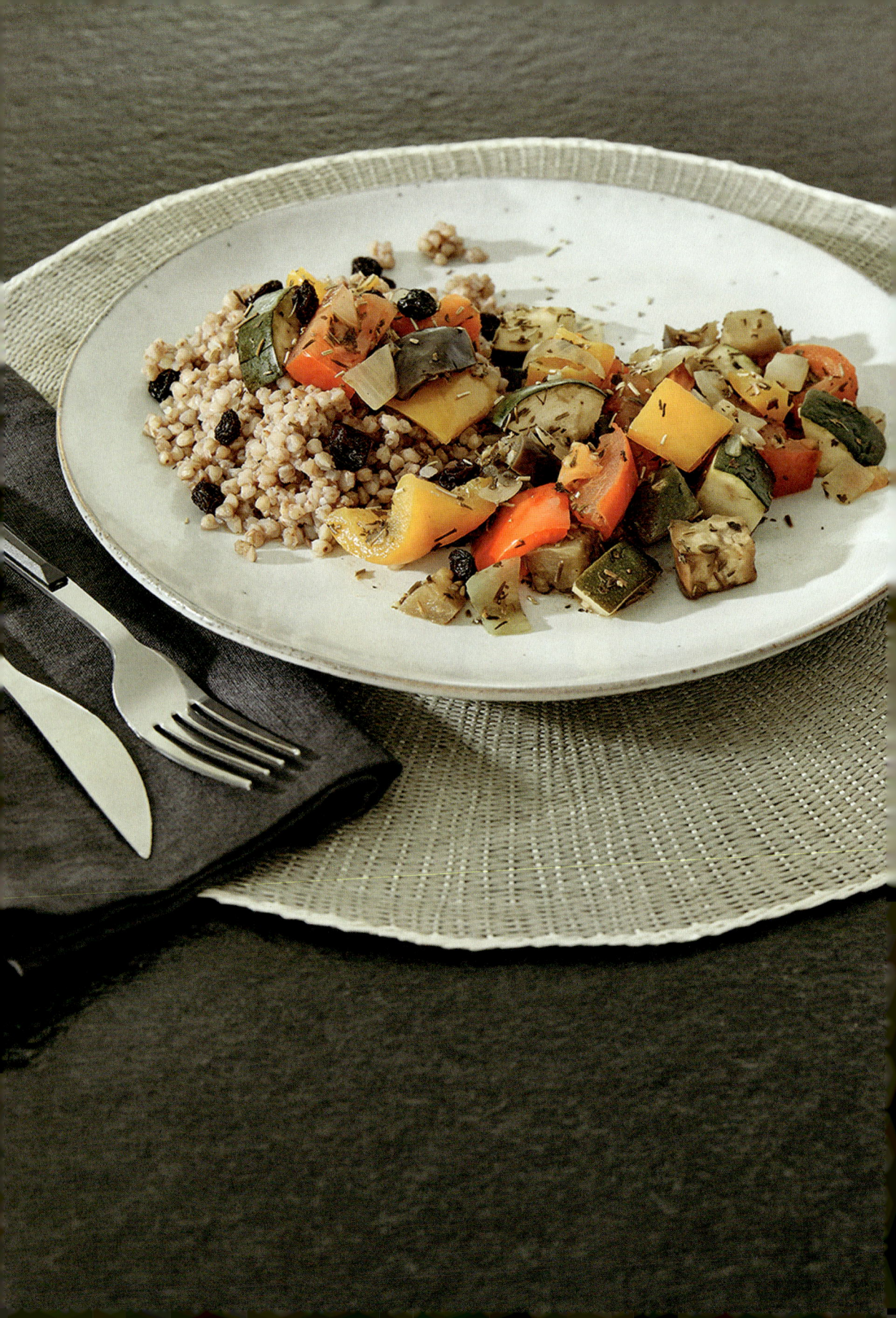

Ratatouille mit Buchweizen und Rosinen

 4 Portionen   30 Minuten

Dieser bunte Mix aus verschiedenen Sommergemüsen, gepaart mit glutenfreiem Buchweizen und Rosinen, ergibt ein leckeres Alltagsgericht. Du kannst immer wieder neu mit verschiedenen Gemüsesorten experimentieren oder den Buchweizen gegen andere Getreidesorten austauschen. Ich nutze neben Rosinen auch oft klein geschnittene Datteln im Getreide.

Für den Buchweizen

200 g Buchweizen
5 EL Rosinen
Steinsalz

Für das Ratatouille

2 Zwiebeln
2 Knoblauchzehen
1 TL Kokosöl
je 1 grüne, gelbe und rote
Paprikaschote
1 große Zucchini
1 Aubergine
500 g Tomaten
4 TL Rosmarin
4 TL Thymian
4 TL Salbei
4 TL Basilikum
Steinsalz und Pfeffer
Zitrone zum Garnieren

1 600 ml Wasser zum Kochen bringen, Buchweizen dazugeben und circa 20 Minuten kochen.

2 Am Ende salzen und die Rosinen unterheben.

3 Für das Ratatouille Zwiebeln und Knoblauch schälen und klein schneiden.

4 Kokosöl schmelzen, Zwiebel und Knoblauch hineingeben und auf geringer Hitze glasig werden lassen.

5 Dann die Paprika waschen, entkernen und in mundgerechte Stücke schneiden. Zu den Zwiebeln geben. 400 ml Wasser dazugießen. 5 Minuten ohne Deckel köcheln lassen.

6 Zucchini und Aubergine grob würfeln und dann ebenfalls in den Topf geben. Weitere 3 Minuten köcheln.

7 Danach die Tomaten schneiden und dazugeben. Ein paar Minuten kochen lassen. Das Gemüse sollte weich, aber noch bissfest sein.

8 Kräuter und Salz dazugeben und mit dem Buchweizen auf Tellern anrichtenmit Pfeffer abschmecken und und mit etwas Zitrone garnieren.

Vata: Die Zwiebel gegebenenfalls weglassen und zum Buchweizen 1–2 EL Ghee hinzufügen.

Pitta: Die Tomaten nach Belieben durch größere Mengen des anderen Gemüses ersetzen.

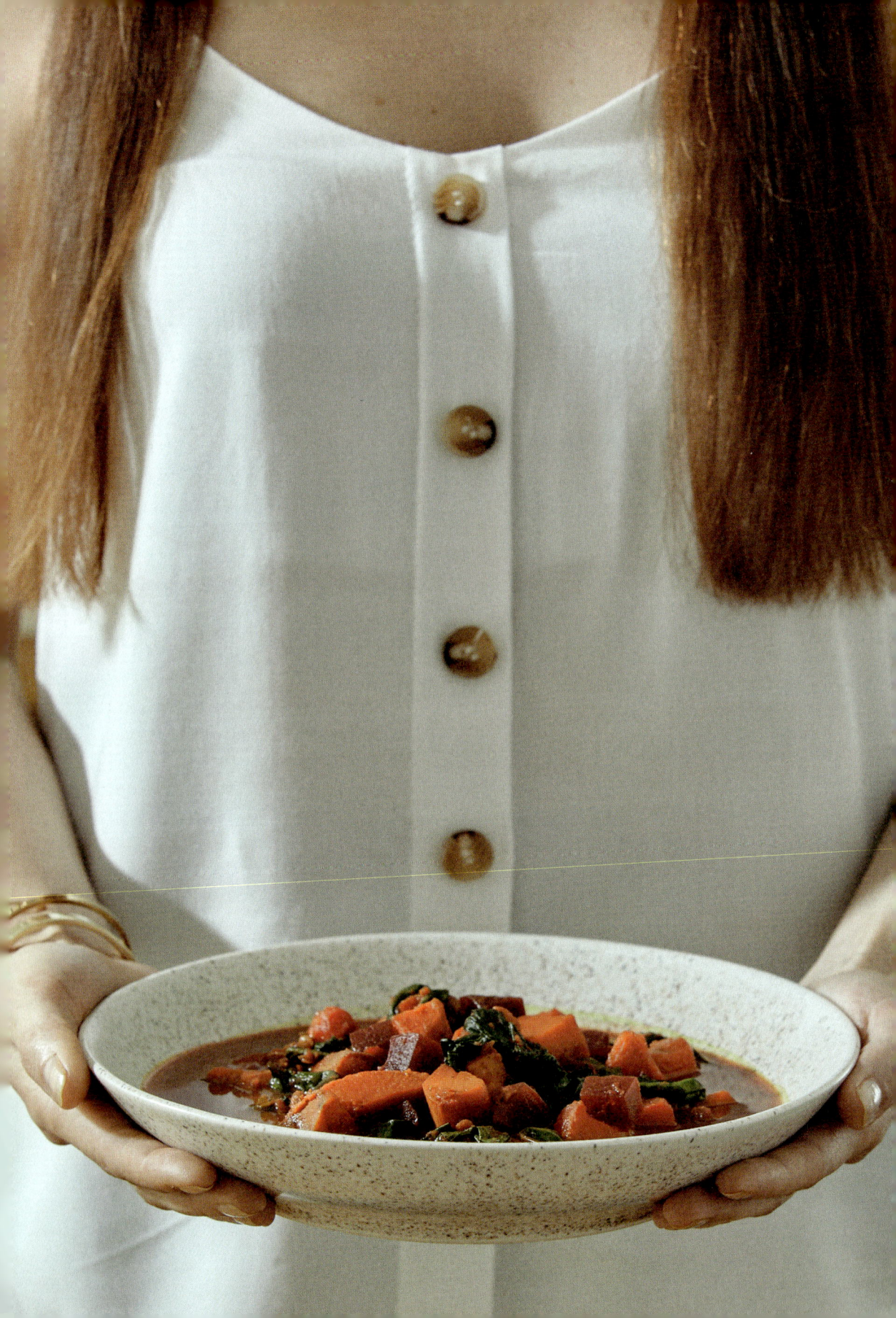

Süßkartoffelsuppe

 4 Portionen   45 Minuten

Diese nährende Suppe passt ideal in allen Vata-Zeiten, sei es der Herbst oder die Zeit kurz vor deiner Periode. Auch Pitta profitiert von dem süßen Geschmack und der Erdung dieses Gerichtes. Süßkartoffeln sind reich an Betacarotin, welches in unserem Körper zu Vitamin A umgewandelt wird. Es verhilft uns unter anderem zu einer schönen Haut. Die Schale der Süßkartoffel kann mitgegessen werden und enthält den Pflanzenstoff Caiapo, der zur Senkung des Blutzuckerspiegels beiträgt. Die Ballaststoffe halten uns zudem lange satt und sind gut für unsere Verdauung.

1 daumengroßes Stück Ingwer
1 Knoblauchzehe
200 g Rote Bete
1 EL Kokosöl
3 TL Kreuzkümmel
3 TL Korianderpulver
2 TL Kurkuma
1 TL Zimt
1 Prise Chilisamen
4 Süßkartoffeln (ca. 800 g)
200 g Mangold (oder Spinat, je nach Saison)
50 g rote Linsen
1,5 TL Salz
¼ TL Pippali (oder schwarzer Pfeffer)

Kapha: Diese Suppe nur in Maßen genießen.

Pitta: Du kannst 150 ml Kokosmilch am Ende der Kochzeit dazugeben und etwas mehr Kurkuma, dafür Chili weglassen.

Vata: 1 EL Nussmus kann als Garnitur dienen.

1 Ingwer und Knoblauch schälen und fein hacken oder durch eine Knoblauchpresse drücken. Rote Bete schälen und in 2 × 2 cm große Würfel schneiden.

2 Das Kokosöl in einen großen Topf geben und Kreuzkümmel, Koriander, Kurkuma, Zimt und Chili darin zusammen mit dem Ingwer und Knoblauch kurz und auf kleiner Hitze anbraten.

3 Dann die Rote Bete dazugeben und mit 300 ml Wasser ablöschen und zum Kochen bringen, circa 25 Minuten kochen.

4 Währenddessen die Süßkartoffeln schälen und in mundgerechte Stücke schneiden. Den Mangold gut waschen, Strunk von den Blättern trennen und beides in Streifen schneiden.

5 Nach den 25 Minuten die Süßkartoffeln, den Strunk des Mangolds, die Linsen und 700 ml Wasser dazugeben und bei geschlossenem Deckel nochmals 15 Minuten kochen. Gelegentlich umrühren.

6 Dann die Mangoldblätter zugeben und nochmals 2 Minuten kochen.

7 Mit Salz und Pippali abschmecken und nach Belieben mit Koriander oder einigen Samen dekorieren.

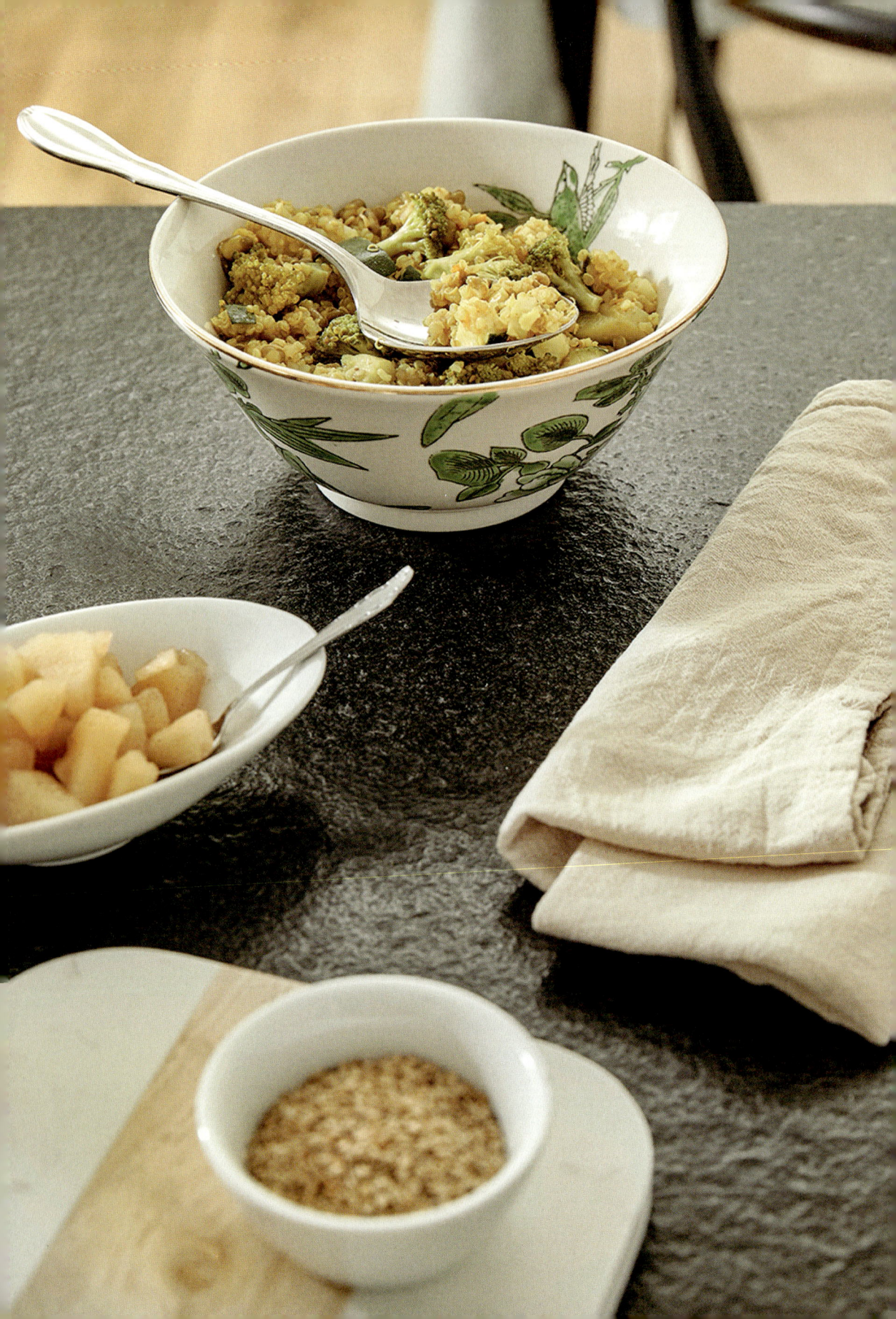

Kitchari mit Quinoa und Mungbohnen

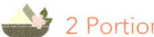 2 Portionen   30 Minuten

Mung Dal sind, zusammen mit roten Linsen, die Hülsenfrüchte, die am leichtesten zu verdauen sind. Solltest du bisher wenig Hülsenfrüchte gegessen haben, setzte erst einmal auf diese beiden Sorten und probiere dann weitere aus. Mungbohnen sind proteinreich, enthalten Mineralien wie Kalium, Magnesium und Zink. Sie haben außerdem die Vitamine E, B, C und Folsäure zu bieten. Du kannst ganze Mungbohnen oder noch besser halbe geschälte Mungbohnen verwenden. Erstere musst du allerdings über Nacht einweichen lassen.

250 g Brokkoli
1 TL Kokosöl oder Ghee
1 TL Kurkuma
1 TL Korianderpulver
1 TL Kreuzkümmel
1 daumengroßes Stück Ingwer
70 g Mungbohnen (ganze oder halbe, geschälte Mungbohnen, siehe Anmerkung oben)
1 Zucchini
70 g Quinoa
Salz und Pippali (oder schwarzer Pfeffer)

1 Den Brokkoli waschen, dann in Strunk und Röschen teilen. Den Strunk schälen und klein schneiden.

2 Das Kokosöl in einen Topf geben, Gewürze und klein geschnittenen Ingwer hinzufügen und auf mittlerer Hitze kurz anbraten.

3 Die Mungbohnen waschen und zusammen mit dem klein geschnittenen Strunk des Brokkolis in den Topf geben. Mit 350 ml Wasser auffüllen und zum Kochen bringen. 15 Minuten kochen. Eventuell später noch etwas Wasser nachgeben.

4 Währenddessen den Brokkolikopf in kleine Röschen teilen und die Zucchini in mundgerechte Stücke schneiden.

5 Quinoa in den Topf geben, 350 ml Wasser dazugeben und nochmals 5 Minuten kochen. Dann die Brokkoliröschen dazugeben und 10 weitere Minuten kochen.

6 Mit Salz und Pippali oder schwarzem Pfeffer abschmecken.

Tipp

Dazu passt das grobe Apfelmus von Seite 241.

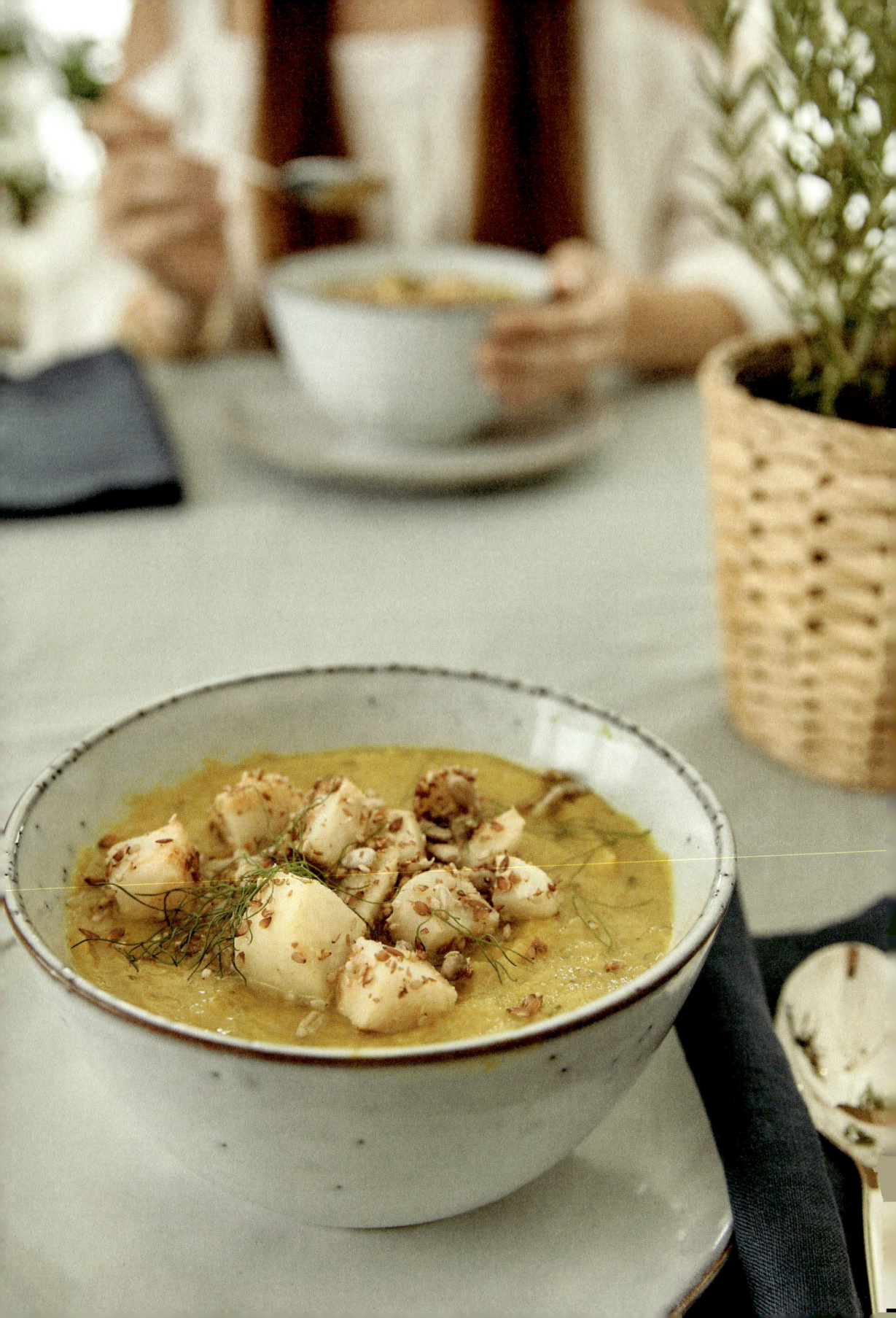

Fenchel-Lauch-Suppe mit Sellerie-Topping

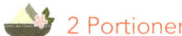 2 Portionen   30 Minuten

Dies ist das perfekte Abendessen für Konstitutionen, deren Verdauung manchmal nicht ganz so stark ist. Thymian wirkt entzündungshemmend, antibakteriell, menstruationsfördernd und kräftigend. Anis wirkt nicht nur verdauungsfördernd und entblähend, sondern auch beruhigend.

Für das Sellerie-Topping
1 Knollensellerie
3 TL Sonnenblumenkerne
3 TL Leinsamen, geschrotet
2 TL Sesam

Für die Suppe
2 große Fenchelknollen
2 große Stangen Lauch
1 EL Kokosöl oder Ghee
1 TL Kurkuma
1 TL Anis
1 Apfel
2 TL Thymian
1 TL Salz
¼ TL Pippali (oder schwarzer Pfeffer)
1 Prise Chiliflocken

1 Den Sellerie schälen, in 2 × 2 große Stücke schneiden. Wasser zum Kochen bringen und den Sellerie 10 Minuten kochen. Der Sellerie sollte gut mit Wasser bedeckt sein.

2 In der Zwischenzeit die Sonnenblumenkerne klein hacken und mit Leinsamen und Sesam mischen.

3 Den Sellerie abgießen und in der Samenmischung wenden. Auf ein Backblech geben und bei 160 °C Umluft (180 °C Ober-/Unterhitze) 15 Minuten backen. Danach bei 50 Grad warm halten.

4 Den Fenchel von den Stielen befreien, die erste Schicht abtrennen und klein schneiden. Lauch gründlich waschen und in grobe Ringe schneiden.

5 Kokosöl in einem Topf schmelzen, Kurkuma und Anis dazugeben und braten, bis die Gewürze duften.

6 Fenchel und Lauch dazugeben und mit 700–800 ml Wasser ablöschen. 15 Minuten köcheln lassen.

7 Apfel waschen, entkernen und klein schneiden. Zur Suppe geben und nochmals 5 Minuten kochen.

8 Alles pürieren, Thymian, Pippali und Salz dazugeben und die Suppe in Schälchen füllen.

9 Die Selleriestückchen darauf anrichten.

Vata und **Kapha:** Ich nutze in den meisten Gerichten Kokosöl. Du kannst Kokosöl aber immer gerne durch Ghee ersetzten. Das macht vor allem bei Vata- und Kapha-Konstitutionen Sinn, da sie kühle Konstitutionen sind und Kokosöl kühlend wirkt. Ghee ist geklärte Butter. Das bedeutet, dass sie keine Milcheiweiße, Laktose oder Wasser mehr enthält. Sie eignet sich hervorragend zum Kochen, da sie, wie Kokosöl, hoch erhitzt werden kann.

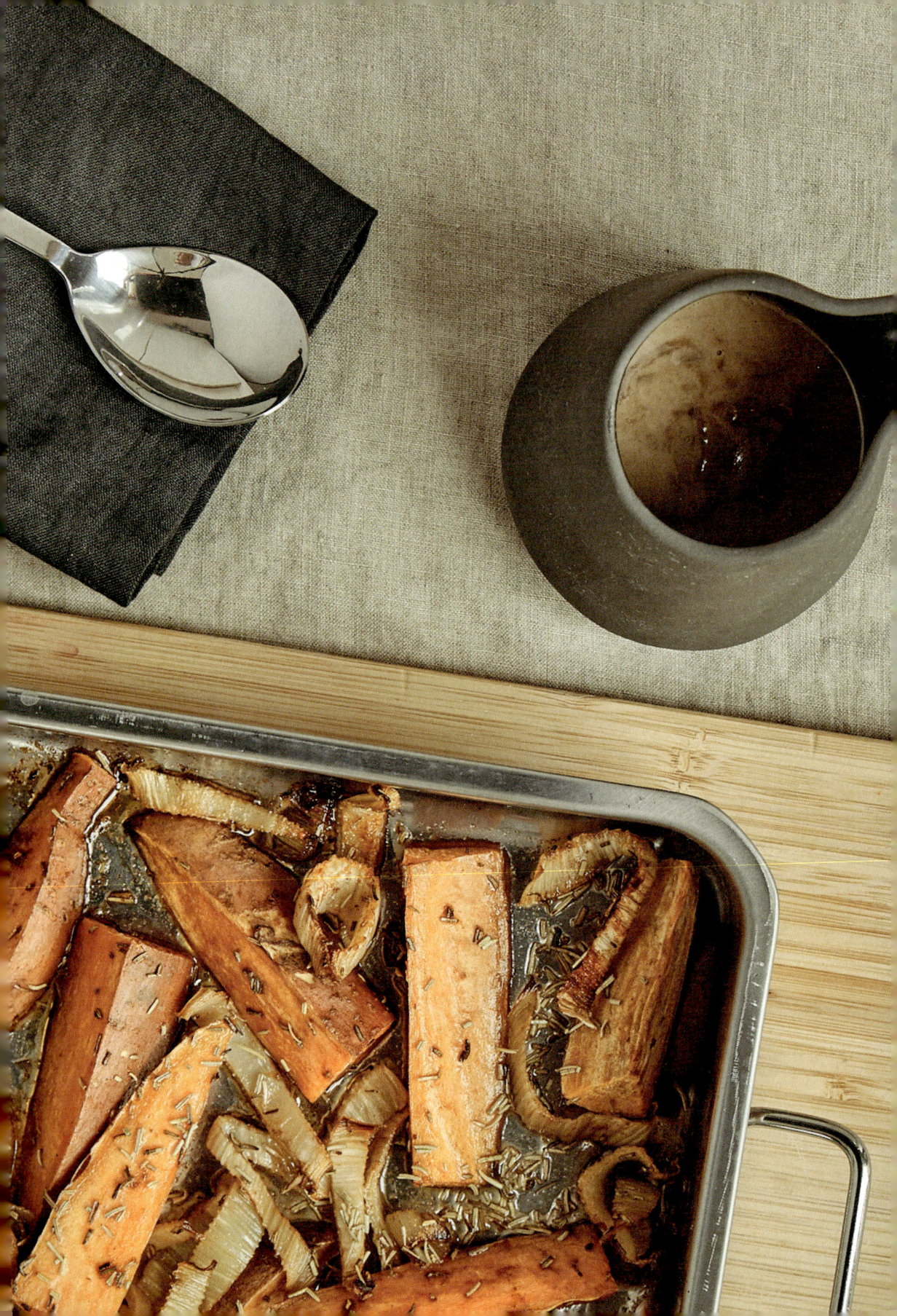

Ofengemüse

 2 Portionen   15 Minuten + 35 Minuten Backzeit

Ofengemüse ist eines meiner Lieblingsabendessen. Es ist schnell gemacht und jede Variation ist möglich, lasse also deiner Kreativität freien Lauf. Ein oder zwei Gemüsesorten, etwas Öl, einige Kräuter und Gewürze, den Rest erledigt der Ofen. Zu den Süßkartoffeln schmeckt Rosmarin sehr lecker, was entblähend wirkt. Zudem wirkt es antioxidativ und entzündungshemmend. Fenchel ist ebenfalls gut für unsere Verdauung, sowohl als Samen als auch das Gemüse.

2 große Süßkartoffeln
1–2 EL Kokosöl oder Ghee
3 TL Rosmarin
1 ½ TL Salz
1 TL Paprikapulver, edelsüß
1 mittelgroße Fenchelknolle

1 Die Süßkartoffeln waschen und in Spalten schneiden. In etwas Kokosöl wenden und 3 TL Rosmarin, 1 TL Steinsalz und das Paprikapulver dazugeben.

2 Die Fenchelknolle in feine Streifen schneiden ebenfalls mit etwas Kokosöl benetzten und ½ TL Steinsalz dazugeben.

3 Alles auf einem Backblech verteilen und bei 180 °C Umluft (200 °C Ober- und Unterhitze) 35 Minuten backen.

4 Mit Tahin-Dressing von Seite 240 servieren.

Kapha: Lieber weniger Süßkartoffeln nehmen und stattdessen Gemüse wie Zucchini oder Paprika dazugeben. Beachte die geringere Backzeit von circa 15 bis 20 Minuten.
Vata: Nutze Ghee statt Kokosöl.

Tahin-Dressing

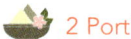 2 Portionen   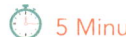 5 Minuten

Tahin ist ein Sesammus und reich an Protein, Kalzium und gesunden Fetten.
Es ist eine schmackhafte Grundlage für ein nahrhaftes Dressing. Ich nutze es
für Ofengemüse, aber auch für Galette oder die Kichererbsen-Pfannkuchen.
Apfelessig ist verdauungsfördernd und kann auch zur Blutzuckerstabilisation beitragen.
Honig ist zwar süß, aber für alle drei Konstitutionen, sogar für Kapha, geeignet.

4 EL Tahin
2 EL Sesamöl
1 EL Apfelessig
2 TL Honig
½ Knoblauchzehe,
geschält und durch die
Knoblauchpresse gepresst
½ TL Maca (optional)

1   Alle Zutaten in ein Schraubglas geben und gut schütteln.

2   Zum Servieren über das Ofengemüse oder ein anderes Gericht geben.

Tipp

Du kannst Tahin auch mit einem anderen Nussmus ersetzen und statt des Apfelessigs eine andere Säurequelle wie Zitrone oder Limette nutzen.

Grobes Apfelmus

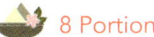 8 Portionen   30 Minuten

Du kannst dieses Apfelmus nicht nur super zu dem Chia-Pudding kombinieren, es kann dir beim Mittagessen kurz im Topf erwärmt auch als eine Art Chutney dienen. Ich bereite davon meist etwas mehr zu, es hält sich circa drei Tage im Kühlschrank. Ich nutze Kokosöl immer zum Anrösten der Gewürze, da es sehr hitzebeständig ist. Durch das Erwärmen können sich die Aromen der Gewürze besser entfalten, ebenso wie ihre positive Wirkung.

1 Zitrone
6 Äpfel
1 TL Kokosöl
1 TL Ingwerpulver
1 TL Zimt, gemahlen
50 ml Ahornsirup
1 Prise Steinsalz

1 Die Zitrone auspressen und den Saft in eine Schüssel geben. Die Äpfel schälen, entkernen und grob in mundgerechte Stücke schneiden, zum Zitronensaft geben und darin wenden.

2 Das Kokosöl in einem Topf auf mittlerer Hitze schmelzen. Die Gewürze dazugeben und anrösten, bis sie duften.

3 Den Ahornsirup in den Topf dazugeben und alles kurz aufkochen.

4 Die Apfelwürfel dazugeben, vermischen und bei mittlerer Hitze zehn Minuten zugedeckt köcheln lassen.

5 1 Prise Salz dazugeben, dann noch heiß in Gläschen abfüllen, abkühlen lassen und gut verschlossen im Kühlschrank aufbewahren.

Für **Vata** gerne frischen Ingwer nutzen.
Für **Pitta** etwas Kardamom dazugeben und für **Kapha** den Ahornsirup weglassen, stattdessen ein wenig Wasser dazugeben.

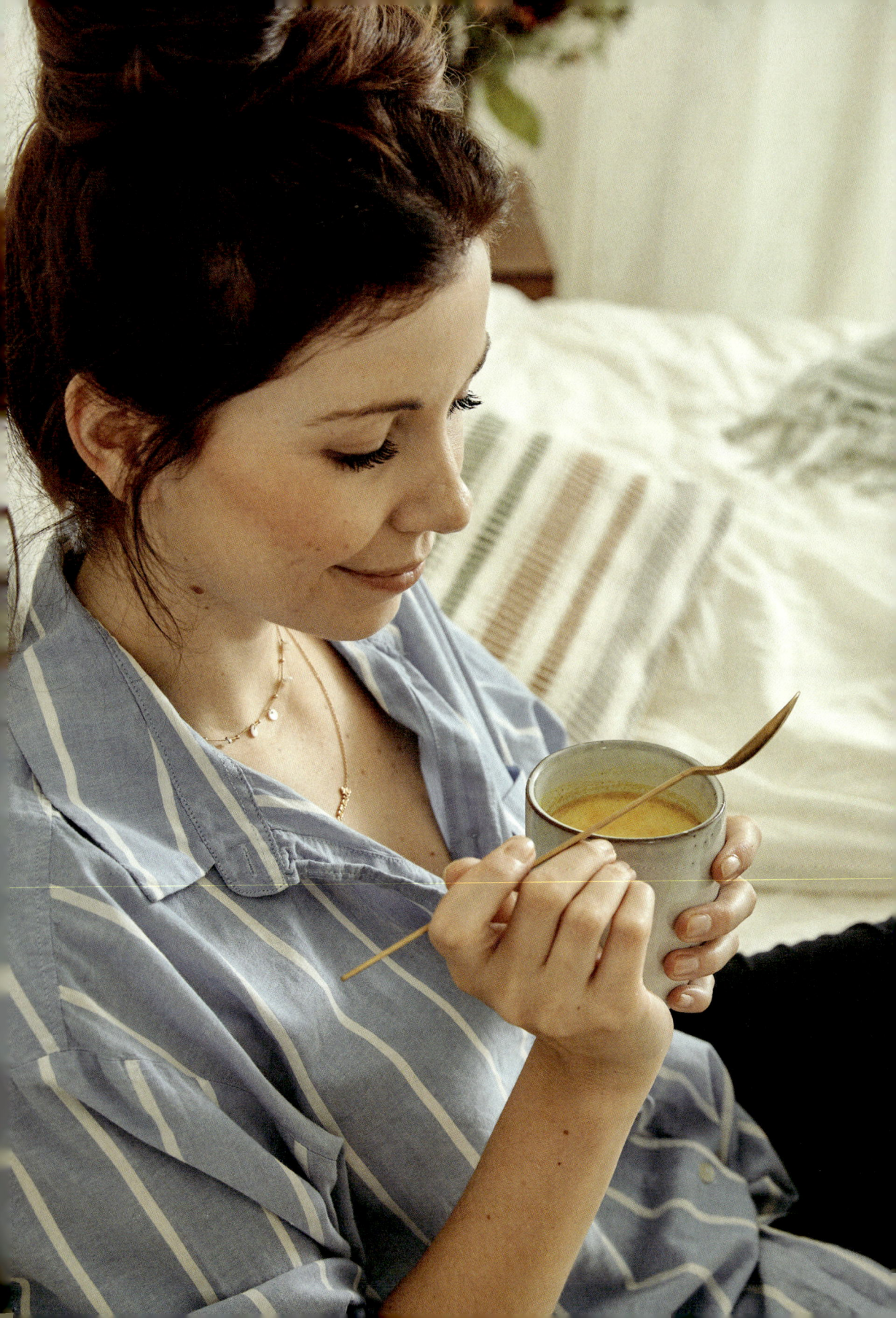

Goldene Milch

 1 Portion   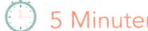 5 Minuten

Kennst du noch die heiße Milch mit Honig vorm Zubettgehen als Kind? Im Ayurveda haben wir dafür die goldene Milch, die auch Kurkuma Latte genannt wird. Muskat beruhigt uns, Kurkuma entgiftet und die Milch lässt uns gut einschlafen. Ein kleiner Tipp am Rande, wo wir bei heißer Milch mit Honig sind – Honig sollte nicht über 45 Grad erhitzt werden. Er verliert dann seine gesundheitsförderlichen Stoffe. Im Ayurveda wird sogar gesagt, dass er dann zu Ama in unserem Körper wird.

½ TL Kokosöl oder Ghee
½ TL Kurkumapulver
je ¼ TL Zimt und Muskat
250 ml Mandelmilch oder
Milch in Demeter-Qualität
2 Datteln

1 Das Kokosöl zusammen mit den Gewürzen in einen kleinen Topf geben und kurz erhitzen. Dann die Mandelmilch dazugießen.

2 Die Datteln klein schneiden und diese in den Topf geben. Alles 4–5 Minuten köcheln lassen und dann deine Milch mit den Datteln aus deiner Lieblingstasse löffeln.

Kapha: Du kannst die Datteln weglassen und 1 Prise Ingwer dazugeben, es sei denn, du hast mit Schlafproblemen zu kämpfen. Kapha-Typen sollten diese Milch nicht zu häufig genießen.

Schlusswort

Du bist nun am Ende dieses Buches angekommen und ich wünsche mir, dass du unglaublich viel Inspiration für kleinere oder größere Anpassungen in deinem Alltag gefunden hast, dass du Schritt für Schritt für dich passende Empfehlungen integrieren konntest und dass du dich schon jetzt vitaler, gesünder und ausgeglichener fühlst. Deine Reise ist hier nicht zu Ende. Ayurveda ist das Wissen vom Leben und eine Philosophie, die niemals endet. Lerne mit der Zeit immer mehr über dich, deinen Körper, deine Vorlieben und baue dein individuelles Wissen nach und nach auf. Niemand kann deinen Körper jemals so gut kennen wie du und wissen, was für ihn wann am besten ist. Finde es mit Leidenschaft heraus und habe Spaß dabei, immer Neues auszuprobieren. Vielleicht greifst du immer mal wieder zu diesem Buch und entdeckst Facetten, für die du vorher noch nicht bereit warst.

Ganz viel Spaß bei deinem individuellen Prozess wünscht dir

Laura

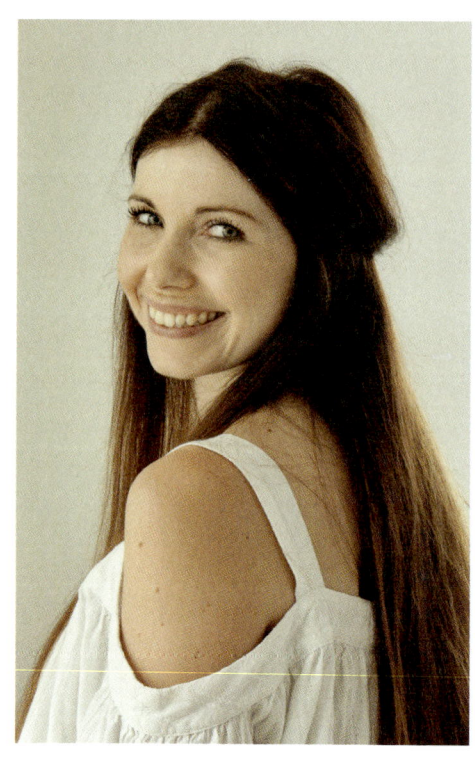

Danksagung

Das Schreiben eines Buches kann ganz und gar nicht als Einzelleistung betitelt werden. Dazu gehören sehr viele liebe Menschen – direkt sowie indirekt. An erster Stelle stehen meine Eltern. Sie haben sich nicht gescheut, nach Bachelor- und Masterarbeit auch bei diesem Buch jedes fehlende Komma zu suchen. Viel mehr wert als die Rechtschreibkorrektur ist allerdings das warme, liebevolle Zuhause, das sie mir immer geboten haben. Dabei meine ich auch die Unterstützung, die ich, ohne zu fragen, immer bekommen habe, die Reisen, die wir zusammen erlebt haben, und das Gefühl vermittelt zu bekommen, genau so richtig zu sein, wie ich bin. Heimat ist kein Ort, Heimat sind Menschen, und ihr seid meine.

Mit einer Person bin ich schon überall auf der Welt gewesen – zumindest gedanklich – habe mir Träume erfüllt, vor denen ich allein Angst gehabt hätte, und Pläne geschmiedet, die wahrscheinlich in fünf Leben nicht hineinpassen würden. Seine Gelassenheit und sein Urvertrauen erden mich, dabei gibt er mir gleichzeitig das Gefühl, alles erreichen zu können, was ich möchte. Danke, Peter Sprengel, für all das und für das Verständnis, mich die letzten Monate an meinen Laptop verloren zu haben.

Unzählige Freunde haben Teile des Buches gelesen und mir Feedback gegeben. Danke! Ihr alle habt dazu beigetragen, dass dieses Buch so geworden ist, wie es die Leserin nun in den Händen hält. Ganz besonderer Dank gilt Kira Virani – die stundenlangen Telefonate und der Austausch über Kapitelstruktur, Satzstellungen und Inhalte waren der schönste Teil der Arbeit an diesem Buch.

Bastian Wittig ist, im positivsten Sinne, eine ganz besondere Persönlichkeit. Ich bin unbeschreiblich dankbar, bei ihm meine Ayurveda-Ausbildung gemacht zu haben. Nicht nur, weil er es versteht, Wissen mit Freude und Positivität zu vermitteln, sondern auch, weil ich mit ihm einen Mentor und Partner für berufliche Ziele gefunden habe. Gemeinsam wachsen ist für ihn nicht irgendeine Aussage, sondern Alltag.

Die wunderschönen Fotos dieses Buches sind an einem äußerst lustigen, heißen und auch anstrengendem Wochenende entstanden. Ann Christin Weiß und Corinna Posny von ancor photo haben das Shooting mit einer großen Portion Leichtigkeit, Positivität und Professionalität zu einem großartigen Erlebnis werden lassen. Ich danke euch dafür!

Es würde ohne den Verlag sicherlich der eine oder andere Kettensatz mehr existieren, keine anschaulichen Grafiken und Tabellen im Buch enthalten sein und es würde auch die Bilder in dieser Form nicht geben. Danke daher an riva. Danke, dass ihr daran geglaubt habt, dass dieses Buch die Frauen erreichen wird, denen es helfen kann.

Danke auch an jede einzelne Leserin dieses Buches – es ist nur für dich entstanden. Ich wünsche mir aus tiefstem Herzen, dass du in diesem Buch Inspiration gefunden hast, für deine Gesundheit einzustehen. Du kannst alles schaffen, glaube daran!

Über die Autorin

Laura Krüger ist zertifizierte Ayurveda-Therapeutin, Yogalehrerin und Ernährungsexpertin. Sie teilt ihr Wissen über Ayurveda und ganzheitliche Gesundheit in Workshops, Vorträgen, Coachings sowie in ihrem Podcast, auf ihrer Website und auf weiteren Online-Plattformen. Durch eigene hormonelle Herausforderungen und der steigenden Nachfrage in ihrem Umfeld befasste sie sich eingehend mit Hormonen und den positiven Wirkungen von Ayurveda auf das endokrine System. Laura Krüger sieht Gesundheit als Basis, um die eigenen Träume in die Hand nehmen zu können, und möchte mit ihrer Arbeit und diesem Buch daher vor allem Frauen dabei unterstützen, ihre Balance zu finden.

Mehr Informationen auf
laura-krueger.com
oder auf Instagram
@ayurveda_vibes.

Bezugsquellen und Tipps

https://cosmoveda.de/shop/	Onlineshop mit einer Auswahl an ayurvedischen Nahrungsergänzungsmitteln, Naturkosmetik und Lebensmitteln
http://www.ayurveda-marktplatz.de/	Onlineshop mit einer Auswahl an ayurvedischen Nahrungsergänzungsmitteln, Naturkosmetik und Lebensmitteln
https://www.the-glow.de/	Naturkosmetik aus München
https://lovelyday.de/	Naturkosmetik aus Berlin
https://amazingy.com/de/	Seite mit einer großen Auswahl an Naturkosmetik, auch dekorative Kosmetik
https://www.savuebeauty.com/	Seite mit einer großen Auswahl an Naturkosmetik, auch dekorative Kosmetik
CodeCheck	App, mit der man Produkte scannen kann und wo Einschätzungen zu Verträglichkeit und Co. gegeben werden. Gut für den Einstieg, aber Achtung! Jeder kann dort Eintragungen vornehmen.
7Mind	Meditationsapp, die man kostenfrei testen und dann für ein Jahr kaufen kann
Headspace	Meditationsapp auf Englisch

Quellen

Associated Press: *Walking as Healthy as Running, Study says*, in: Providence Journal, 26. August 1999

Bognár, A.: *Vitaminverluste bei Lagerung und Zubereitung von Lebensmitteln*, in: Ernährung/Nutrition (19/11), S. 551–554, September 1998. Abgerufen am 29. September 2019 von https://www.openagrar.de/servlets/MCRFileNodeServlet/Document_derivate_00001904/1995_Ernaehrg_bognar.pdf

davidji: *Meditation erleben – Ruhe finden*, München, LEO Verlag, 2012

Dubbers, M.: *Hormonpower – Mit der richtigen Ernährung die Hormone ins Gleichgewicht bringen und neue Lebensenergie gewinnen*, München, Wilhelm Heyne Verlag, 2017

Diamanti-Kandarakis, E., Bourguignon, J. P., Giudice, L. C., Hauser, R., Prins, G. S., Soto, A. M., Zoeller, R. T. & Gore, A. C.: *Endocrine-Disrupting Chemicals – An Endocrine Society Scientific Statement*, in: Endocrine Reviews 30, S. 293–342, 2009. Abgerufen von https://www.endocrine.org/-/media/endosociety/files/publications/scientific-statements/edc_scientific_statement.pdf

Felman, A.: *What to know about insulin resistance*, 26. März 2019. Abgerufen am 11. August 2019 von https://www.medicalnewstoday.com/articles/305567.php

Deutsche Zöliakie-Gesellschaft: *Übersicht zur Auswahl glutenfreier Lebensmittel*, Januar 2019. Abgerufen am 26. November 2019 von https://www.dzg-online.de/files/2019_1___bersicht_glutenfreie_lebensmittel_2019.pdf

Grunert, D.: *Darmgesundheit*, 23. Oktober 2017. Abgerufen am 03. November 2019 von https://www.ayurveda-journal.de/darmgesundheit-im-ayurveda-ayurveda-journal/

Harvard, T.H . Chan, School of Public Health: *Carbohydrates and Blood Sugar*. Abgerufen am 7. August 2019 von https://www.hsph.harvard.edu/nutritionsource/carbohydrates/carbohydrates-and-blood-sugar/

Harvard, T. H. Chan School of Public Health: *Dr. David Ludwig clears up carbohydrate confusion*, 16. Dezember 2016. Abgerufen am 7. August 2019 von https://www.hsph.harvard.edu/nutritionsource/2015/12/16/dr-david-ludwig-clears-up-carbohydrate-confusion/

Hilakivi-Clarke, L., Andrade, J. E. & Helferich, W.: *Is Soy Consumption Good or Bad for the Breast?*, in: JN – The Journal of Nutrition, S. 2326–2334, Dezember 2010. Abgerufen von https://www.ncbi.nlm.nih.gov/pmc/articles/PMC2981011/

Holland, J.: *Moody Bitches – Die Wahrheit über die Pillen, die wir nehmen, den Schlaf, der uns fehlt, den Sex, den wir vermissen, und was uns wirklich verrückt macht*, München, C. Bertelsmann Verlag, 2015

Huizen, J.: *What to know about hormonal imbalances*, 12. April 2018. Abgerufen am 03. August 2019 von https://www.medicalnewstoday.com/articles/321486.php

Kirkpatrick, B. & Ainsley, J.: *Heilende Hormone – Hormonfreundliche Ernährung & naturheilkundlicher Rat für einen harmonischen Zyklus*, München, Südwest Verlag, 2019

Lad, V.: *Selbstheilung mit Ayurveda – Das Standardwerk der indischen Heilkunde*, München, O.W. Barth Verlag, 2010

Mädche, R.: *Doshas in den Jahreszeiten – Wie Sie Ihr Leben dem Jahresrhythmus anpassen können*, in: Ayurveda Journal, 4, 2005

Manasieva, V.: *Thyroid Health – The Thyroid Gland and Hormones*. Abgerufen am 12. August 2019 von https://www.healthaid.co.uk/healthaid-blog/Thyroid-Health

Max Rubner-Institut & Bundesministerium für Ernährung, Landwirtschaft und Verbraucherschutz: *Nationale Verzehrsstudie II*, 2008. Abgerufen am 29. September 2019 von https://www.bmel.de/SharedDocs/Downloads/Ernaehrung/NVS_ErgebnisberichtTeil2.pdf?__blob=publicationFile

Morelli, I.: *Der PCOS-Irrtum: Mangelhafte Diagnostik*, 19. August 2016. Abgerufen am 12. September 2019 von https://generation-pille.com/der-pcos-irrtum/

National Cancer Institute: *Endocrine Glands & Their Hormones*. Abgerufen am 11. September 2019 von https://training.seer.cancer.gov/anatomy/endocrine/glands/

National Diabetes Association: *Polycystic Ovarian Syndrome (PCOS)*, 2. Juli 2014. Abgerufen am 11. August 2019 von http://www.diabetes.org/living-with-diabetes/treatment-and-care/women/polycystic-ovarian-syndrome.html

National Institute of Diabetes and Digestive and Kidney Diseases: *Insulin Resistance & Prediabetes*, Mai 2018. Abgerufen am 11. August 2019 von https://www.niddk.nih.gov/health-information/diabetes/overview/what-is-diabetes/prediabetes-insulin-resistance?dkrd=hiscr0002

Pharmazeutische Zeitung: *Frauen mit Androgenüberschuss*, 16. Mai 2005. Abgerufen am 12. September 2019 von https://www.pharmazeutische-zeitung.de/inhalt-20-2005/medizin1-20-2005/

Rhyner, I.: *Europäische Ayurveda Küche – Grundlagen, Typentest, Rezepte*, Krummwisch, Königsfurt-Urania Verlag GmbH, 2016

Rittenau, N.: *Vegan-Klischee ade! – Wissenschaftliche Antworten auf kritische Fragen zu veganer Ernährung*, Mainz, Ventil Verlag, 2019

Romm, A.: *Der Aufstand der Hormone – Wie unser Lebensstil Schilddrüse, Nebenniere und Stoffwechsel stresst*, Weinheim, Beltz Verlag, 2018

Rosenberg, K.: *Ojas – Der Schlüssel zum Glück*, 7. Mai 2019. Abgerufen am 29. November 2019 von https://www.ayurveda-journal.de/ojas-der-schluessel-zum-glueck/

Sategna-Guidetti, C., Volta, U., Ciacci, C., Usai, P., Carlino, A., De Franceschi, L., Camera, A., Pelli, A. & Brossa, C.: *Prevalence of Thyroid Disorders in Untreated Adult Celiac Disease Patients and Effect of Gluten Withdrawal: An Italian Multicenter Study*, in: The American Journal of Gastroenterology, S. 751–757, 2001. Abgerufen von https://www.researchgate.net/publication/12052074_Prevalence_of_thyroid_disorders_in_untreated_adult_celiac_disease_patients_and_effect_of_gluten_withdrawal_An_Italian_multicenter_study

Schaaf, J.: *Bin ich gut genug?*, 2014. Abgerufen am 04. August 2019 von https://www.faz.net/aktuell/stil/leib-seele/frauen-leiden-haeufiger-unter-selbstzweifeln-als-maenner-13002658.html

Schäffler, H.: *Gesunder Schlaf – Erholung und Regeneration über Nacht*, in: Ayurveda Journal, 7–11, 2007. Abgerufen am 28. Oktober 2019 von https://www.ayurveda-journal.de/gesunder-schlaf/

Scherer, D.: *Gesunde Verdauung mit Ayurveda*, in: Ayurveda Journal, S. 26–295, November 2013. Abgerufen am 03. November 2019 von https://www.ayurveda-journal.de/verdauung-ayurveda/

Schmidt, J., & Stettes, O.: *IW-Report 14/2018 – Frauen in Führungspositionen – Empirische Befunde auf Basis des IW-Personalpanels 2017*, Köln, Institut der deutschen Wirtschaft, 2018

Schreiner, I., & Malcolm, J. P.: *The Benefits of Mindfulness Meditation: Changes in Emotional States of Depression, Anxiety, and Stress*, 22. Februar 2012. Abgerufen von https://www.cambridge.org/core/journals/behaviour-change/article/benefits-of-mindfulness-meditation-changes-in-emotional-states-of-depression-anxiety-and-stress/16CEFE3661C9173067A32827CE8F6010

Schultz, J.: *Polyzystisches Ovarial-Syndrom: Die 4 verschiedenen PCOS-Typen*, 26. August 2019. Abgerufen am 12. September 2019 von https://generation-pille.com/polyzystisches-ovarial-syndrom-die-4-verschiedenen-pcos-typen/

Shimobayashi, M., Albert, V., Woelnerhanssen, B., Frei, I., Weissenberger, D., Meyer-Gerspach, A. C. & Hall, M.: *Insulin resistance causes inflammation in adipose tissue*, 12. März 2018. Abgerufen am 11. August 2019 von https://www.jci.org/articles/view/96139

Statista: *Einkaufsmenge von frischem Gemüse durch private Haushalte in Deutschland im Jahr 2017 nach Gemüsearten (in Kilogramm; Durchschnitt je Haushalt)*, 19. Februar 2018. Abgerufen am 29. September 2019 von https://de.statista.com/statistik/daten/studie/695726/umfrage/meistgekaufte-gemuesesorten-privater-haushalte-in-deutschland/

Steuernagel, R.: *Heißes Wasser*, in: Ayurveda Journal, S. 30, 5. Dezember 2013. Abgerufen am 19. Oktober 2019 von https://www.ayurveda-journal.de/heisses-wasser-ayurveda/

Steuernagel, R.: *Kaffee aus ayurvedischer Sicht*, in: Ayurveda Journal, S. 44–45, 25. Mai 2015. Abgerufen am 19. Oktober 2019 von https://www.ayurveda-journal.de/kaffee-ayurvedisch/

Steuernagel, R.: *Schilddrüsenerkrankungen ayurvedisch therapieren*, 11. Dezember 2016. Abgerufen am 19. Dezember 2019 von https://www.ayurvedamedizin.de/schilddruesenerkrankungen-ayurvedisch-therapieren/

Tafet, Toister-Achituv, & Shinitzky: *Correlation between cortisol level and serotonin*, in: Cognitive, Affective, & Behavioral Neuroscience, S. 388–393, 2001. Abgerufen von https://link.springer.com/content/pdf/10.3758%2FCABN.1.4.388.pdf

Umweltbundesamt: *Bisphenol A – Industriechemikalie mit hormoneller Wirkung*. Abgerufen am 10. September 2019 von https://www.umweltbundesamt.at/umweltsituation/schadstoff/bpa/

Vitti, A.: *Woman Code – Perfect your cycle, Amplify your fertility, supercharge your sex drive, and become a power source*, New York, HarperCollins Publishers, 2013

Wachsmuth, D.: *Ayurvedisches Lebenselixier Wasser*, in: Ayurveda Journal, S. 12-14, 1. März 2008. Abgerufen am 19. Oktober 2019 von https://www.ayurveda-journal.de/ayurveda-wasser/

Zieren, H. U.: *Funktion und Aufgabe der Schilddrüse*. Abgerufen am 12. August 2019 von https://www.deutsches-schilddruesenzentrum.de/wissenswertes/funktion-der-schilddruese/

Stichwortverzeichnis